「Dr.カキゾエ黄門」漫遊記

がんと向き合って50年

日本対がん協会会長
元国立がんセンター総長
垣添忠生

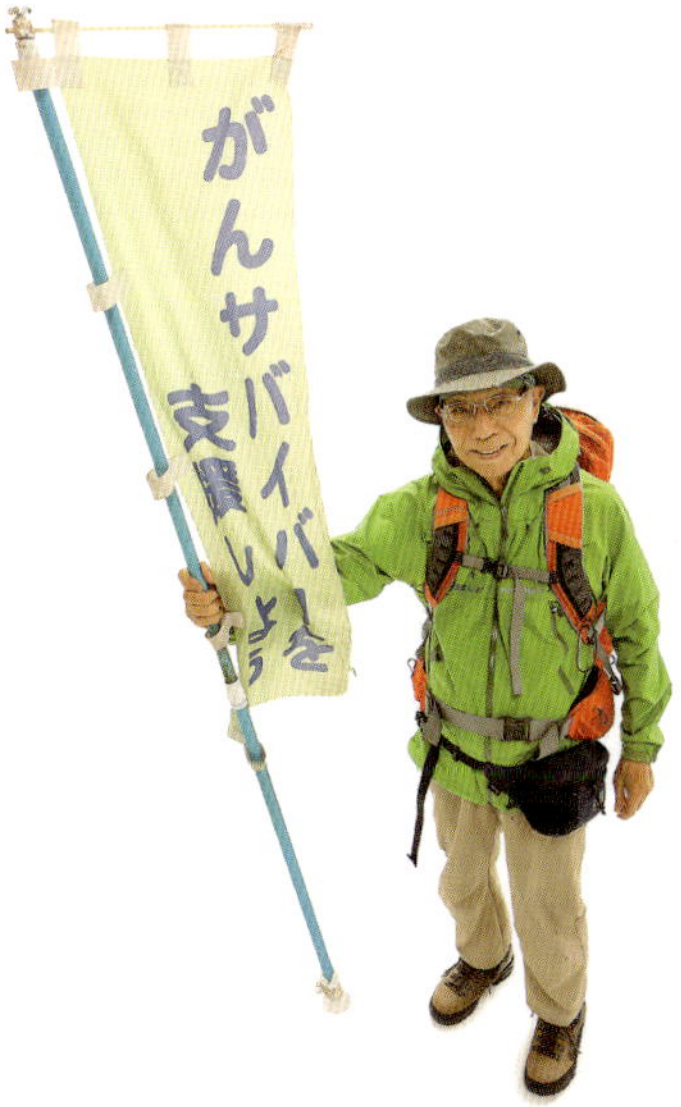

朝日新聞出版

「Dr.カキゾエ黄門」漫遊記　がんと向き合って50年　目次

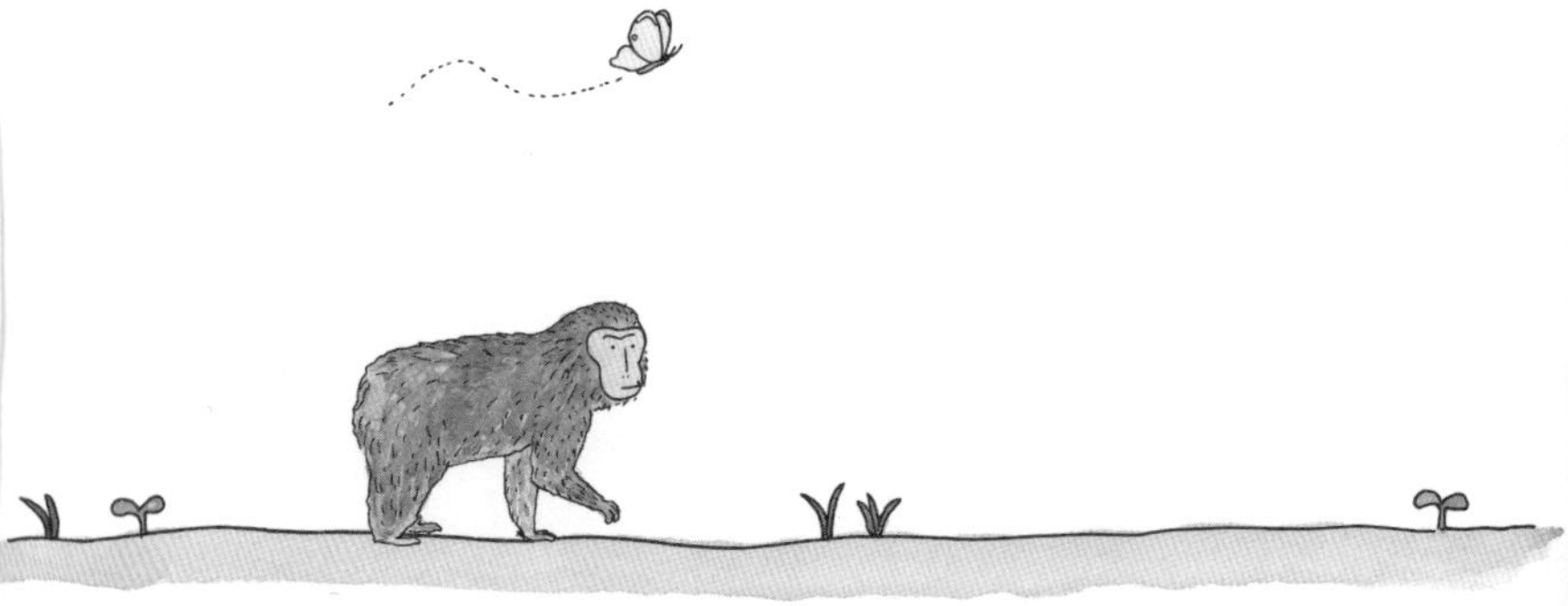

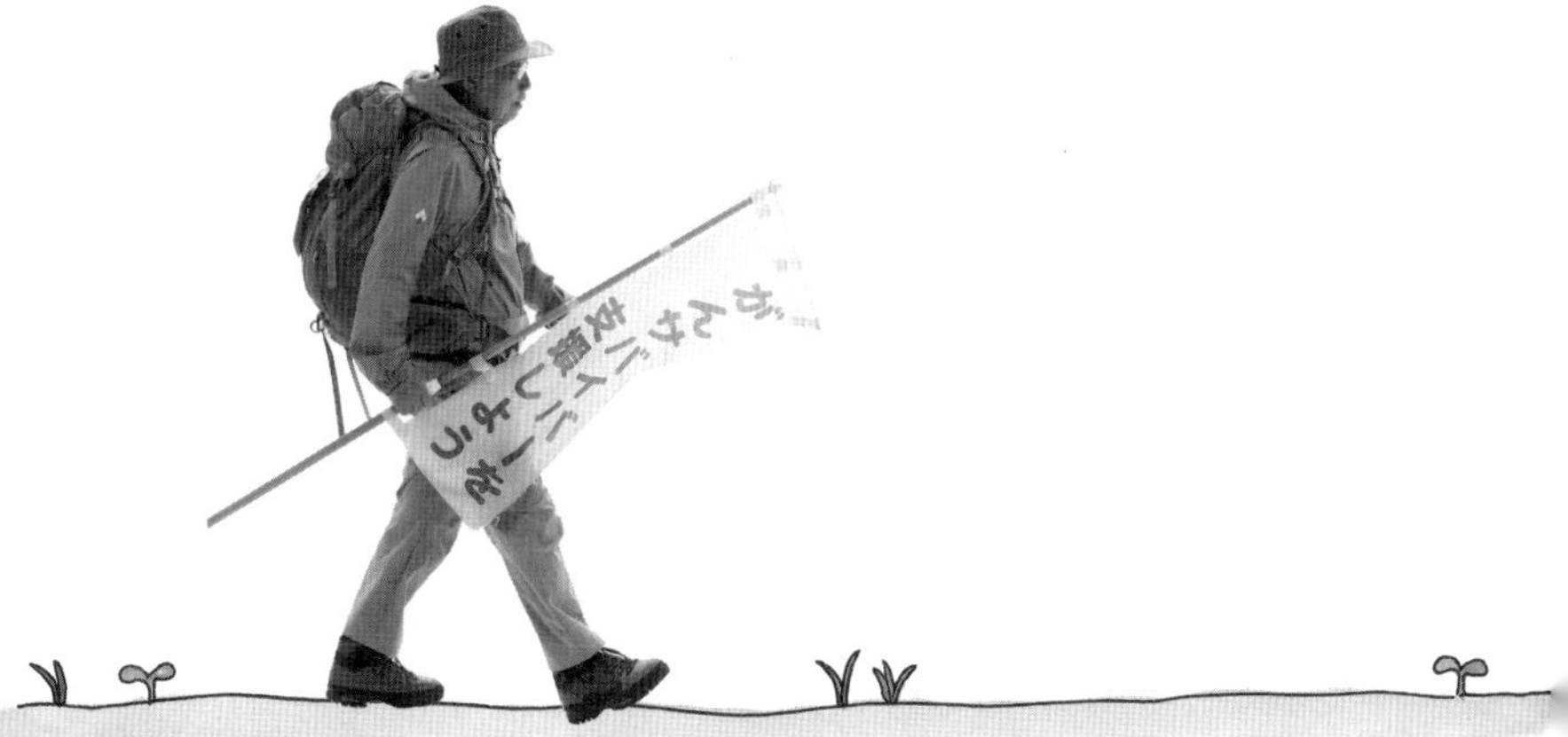
がんサバイバーを
支援しよう

ブックデザイン　渋澤弾（弾デザイン事務所）
イラストレーション　金井真紀
写真（扉、目次）　松永卓也（朝日新聞出版写真部）

「Dr.カキゾエ黄門」漫遊記　がんと向き合って50年

ウォークへ

妻の看取りからはじまった

鍋から湯気が立ち上がってきた。

本場九州から取り寄せたアラ、白菜やネギなどの野菜がぐつぐつ煮立っている。妻の昭子は掘りごたつに足を入れて、大型テレビで年末の特別番組を見ている。薬の副作用で口と食道がただれ、ほとんど何も食べられないことはわかっていた。ただ、我が家の夕食の雰囲気を味わってほしかった。

この日、二〇〇七(平成十九)年十二月二十八日、妻は一時帰宅を許されて、杉並区の自宅へ戻ってきた。肺がんで、私が院長や総長を務めた国立がんセンター(現・国立がん研究センター)に入院していた。九月には北海道で一緒にカヌーを漕いでいたのに、わずか三カ月で、一人では起き上がれなくなっていた。肺がんにはいくつかのタイプがあり、妻は小細胞肺がんという進行の速いがんであった。

入院中の妻の強い希望は一つ。

「年末年始だけはどうしても家で過ごしたい」

鍋はちょうど食べごろになっていた。私は白いアラの身と白菜を器に取り分けた。

すると、案に相違して、妻は一口、また一口とうれしそうに箸を運んだ。そして、こうつぶやいた。

「家というのはこうでなくちゃ、こうでなくちゃ……」

心から満足している笑顔であった。私も束の間の幸福に浸った。


妻と会話ができたのは、この日が最後であった。翌日から容態が悪化し、次第に意識も遠のいていく。がん専門医の私の前で、がんが妻の命を奪おうとしている。

大みそかの夕方、外は闇に包まれ、家の中はしんと静まり返っていた。妻の息遣いが激しくなった。胸が大きく波打つ。ヒューヒューと気管が鳴る。

そのときだった。ずっと意識のなかった妻が、突然、身を起こそうとした。まぶたがパッと開き、私の顔を見る。そして、思いもよらぬ強い力で私の手を強く握った。声にならない声が聞こえた。

「ありがとう」

「昭子、昭子！」

私が握り返した直後、妻の手から力が抜けた。まぶたが再び閉じられ、開くことはなかった。午後六時十五分。妻は旅立った。七十八歳であった。

妻と知り合ったのは一九六七(昭和四十二)年春、私が東京大学医学部を卒業したばかりのときである。外科に魅力を感じていて、同級生の中でただ一人、泌尿器科を専攻した私は、卒業後は二つの病院に研修医としてアルバイトに行った。その一つ、杉並区の病院に妻が入院していたのだ。

退院後は週に一度、簡単な往診をするようになった。会話を重ねるうちに、お互いの言葉の真意が瞬時に通じ合うようになり、人生観が似ていることもわかってきた。こうして私は、患者に恋したのである。

ただ、私は二十六歳の医師の卵で、妻は、別居中とはいえ、三十八歳の既婚者であった。しかも病弱で、子どもは望めない。私の家族にはかたくなに反対された。結局、私が実家を出て、両親の家の敷地内にある一戸建てに暮らす妻のもとへ転がり込んだ。と言っても、私の実家と三百メートルほどしか離れていない。

やがて妻は離婚し、一九六九年三月、私たちは婚姻届を提出した。三年後には私の両親も折れてくれた。結婚して四十年近く。子どものいない私たちは、常に二人で行動し、互いを補い合ってきた。

若いころ、埼玉県熊谷《くまがや》市の藤間《とうま》病院に外科の修業に一年間行ったときにも、三十代後半で一年間、国立がんセンターを休職してカナダのトロントに留学したときも、妻は一緒だった。海外の学会にも同行した。ハイキングやカヌーも楽しんだ。

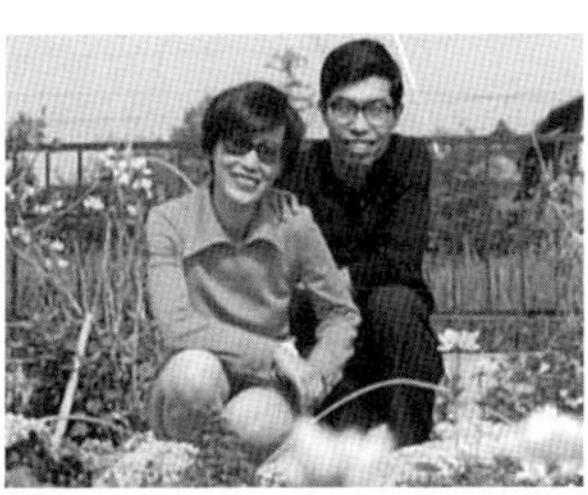
1971〜72(昭和46〜47)年、藤間病院時代。妻と2人で

特にカヌーは、カナダで覚えてから、自分たちのカヌーを購入し、奥日光の中禅寺湖に毎年何度も通った。妻が前、私が後ろに座り、息を合わせて漕ぐ。新緑、あるいは紅葉などを堪能し、キツネやタヌキ、シカなどの野生動物を眺め、野鳥の声に耳を澄ましながら漕いだ。北海道の釧路川や高知県の四万十《しまんと》川でも漕いだ。妻は、亡くなる十五年ほど前からは、油絵とクロッキーに夢中になっていた。大胆な構図と色使いの人物画を描いた。

そんな妻に小細胞肺がんが見つかったのは、二〇〇六年三月のことである。小さなリンゴの種ぐらいの影が、右肺に映ったのだ。過去に肺の腺がん、甲状腺がんを経験した妻は、経過観察のため、定期的に肺のＣＴ検査を受けていた。今回のがんは、新たな病巣とみられた。

ただ、あまりに小さかったので様子を見て、三カ月後に再びＣＴ検査。そのときも様子見となって、二カ月後にＣＴ検査を受けると、影は雪だるまのような形となり、六ミリに大きくなっていた。専門医を交えた協議で、手術ではなく、陽子線治療を受けることに決めた。

陽子線治療は、新しい放射線治療の一つである。がん細胞に集中的に陽子線を照射して死滅させるから、周囲の正常細胞への影響は最小限にとどめられる。また、一般の放射線治療よりも体の奥深いところまで届く。先進医療で、一部の疾患を除き、保

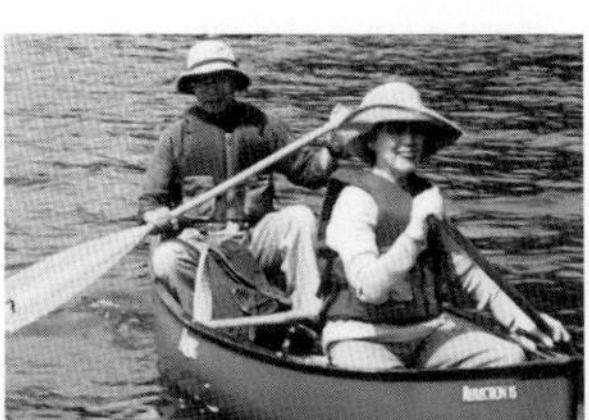

2005（平成17）年7月、
奥日光にて

険が適用されない。妻の場合も、二十回で二百八十三万円かかる。

二〇〇六年九月下旬、千葉県柏市の国立がんセンター東病院に入院。体への負担は軽く、十一月にＣＴ検査をした際には、肺の腫瘍は見事に消えていた。うれしくなった私たちは、病院からの帰途、銀座でお寿司を食べ、妻の気に入った洋服を何着も買った。

だが、翌二〇〇七年二月のＣＴ検査で右肺のリンパ節に転移していることが判明した。がんが全身に回りはじめた兆候なので、抗がん剤治療と、リンパ節に対する放射線治療に切り替えた。転移といっても単発だから、大丈夫だ。私たちはそう信じていた。

三月に私が国立がんセンターの総長を定年退職し、旅行などを楽しみたいと考えていた。夏には奥日光でカヌーとハイキング、九月には北海道の十勝川でカヌーを満喫した。淡い期待はしかし、十月の検査で覆された。がんが全身に広がっていることが確認されたのである。私たちはこの時点で、数カ月先の別れを意識した。

覚悟していたとはいえ、妻を喪《うしな》ってからの三カ月間は「自死できないから生きている」といった状況であった。

家にいるときは、ひたすら泣いた。見覚えのある妻の衣類や靴などを目にしただけでも涙があふれてくる。道行く人を妻と間違えてドキリとする。「世界が色を喪う」というが、文字通り、すべてが灰色がかって映った。

食欲はまったくない。何を食べても「砂を噛《か》む」という感覚であった。体重はどんどん減る。夜も睡眠剤なしでは眠れない。酒をひたすら呷《あお》った。酔って苦しさを忘れるためなので、ウィスキー、リキュール、度数の高い焼酎などを大量に飲んだ。

転機は、妻の実家の菩提寺で営んだ百箇日法要であった。妻の希望で葬儀を行っていなかったので、これが初めての追悼セレモニーとなり、納骨もした。

そのころから私は自分の生活を見直すようになり、朝食を作り、酒を控え、筋トレを再開した。知人から「奥様の写真を身につけていると、お気持ちが楽になりますよ」と教えられて、奥日光で撮った笑顔の写真を手帳の裏表紙にはさんだ。不思議なことに「妻は私の心の中に生きている」という感覚が芽生えてきた。

五月の連休には、奥日光でカヌーやハイキングもした。カヌーの前方、妻が座っていた場所には、砂袋を載せた。私がこんなに絶望の淵に落とされたのに、自然は以前と変わらない。七月からは山登りも始めて、八月には北海道の大雪山系のトムラウシ山に往復十二時間かけて登った。何かに打ち込む時間は、悲しみを忘れられた。一周忌を過ぎたころには、妻の油絵や木炭画の遺作展を銀座の画廊で開いた。その後、居合道を習うなど新たな挑戦もした。

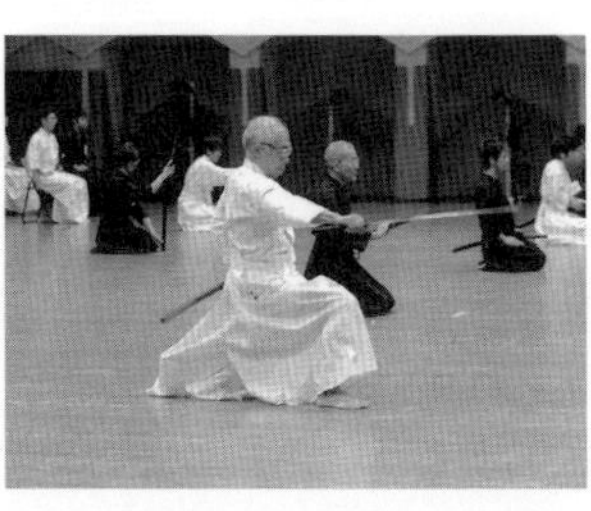

居合の演武をしているところ。2009年12月4日、東京都剣道連盟居合道級位審査に合格

私は、がん専門医として多くの人の旅立ちに接してきており、以前から、グリーフケア（大切な人を喪った人にさりげなく寄り添い、立ち直るのをサポートすること）の知識があった。そのおかげで、周囲の人々の力を借りながら、何とか、自分で自分をグリーフケアする、つまりグリーフワーク（大切な人を亡くした人が、精神的に立ち直っていく道程。喪の作業）を行えた。しかし、悲しみの底に突き落とされた一般の人には、至難の業であろう。

それから十二年。

私は、二〇〇七年三月から日本対がん協会（以下、対がん協会）の会長として、無報酬で、がん対策や患者支援などの活動をしてきた。対がん協会は一九五八年の創立。一九五〇年までは日本人の死因第一位だった結核と入れ替わるように、一九五三年からがんが死因の第二位を占めていた（第一位は脳血管疾患）。結核の次はがん征圧だ。そんな時代の空気の中で生まれた。

長年がん検診を柱に活動してきたが、二十一世紀に入ったころからは、正しいがん知識の普及・啓発、がん予防、患者・家族支援などにもより一層力を入れている。

対がん協会では、否、世界でも、一度でもがんを経験した人を「がんサバイバー」と呼んでいる。日本にはいま、約七百万人のがんサバイバーがいる。その中には、治って社会復帰した人も、闘病中の人もいる。むろん、治療しながら働く人、学校へ通う人もいる。日本人の二人に一人が、生涯のうちにがんになる時代である。医学の進歩で、かつては四〇パーセント以下だった五年生存率は六〇パーセントを超え、今や「がん＝死」ではない。がんは長く付き合い、向き合っていく病となった。

しかし、社会の理解やサポート態勢は十分とは言えない。がんと診断された人の三分の一が離職する、という調査もある。だからだろう。がんと告知されると、多くの人は頭が真っ白になり、強い孤独感や不安を覚える。治療費や生活費をどうするか、子どもや親にどう伝えたらいいのか、職場や友人に打ち明けていいものか……。思い描いていた人生の風景が一変し、突如として荒れ地に放り出されたような心境になってしまう。

私自身も大腸がんと腎臓がんになったが、早期に発見できたので大事に至らなかった。だが、私のように幸運なサバイバーばかりではない。

二〇一七年六月、がんサバイバーや家族を支援し、社会状況を変えたいと、対がん協会に「がんサバイバー・クラブ」という新たな事業を立ち上げた。公式サイトで、オリジナル記事や全国の患者会・患者支援団体の一覧などを提供している。また、専門家による電話相談を実施し、定期的に交流イベントを開催している。サバイバーが気楽に集えるオンラインコミュニティーも計画中である（朝日新聞社のクラウドファンディング「Ａ－ｐｏｒｔ」で多くの方のご支援をいただいた）。

サバイバーは遠からず一千万人に上るだろう。仮にがんサバイバー・クラブにその一割の人が結集すれば、百万人の声が集まり、政策提言や社会変革の源泉にもなり得る。そんな大きな夢を持っている。

対がん協会が誕生したときにも、「人類最後の敵といわれるがん征服の国民運動推進の中核体として設立された」（一九五八年八月二日付朝日新聞より抜粋）と位置付けられていた。このころは、がんと言えば胃がんであった。戦後、胃がん検診装置を開発し集団検診を実現した黒川利雄氏（東北大学学長などを歴任）は、「病院で患者を待っていては、早期がんは発見できない。住民のいるところに出向いて検診をするのだ」という信念を持っていた。

ならば私も、全国のがんサバイバーの中に飛び込んで、声を聴こう。

もう一つ、田中陽希《ようき》さんというアドベンチャーレーサーの冒険にも触発された。二〇一四年に、鹿児島県の屋久島（宮之浦岳）から北海道の利尻島（利尻岳）までの日本百名山を、一筆書きでつないだのだ。陸上は徒歩、海もカヤックで渡るという人力での挑戦で、約七千八百キロを二百八日と十一時間で踏破した。

だが、普通に病院を回っても、注目されない。どうしたら、メディアの耳目を集め、広く世間に発信できるか。そこで浮上したのが、「ウォーク」である。

「全国がんセンター協議会（全がん協）」という組織がある。国立がん研究センターをはじめ、北は札幌市から南は福岡市まで、三十二の病院が加盟している。日本のがん医療の中核部隊と言っていい。この三十二病院を一筆書きのように、できる限り歩いて訪ねよう。行く先々でがんサバイバーやその家族などケアする人たち（ケアギバーという）、医師や看護師らの医療関係者、がん対策や患者支援に関わっている人たちと触れ合おう。がんサバイバー支援の幟《のぼり》を持って歩き、すれ違う人や車に訴えよう。

そんな体を張った挑戦をしたら、私の思いが社会に届くのではないか。しかし、無謀きわまりない。二〇一七年の秋口、対がん協会で計画を明かすと、案の定、誰もが反対した。

だが私は、やめない。若いころから、何事も一人から始めるものだと信じている。反対論に取り合わず、着々と準備を進めた。すると不思議なもので、いつの間にか、周囲も応援しようという空気に変わってきた。私の性格を熟知したうえの諦念も含まれていたかもしれないが。

それに私は、体力には自信があった。妻が亡くなって七年半が過ぎた二〇一五年七月末から一カ月弱かけて、四国八十八ケ所の徳島県と高知県を巡礼した。真夏に六百キロを歩く。もっとも過酷な状況に身を置き、妻との四十年を振り返り、追体験する。そのことが何よりの鎮魂になると考えたのであった。その後、二年かけて、愛媛県と

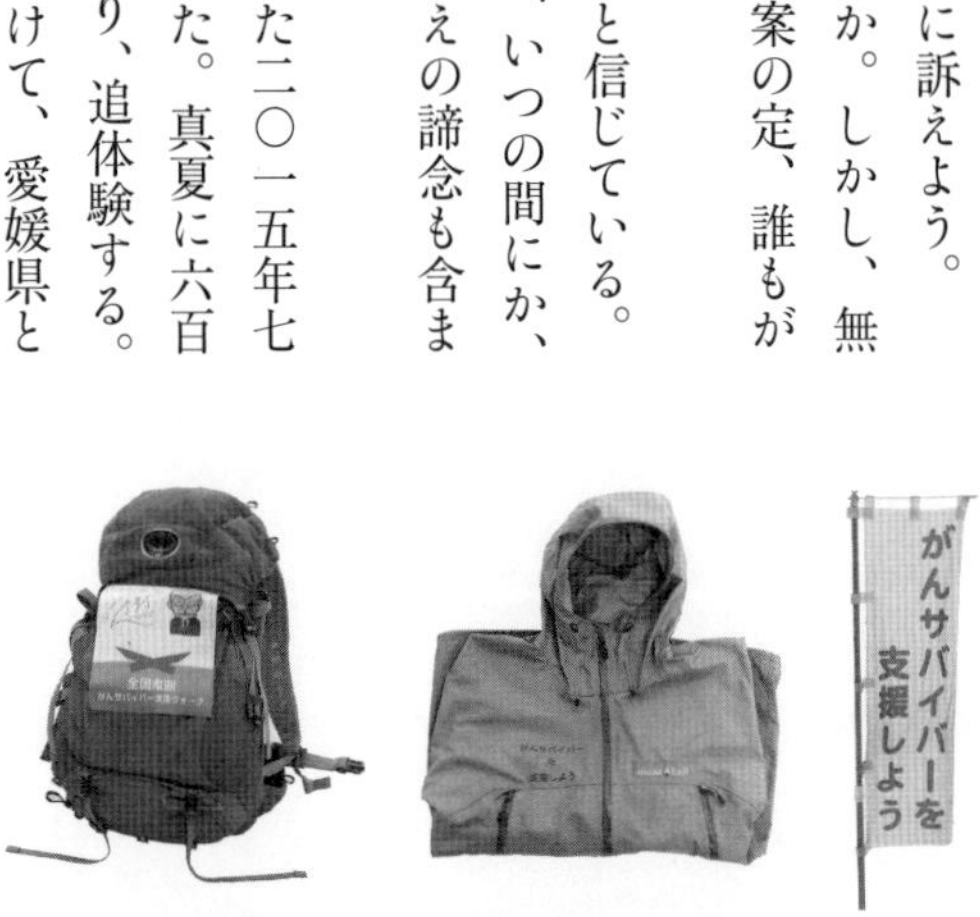

ウォークで愛用した道具。右から幟、ジャンパー、リュックサック、手袋、登山靴、耳あてのあるキャップ　写真＝松永卓也（朝日新聞出版写真部）

香川県も巡り、千二百キロを完遂した。だから、長距離を歩くことに不安はなかった。

また、ふだんから毎朝、体を鍛えている。

まず、アキレス腱や太ももの後ろの筋肉を伸ばす。次に、空手の突きを百回、蹴りを百回。つま先とかかとの上げ下げを、それぞれ百回。両手を前に伸ばしてスクワットを百回。ベッドの端に腰かけて、片足ずつ三十秒間、グッと引き上げる。それから腕立て伏せを百回。その姿勢で片足ずつ後方に上げて三十秒止める。腹筋を五百回。片足ずつ上げて止めたり、両足をそろえて左右に三百回、スイングしたりする。ストレッチをはさんで、背筋を百回。そしてまたスクワットを今度は五十回。

最後は居合の立ち姿を取る。私は週に二回、巣鴨にある三菱武道会居合道部の道場で稽古をしている。三段に昇段してからは、真剣を使う。少しでも集中力が散漫になると怪我《けが》をしてしまうだけに、精神修養の場にもなっている。現在は四段だ。

かなり省略したが、以上でだいたい五十分。旅先でも変わらぬスタイルである。

年が明けて二〇一八年の一月、私はウォークの七つ道具を揃えた。

①「がんサバイバーを支援しよう」と青字で染め抜いた緑色の幟

②緑色のゴアテックスのジャンパー。青字で「がんサバイバーを支援しよう」の文字を入れてある

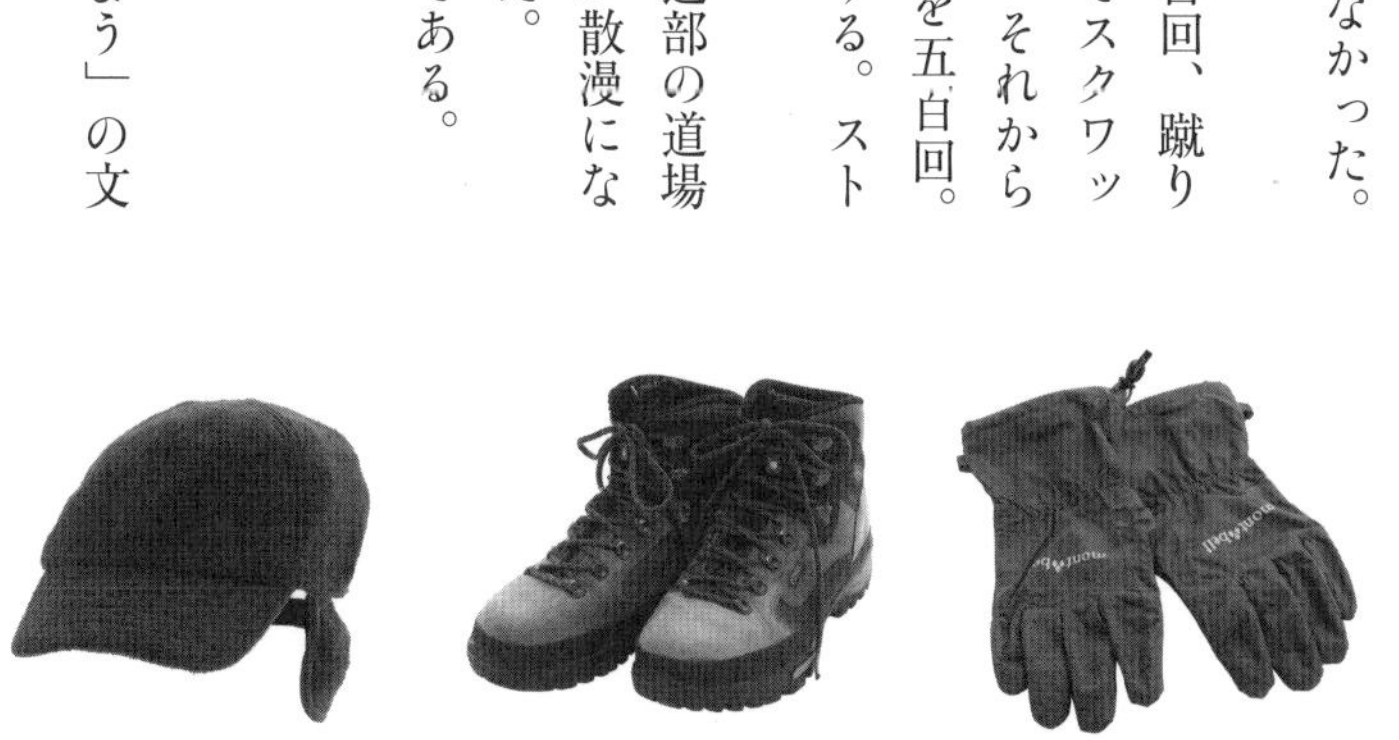

③オレンジ色のリュックサック
④手袋二セット
⑤いざというときの杖代わりのストック二本
⑥かかとを覆うハイカットの登山靴二足
⑦ハットと、耳あてのあるキャップの帽子二つ

衣類は主にモンベルで探した。日本のブランドであり、価格も手ごろで品数が多い。リュックサックは、米国のアウトドアブランド、オスプレー。もっとも大切な靴は、ドイツのローバーというブランドのものだ。ウォーキングに登山靴はなじまないと思われているが、この靴は、靴紐のかかり方が絶妙で、足首が固定され非常に安定している。吉祥寺の山幸という小さな専門店で買った。店主がよく山に登っていて、的確に選んでくれる。

歩いている最中、あるいは宿で、オフィス・デポのメモ帳にこまめに記録する。ウォークの特設サイトを設け、期間中は一言ブログで日々の出来事を綴《つづ》り、写真を次々とインスタグラムにアップする。そんな方針が決まり、東京の対がん協会でのバックアップ態勢も固まってきた。

機は熟してきた。気持ちも乗ってきた。

全国縦断　がんサバイバー支援ウォーク

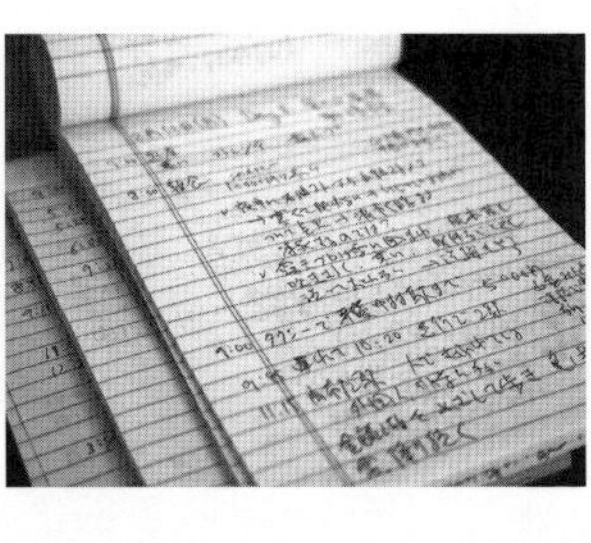
ウォークの間、1日も欠かさずにメモを取った

私は福岡から札幌を目指すことにした。冬にスタートするので、南から歩きはじめたほうがいいと考えたのだ。ほかの仕事もあるので、十日前後歩いてはいったん中断して東京へ戻り、集中的に仕事をこなして、また旅に出る。ゴールの札幌に到着するのは七月二十三日。全行程は約三千五百キロには上りそうだ。それを九回に分けて踏破する。ウォークにかかる費用は自分でまかなうことにした。

二〇一八年二月四日、私は飛行機で福岡へと向かった。

ウエストポーチには、妻の写真を忍ばせてある。手帳にはさみ、雨に濡れないようにビニール袋でくるんである。「妻は私の心の中に生きている」。上からポンと叩き、そっと声をかけた。

「頼むぞ！」

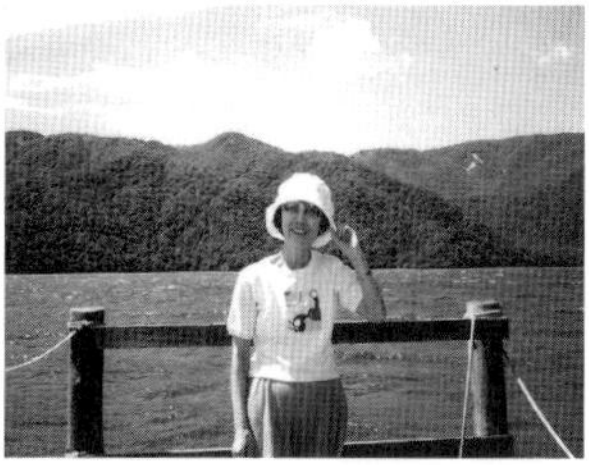

手帳にはさんで、いつも持ち歩いている妻の写真

第一歩

全国のサバイバーを訪ねよう

2018年2月5日〜20日

九州〜四国〜中国地方

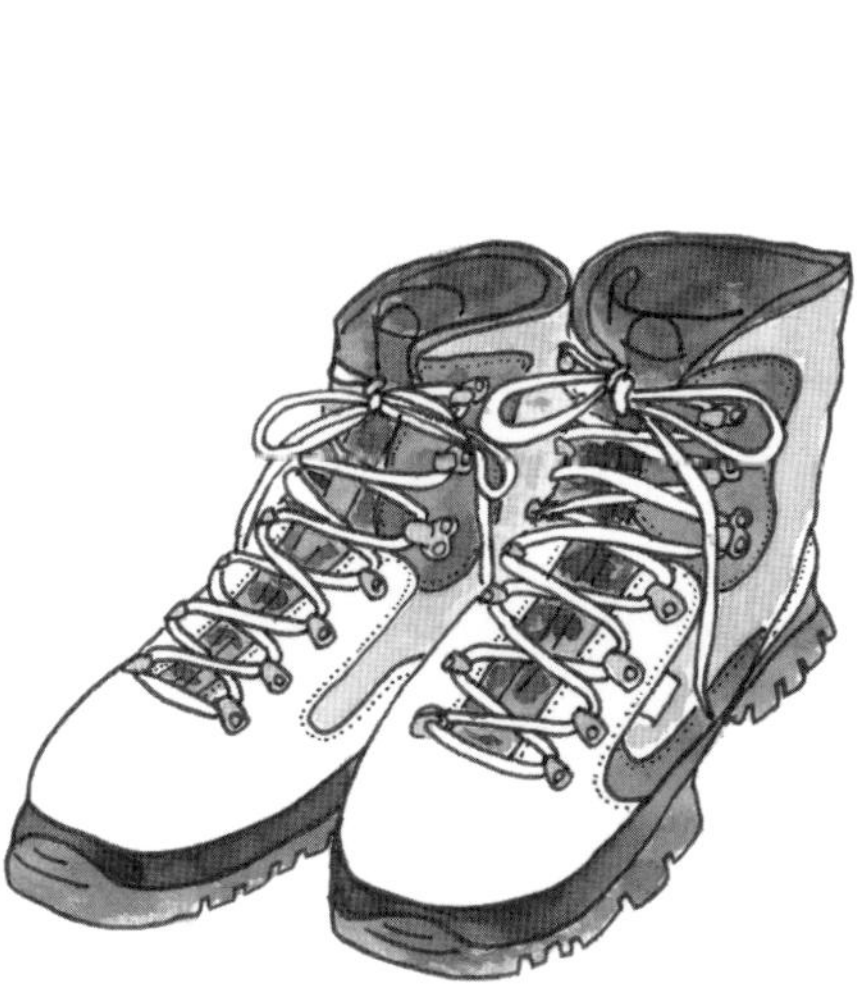

【第１弾のルート】九州～四国～中国地方

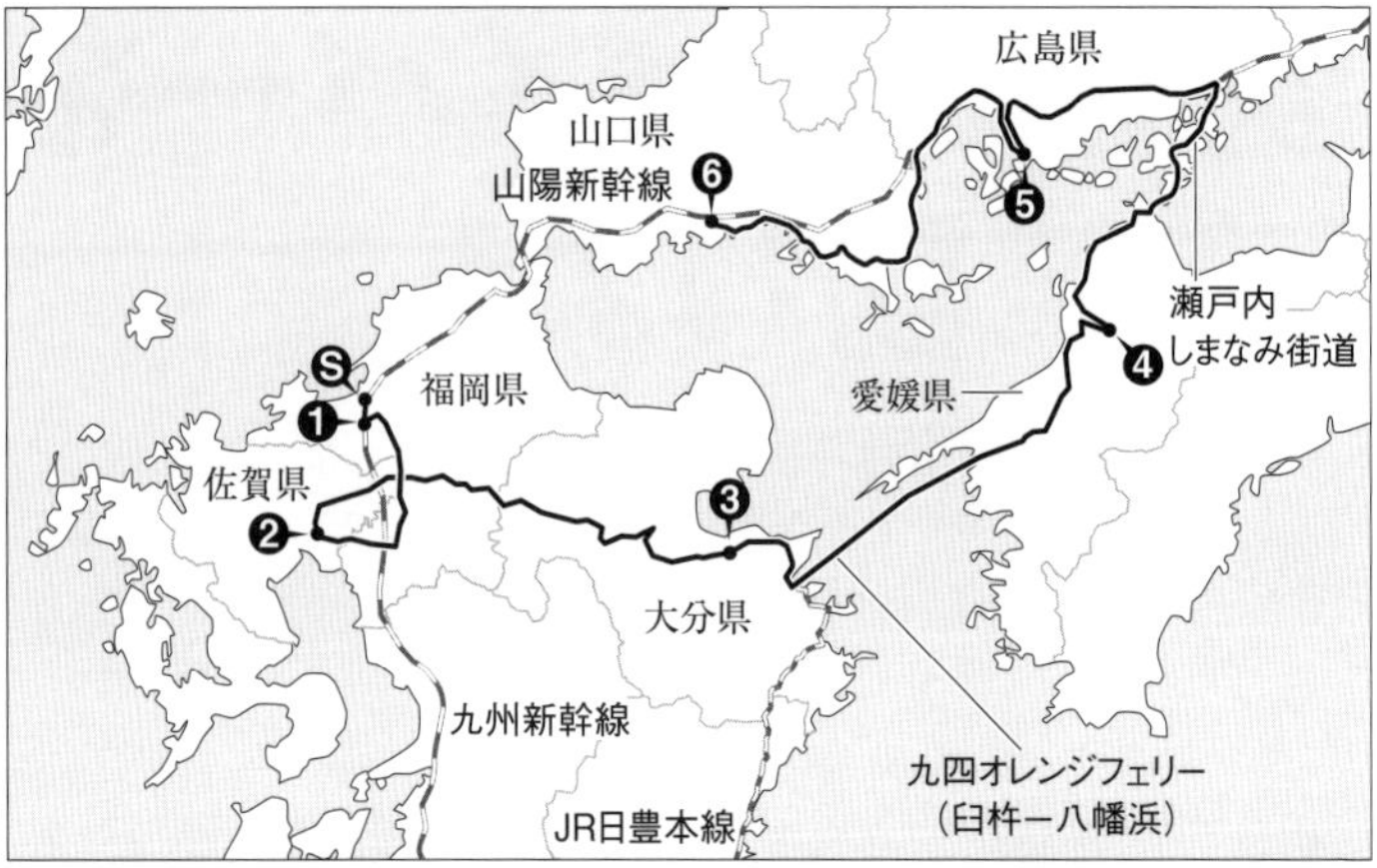

Ⓢ（スタート）JR 博多駅　❶九州がんセンター（福岡市）　❷佐賀県医療センター好生館（佐賀市）　❸大分県立病院（大分市）　❹四国がんセンター（松山市）　❺呉医療センター・中国がんセンター（広島県呉市）　❻山口県立総合医療センター（防府市）

2月5日

大雪の手荒な祝福を受けて

いつも通り、午前五時に目が覚めた。

博多駅前のホテルの部屋から外を見ると、雪が舞っている。積もってはいない。

今日二月五日、福岡市から札幌市まで、三千五百キロをできる限り歩く「全国縦断がんサバイバー支援ウォーク」が始まる。一日二十キロから三十キロほど歩くことになろう。いくら体力に自信があるとはいえ、一九四一(昭和十六)年生まれという年齢を考えれば、これが最後の冒険になるかもしれない。

だが、気負いはない。ふだんと変わらず平穏な気持ちでいる。トレーニングを行い、たっぷり汗をかく。おなかも適度に空く。ホテルの朝食をしっかり取る。朝食はその日のエネルギーの源である。私は東京でも、自分で朝食を作っている。

午前七時、ホテルのロビーに一緒に歩くメンバーたちがそろった。福岡在住で、対がん協会の「リレー・フォー・ライフ・ジャパン(以下リレー)」のスタッフパートナー・宮部治恵さんやリレー福岡の実行委員、東京の対がん協会の幹部らだ。

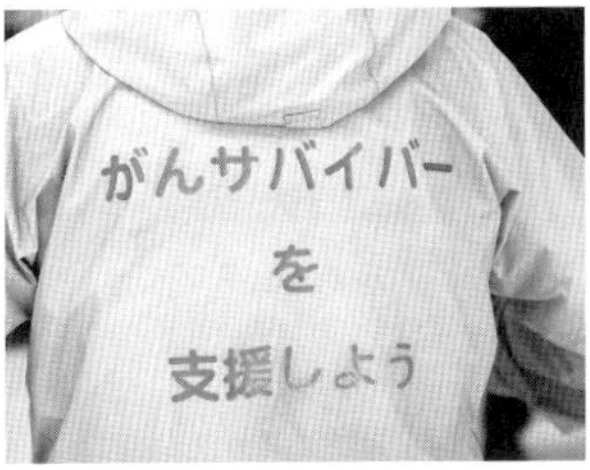

モンベルのジャンパーに
文字を入れ、準備完了

リレーについては、説明がいるかもしれない。

一九八五年に米国で始まった、がん患者さんやその家族を支援し、地域全体でがんと向き合い、寄付金を募るチャリティー活動である。一年間の活動の集大成として、二日間にわたるリレーイベントを開く。イベントでは、チームや個人が参加して、交代しながら夜通し歩く。がんは二十四時間眠らない。がんサバイバーは二十四時間、がんと向き合っている。その思いを共有するのだ。

米国対がん協会(ACS)がライセンスを持っている。現在、世界約三十カ国、約六千カ所で開催され、年間寄付は四百七十億円に上る。寄付金はがんをなくすための研究に助成される。米国では、それが、慢性骨髄性白血病などの特効薬「グリベック(一般名イマチニブ)」の開発につながった(薬には一般名と商品名がある。「自動車」に対する「プリウス」のようなものだ。本来なら医師は一般名を使用しなければならないが、本書ではわかりやすさを優先したい)。

日本では、対がん協会がACSからライセンスを得て、各地でリレーを実施する実行委員会と合意書を結んでいる。日本での始まりは二〇〇六年、茨城県つくば市で開かれたプレ大会である。翌年は兵庫県芦屋市、東京・お台場で開かれ、今や全国約五十カ所で開催されている。実行委員会は、開催地ごとにある。本書でリレー福岡などと書いた場合は、「福岡で開かれるリレー・フォー・ライフ・ジャパン」という意味だ。

地名をひらがなで表記している実行委員会も多く、本書ではそれにならう。

二日間にわたるリレーイベントには、地元の患者会、病院、企業などのチームで参加するほか、個人で来る人もいる。会場は公園やグラウンド、大学などだ。イベントはサバイバーがトラックなどを一周することからスタートする。この日を迎えられたことを祝福するのだ。ここに来れば、仲間に会える。安心して思いを打ち明けられる。そして、新しい一歩を踏み出せる。一年ぶりの再会を喜んだり、その間に亡くなった人を偲んだり。

会場には、人々の思いを書いたルミナリエが並べられる。ルミナリエとは、筒状のロウ引きの紙だ。それぞれのルミナリエの内側にキャンドルを立てて、文字が浮かびあがるようにする。幻想的な美しさを放つ。旅立った大切な人への感謝やメッセージ、まさにがんと向き合っている人へのエールなどがよく書かれている。読んでいると、見知らぬ人の話でも心にグッと迫る。

私は、リレーを、勇気と希望を与える場だととらえている。闘病中の方も、自発的にボランティアとして参加してくれている。希望につながる活動は、自分自身を鼓舞してくれるのだろう。そういう姿を、多くの人が目にすれば、社会のがんに対する認識を変えるきっかけにもなるはずだ。私自身、サバイバーであり、これまでに何度もリレーに参加しては、みなさんと歩いている。

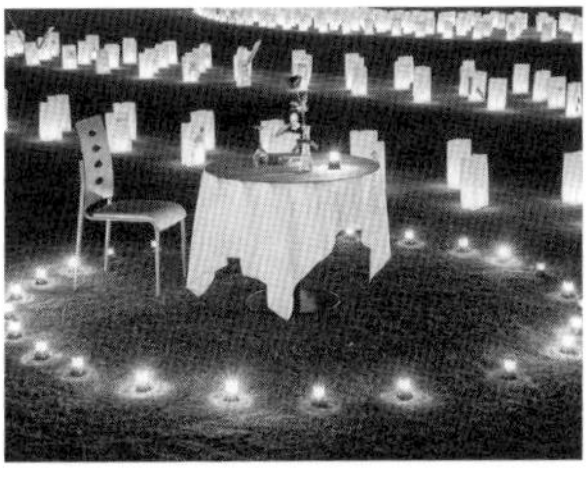
2017年に行われたリレーぐんまでのルミナリエ

リレーと、私の「全国縦断　がんサバイバー支援ウォーク」は、直接はつながっていない。しかし、歩くこと、歩き続けることで祝福し合い、エールを送るという意味では、両者が重なる部分は大きい。

ありがたいことに、今回のウォークでも、全国各地のリレーの実行委員会のみなさんが応援してくれることになっている。

リレーだけではない。対がん協会には、東京を除く四十六道府県に支部がある。それぞれ独立した法人だが、がん検診の推進など共通の目的を持った連合体だ。支部の職員も、ウォークを助けてくれる算段である。

同行者たちと歩きだした。一歩外に出ると、痛烈な寒さが襲ってくる。気温は零度から一度。ときおり雪がちらつく。

宮部さんの案内で裏道を通りながら、福岡市南区の九州がんセンターを目指す。宮部さんは二〇〇二年、三十四歳で子宮頸がんになり、甲状腺、大腸と転移した。医師に「余命一年」と告げられた。毎日、外が真っ暗になるのが本当に怖かったという。落ち込む中で二〇〇六年のリレーつくば大会に参加し、だんだんと前向きになれて、福岡でのリレーも立ち上げた。

リレー福岡の方が持つサバイバー支援の幟を、通りすがりの人や車が、物珍しそう

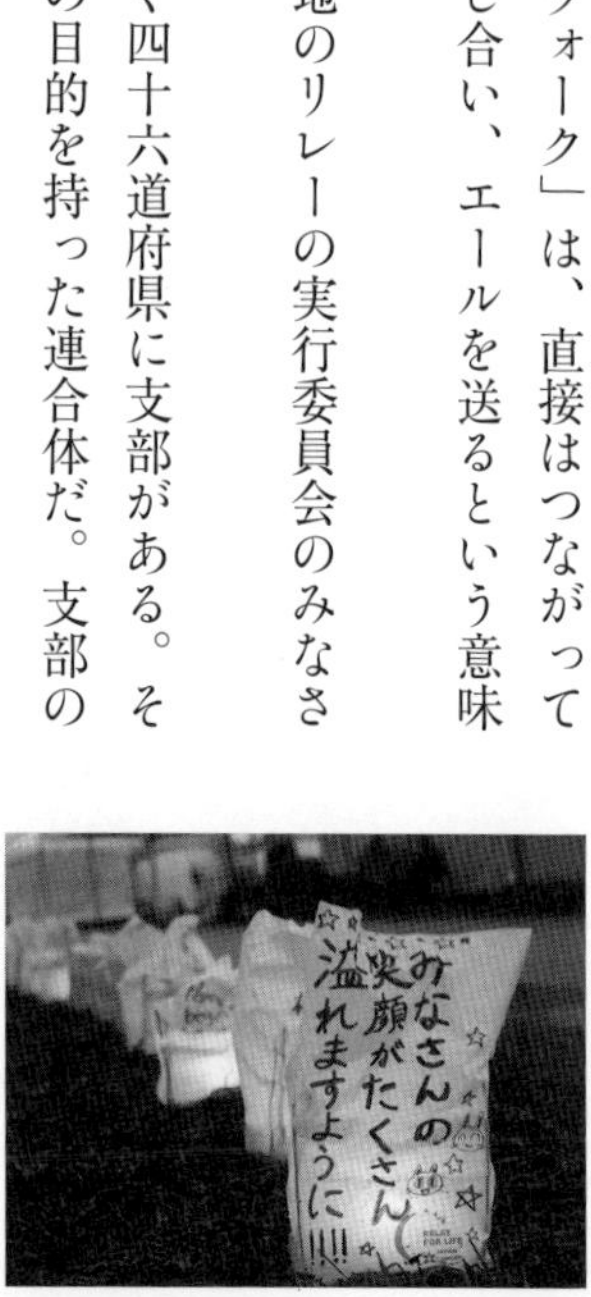

2018年のリレー福岡にて

に眺めてくる。それだけでもうれしい。何だろう、と思ってくれれば、幟を見てなるほどとわかってくれる。そこから、サバイバー支援に思いを致してくれる人もいるだろう。約二時間。ようやく、九州がんセンターに到着した。

九州がんセンターは、一九七二年に、九州で唯一のがん専門診療施設として開設された（前身は戦時中にできた臨時福岡第二陸軍病院）。「患者や家族の気持ちを尊重し、温かく、思いやりのある、最良のがん医療を目指す」ことが理念だという。

消化器外科が専門の藤也寸志《とうやすし》院長、日本医師会の横倉義武会長、対がん協会福岡県支部（公益財団法人福岡県すこやか健康事業団）の理事長らの出迎えを受けた。

懐かしい顔も見えた。名誉院長の牛尾恭輔先生である。国立がんセンター時代の同僚で、私より三歳若い一九四四（昭和十九）年生まれ。放射線診断部長などを経て、一九九八年に九州がんセンターに赴任して、二〇〇六年から三年間、院長を務めた。

現在は、美しい自然や植物など心安らぐ映像をネットで公開しているNPO法人「癒し憩いネットワーク」を立ち上げている。写真の大半は牛尾先生が撮っており、「がんサバイバー・クラブ」のサイトにもご提供いただいている。

一階の患者サロンで、交流会となった。部屋に入ると、ワーッと歓声が上がった。「ひまわりの会」、「たんぽぽの会」、「福岡筑声会」、認定NPO法人「にこスマ九州」、NPO法人「がんを学ぶ青葉の会」といった患者会、患者会ネットワークの「がん・バ

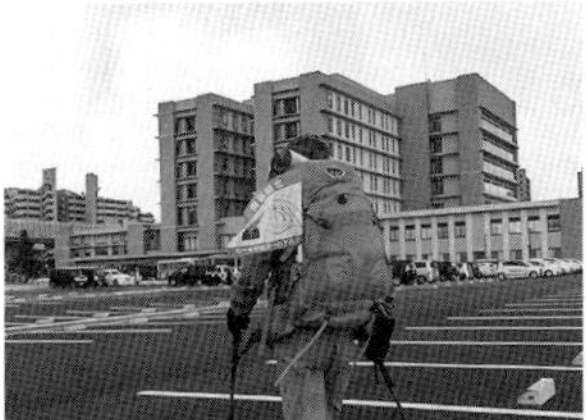

最初の訪問先、九州がんセンターに到着（2月5日）

ッテン・元気隊」、リレー福岡などの方が二十人ほど参加しており、椅子はほぼ埋まっている。その後ろに報道陣が並ぶ。

雪の中をどうやって歩いてきたのかが話題になり、「こちらのみなさんが付き添ってくださいました」と同行者たちを紹介すると、また歓声が上がった。「今日はどこまで歩くのですか?」「今後のルートは?」といった質問も出た。

各患者団体の方がそれぞれの活動を説明した。たとえば、小児がん経験者を支援する「にこスマ九州」の井本圭祐・理事兼事務局長はこう語った。

「小児がんの患者は退院後、学校に戻っても、同じ経験をした仲間と出会う機会が乏しいです。そこで、春と夏には子どもたちを集めてキャンプに行き、心ゆくまで話したり、先輩に進学や就職の相談をしたりできる場をつくっています。小児がん経験者が病気を乗り越え、自分らしく社会で活躍できることを願っています」

みなさん、とても温かい笑顔で、なごやかな雰囲気である。司会を務めた古川正幸副院長は、がんサバイバー、医療関係者、私が一体となったような感覚を肌で感じていた。私も、「札幌まで歩く勇気を後押ししたい」という、最初の訪問地らしいエールをいただいた気持ちになり、モチベーションが高まった。

十時半過ぎに出発した。

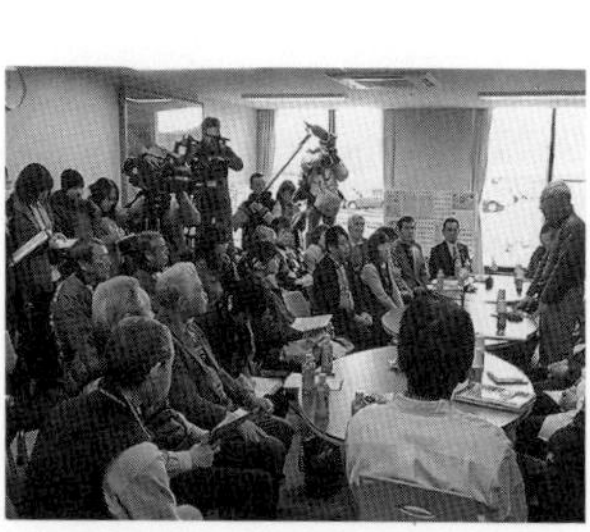

支援の大切さを患者サロンで参加者と一緒に語り合う(2月5日)

宮部さんが、「この冬一番の寒さ。こんなに吹雪くことはめったにない」と驚くほどの悪天候である。「おかしいな。北海道からスタートしたのかな?」。そんな思いがよぎる。大雪に手荒な祝福を受けているようだ。

リュックサックの背中に付けた小旗が揺れる。小旗には、がんサバイバー・クラブのマークと私の似顔絵が描かれていて、旗の上部にピンク地に「全国縦断」、旗の下部に緑地に「がんサバイバー支援ウォーク」の文字が白で書かれている。がんサバイバー・クラブのシンボルカラーは緑色だ。ウォークの服装や幟でも緑色を基調にしている。

横殴りの雪の中、通りがかった中年の女性が声をかけてきた。握手をする。一緒に歩く仲間たちの思いも相まって、凍える寒さでも気持ちは温かい。

午後二時半ごろ、宿泊する福岡県筑紫野《ちくしの》市の宿に到着した。二日市《ふつかいち》駅からほど近い。ＪＲの特急なら、博多から九分で着いてしまう。万歩計を見ると、三万六千歩、二十キロと表示されている。おしゃべりしながら来たせいか、思いのほか楽だった。

暖かい館内で旅装を解くと、気持ちも和らいでくる。孝徳天皇の白雉《はくち》四(六五三)年に発見されたという温泉は、加温・加水なしのかけ流しである。体が芯から温まる。

部屋で妻の写真を取り出すと、感謝の気持ちを伝えた。

「無事に着いたぞ!　どうもありがとう」

2月6日
体が熱くなってきました

朝から雪が激しかった。

午前五時半に起きて、七時半に出発する。今日から一人で歩く。苦行のように見えるかもしれないが、これが、ウォークの本来の姿である。少しもつらくはない。

リュックサックには、昭文社の地図も入っている。ウォーク第一弾のコースが載っているページだけ、切り取った。今日歩くエリアの地図を透明な袋に入れて首からぶら下げる。これなら、歩いていても簡単に見られる。

県道を南へ進む。歩道には雪が積もっている。ジャンパーのフードをかぶり、傘はささない。そもそも、傘は持ってきていない。雪で滑らないように、右手でストック、左手に「がんサバイバーを支援しよう」の幟を持ち、杖のようにつきながらゆっくり足を踏み出す。七つ道具が私を助けてくれる。しばらくすると、対向車線の車が停まり、中年の男性が降りてきた。

「垣添先生ですか？」

対がん協会に寄付してくださっている九州地方のスーパーマーケットの方だった。

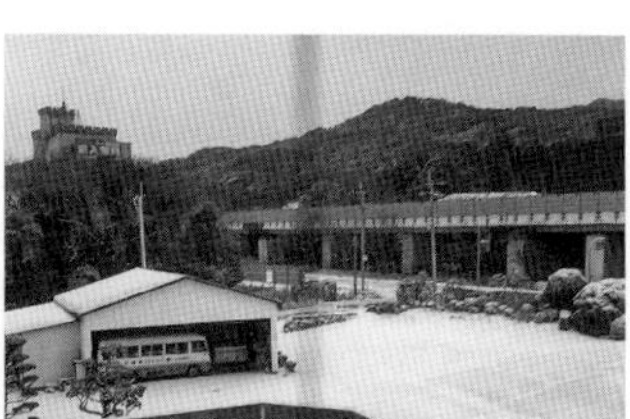

2日目の朝は雪で、気温−1度。八女に向けて出発（2月6日）

朝日新聞の朝刊でウォークの記事を読み、出勤途上に偶然、私に気づいたのだという。雪の中をひとり歩く様子を見て、心配してくれたらしい。大丈夫だと伝えた。

「写真を撮っていいですか？」

もちろん快諾である。

雪は降り続き、二十センチぐらい積もってきた。足が取られそうになる。しばし住宅街をさまよってから、雪で閉鎖された九州自動車道と並行して進む狭い山道を歩いていると、山の中に工場が見えてきた。大きなドーベルマンがいて、猛烈に吠えてくる。なるべくドーベルマンから遠いところを歩きながら、覚悟を決めた。

「あの太い鎖が切れて飛びかかってきたら、ストックで応戦するしかない！」

午後になると、雪はやみ、歩きやすくなった。国道3号に出て、久留米《くるめ》方面へ向かう。反対側、博多方面へ向かう車線は大渋滞している。轍が目に留まったのだろう。対向車線のトラックの運転手さんが、わざわざ窓を開けて「がんばってください！」と声をかけてくれた。一瞬の励ましで気力が湧く。

今日の宿泊は、お茶で知られる八女《やめ》市。雪道は疲労が違う。あと十キロまで来たところで、無理をしないほうがいいと判断し、タクシーに乗った。車内でウォークの説明をし、雪の中を歩いてきたことを伝えると、

「一銭にもならないのにそんな活動をされるとは、『利他』そのものです。体が熱く

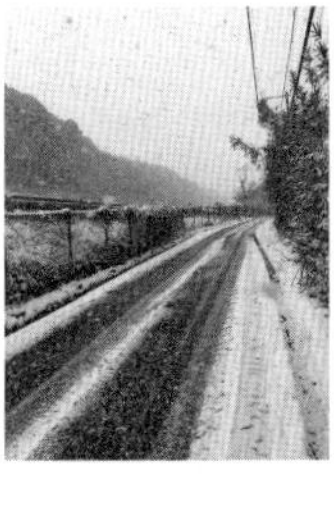
初日が賑やかだったので少し寂しい。小雪が舞ったが、陽の光が心地よかった（2月6日）

なってきました」

と感激してくれた。そして、千円を寄付してくださった。私の写真入りのがんサバイバー・クラブのカードを渡したら、「財布に入れて毎日持ち歩きます」と喜んだ。うれしいのは私のほうだ。四国お遍路でいただいた「お接待」を思い出した。

ホテルで受けたタイ式マッサージの女性も、同様に千円、寄付してくれた。タイでは二〇一七年暮れ、人気ロック歌手が細長い国土の南から北まで二千二百キロを二カ月かけて走り、医療機器が足りない病院への寄付を訴えたところ、約四十一億円も集まった。彼女はそのときにも寄付したという。

今日の歩行距離はおよそ三十キロ。まだ二日だが、一般の人たちがこんなに賛同してくれるとは、期待以上の手ごたえである。

2月7日 「がん＝死」のイメージを変えたい

朝は氷点下二度まで下がった。雪が降り始めて、地表が白くなる。

佐賀市の佐賀県医療センター好生館《こうせいかん》を目指す。徐々に晴れてきたが、ときおり雪がちらつき、手袋に包んだ指先が冷たい。筑後川にかかる大川橋《おおかわ》を渡ると、佐賀県だ。

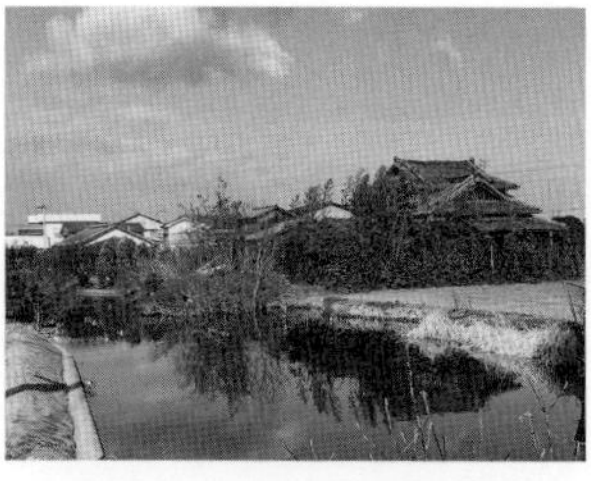

3日目は、雪のち晴。もうすぐ佐賀県に入る（2月7日）

筑後川は九州一の大河だけあって、ゆったりとした流れに貫禄がある。

佐賀県医療センター好生館は、佐賀市の中心部、県庁や県立美術館、佐賀大学の近くにある。その手前の県立佐賀東高校の前まで、リレー佐賀の実行委員二人が迎えに来てくれた。午後三時ごろに好生館に着いた。

驚いた。白地に黒や赤、緑で「がんサバイバー支援ウォーク3500㎞／垣添先生と共に歩こう／好生館」と書かれた横断幕が見える。中川原章理事長と、がん統括診療部長でもある佐藤清治副館長のはからいだという。

好生館は、天保五（一八三四）年に第十代佐賀藩主・鍋島直正により創設され、百八十年を超える歴史がある。病院らしからぬ名前は、中国の『書経《しょきょう》』の一節「好生の徳は民心に洽《あまね》し（人の生命を大切にする徳を万人にゆきわたらせる）」によっている。

交流会には、兒玉《こだま》謙次館長ら病院スタッフ、院内や地元の患者会、佐賀県健康福祉部、リレー佐賀、対がん協会佐賀県支部（佐賀県健康づくり財団）のみなさんなど約百人が集まってくれた。まず私が、がんは誰にとっても身近な病気であり、「がん＝死」のイメージを変えたいという話を、がん体験や妻の看取りを交えて語った。

私は、二〇〇〇年に大腸がん、二〇〇五年に腎臓がんになった。大腸がんは国立がんセンターの病院長時代に発覚した。職員検診で受けた便潜血《べんせんけつ》検査で陽性だったが、忙しくて精密検査を先延ばししていたら、翌年の検診で、再び陽性に。大腸の内視鏡

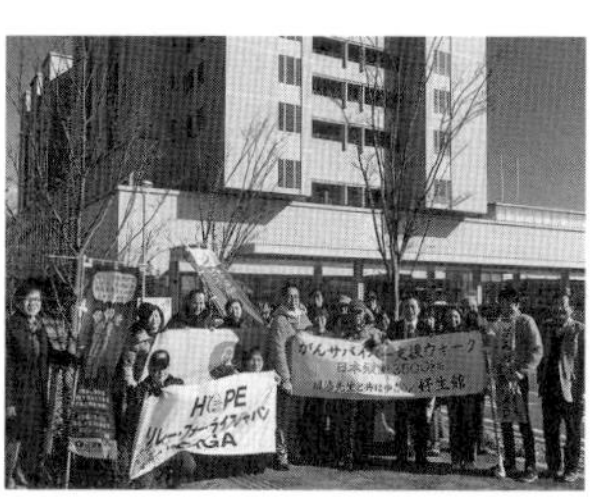

佐賀県医療センター好生館に到着（2月7日）

検査を受けたところ、S状結腸にポリープが三つあり、内視鏡で切除した。一週間後、その一部にがんがあったとの報告を受けた。

腎臓がんは、総長時代、二〇〇四年に開設したがん予防・検診研究センター（現・社会と健康研究センター）を、試しに有料で受診して見つかった。超音波検査中に画像を見ていたら、左の腎臓に直径一センチぐらいのがんが写っている。約二カ月後に手術で切除。一週間で退院し、その一週間後にはジュネーブへ出張した。

私のささやかな体験は、検診、早期発見・早期治療の重要性を示すとともに、うまく対処できれば社会復帰が可能という格好の事例でもある。

フリートークに移り、公益社団法人「日本オストミー協会」佐賀県支部の原田俊二さんが、災害とストーマ（人工肛門、人工膀胱）について語った。六十七歳になる大腸がんのサバイバーだ。ストーマは、便や尿を排泄するためにおなかに付ける排泄孔。便などは袋状の装具（パウチ）にためて、週に二度ほど交換する。

だが、地震で家が潰れれば取りに行けない。装具が手に入っても、交換のため、避難所のトイレを長時間占有するわけにはいかない。装具を皮膚から剥がす剥離剤の代わりに使う水もない。二〇一六年四月の熊本地震でも、壊れた家に戻ってストーマを交換した人がいたという。

災害弱者という言葉がある。がんサバイバーに限らず、病気と向き合っている人は、

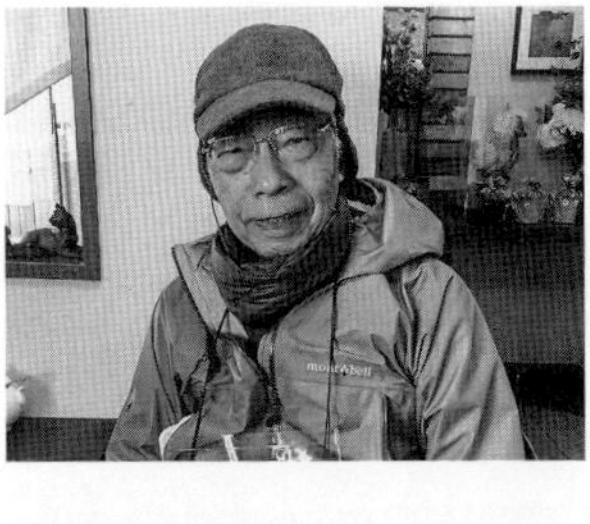

ランチ休憩。今日は晴れなので日焼け止めクリームをバッチリ塗った。男だってお肌ケアは大切（2月8日）

さまざまな形で災害の影響を受ける。個人の力で備えを完璧にすることは難しく、平時からの仕組み作りが必要だろう。

六十代後半ぐらいの女性が手を挙げた。NPO法人「リンパ浮腫《ふしゅ》を学ぶ会」と武雄《たけお》市の患者会「チアフル♪プラザ」の代表を務める髙田仁子さんだ。二〇〇四年、五十二歳で乳がんになり、右胸を全摘した。手術から半年ぐらい経ってリンパ浮腫(リンパ節を取り除く手術や放射線治療の後遺症で、腕や脚がむくむこと。治りにくい)になった。後から思えば治療時に聞いたようだが、当初は何だかわからず、腫れた部分を夫にさすってもらっていた。やがてリンパ浮腫を知り、二〇〇七年にリンパ浮腫の患者会を立ち上げた。左胸に小さながんが見つかり経過観察中だが、元気に語った。

「先生が前向きにがんばろう、とおっしゃったのを聞いて、がんが大きくなって手術をすることになっても、がんばっていこう、と思いました」

髙田さんは、私の来訪をとても感謝してくれていた。この後、茶話会に移り、帰り際、看護部長の吉原久美子さんに花束をいただいた。また、二人の聴衆から、千円ずつ寄付をいただいた。本当に、お遍路のお接待のようになってきた。

「人の情けって健在だなあ」

ウォークを始めて以来、そんなことを感じている。

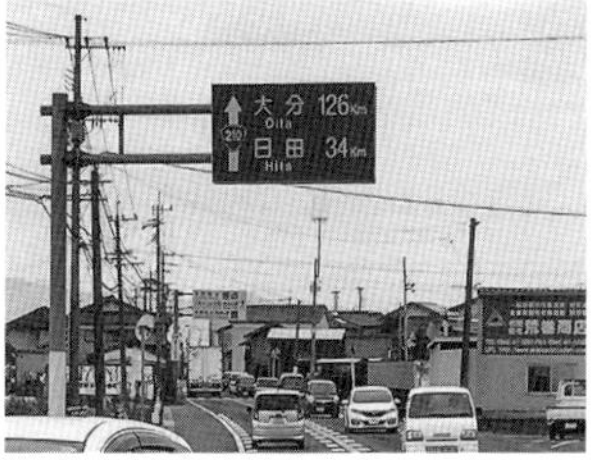

数日かけて大分へ向かう。標識を見るとあと126km。前途ほど遠し！(2月9日)

2月8日〜11日

がんサバイバーは隣にいる

しばらく病院訪問はない。その代わり、大分県まで九州を横断する。今の九州は、雪が舞い、零下になる寒さだ。山越えでは、荒天も予想された。

二月八日、まずは佐賀平野を東へ向かう。佐賀市と福岡県久留米市を結ぶ国道264号を進む。国道なのに、ときどき歩道がなくなる。白線の外側にわずかな空間しかない。すると、急に怖くなる。日本のインフラの貧しさを見せつけられた気がする。

二月九日の朝は、全身筋肉痛で迎えた。歩きはじめて五日目。疲労がたまり、体はまだ慣れていない。お遍路の経験からも、いちばんきつい時期である。

国道210号を東へ。久留米市から大分市へと続く山越えの道だ。

道路の水たまりが氷結している。指先がしびれる。沿道に並ぶのは、自動車販売店、パチンコ店、紳士服の量販店……どこでも見かける店舗ばかりだ。国道の道路案内に「大分126㎞」の文字。先は長い。

午後になると、陽射しに春の力を感じた。

タテハチョウがひらりと舞ってきた。冬眠から目覚めたようだ。私は蝶が大好きで、

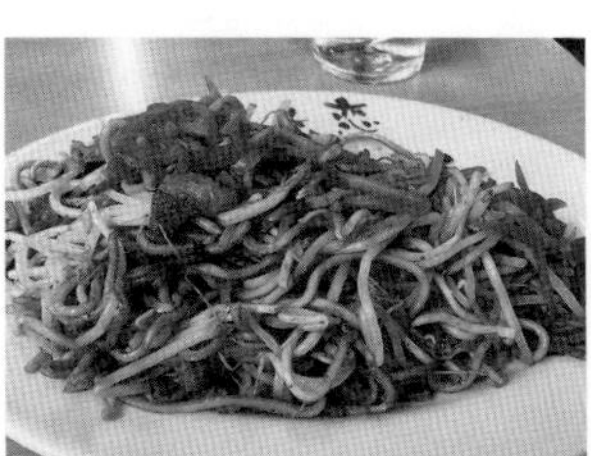

昼飯はソース味の焼きそば（2月9日）

対がん協会の会長室にも中国や東南アジアの珍しい蝶の標本を飾ってある。東京都国立市にあり、自由な校風で知られる桐朋学園に通っていた中高時代は生物部に入っていた。蝶やムラサキツユクサなどの植物が生物学の面白さを教えてくれた。それが、医師への道につながっている。それだけに、道端でタテハチョウに巡り会えたのは、うれしい一コマであった。

国道210号を離れて、博多の奥座敷を謳う、朝倉市の原鶴《はらづる》温泉に泊まった。私が通ったのは市の南端で痕跡は見当たらなかったが、二〇一七年七月の豪雨で大きな被害を受けた街でもある。体力がない地方都市の復興が困難なことは、東日本大震災を想起するまでもない。一日も早く日常が戻ることを祈るほかない。

宿でマッサージを受けると、筋肉痛が少し解消した。担当してくれた六十代とおぼしき女性は、大腸がんのステージ4で、抗がん剤治療から五年が経過しているという。経過観察中で、二カ月ごとに通院している。圧の弱い、ちょっぴり物足りない施術を受けながら、改めて就労のあり方を思った。この女性のように、がんサバイバーの方たちが、それぞれの状況に応じた働き方ができること。それが、たとえ完治しなくても長生きする人が増えた「がんとの共生」社会においては、大切である。

「がんばってください」

そう言って、チップを差し上げた。私からの「お接待」でもある。

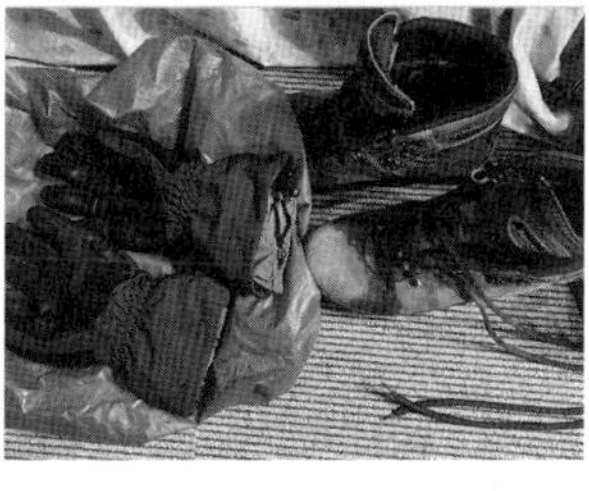
雨でずぶ濡れの相棒たちを乾かす。ドイツ製の靴はスグレモノだ（2月10日）

三十キロほど歩く日が続く。二月十日は朝から雨だ。

筑後川沿いを歩いた。だんだん山に入ってきて、景色は素敵だが、雨で歩きづらい。走り去るトラックから水しぶきも飛んでくる。峠の店で大きな豆大福を一つ食べた。濃いお茶を飲みながら食べると味が引き立つ。一部タクシーも利用して、午後三時半ごろ、大分県日田《ひた》市の天ケ瀬《あまがせ》温泉の宿に入った。

ウォークの宿は、対がん協会で私の秘書をしている森田幸子に取ってもらっている。彼女はなるべく、温泉宿を予約する。おかげで私も、朝から温泉であたたまれる。朝は早く出て、夕方になる前にチェックインする。それが理想である。

二月十一日。ウォークを始めてから一週間が過ぎた。

気温は零下二度。七時半に出発すると、雪で、しかも強風が吹いている。極寒で指がジンジンする。前日の夜にドライヤーで手袋を乾かしておいてよかった！

また、昔からの友人の坂本徹医師に勧められた鎮痛剤で筋肉痛も和らいでいる。坂本先生は東京医科歯科大学医学部附属病院の元院長で、とにかく豪快な人物だ。現在、理事長を務める「医療法人秀和会 秀和総合病院」でも、江戸時代の人形、福助にヒントを得たオリジナルの募金箱を作って病院の売店に置き、ウォークを支援してくれ

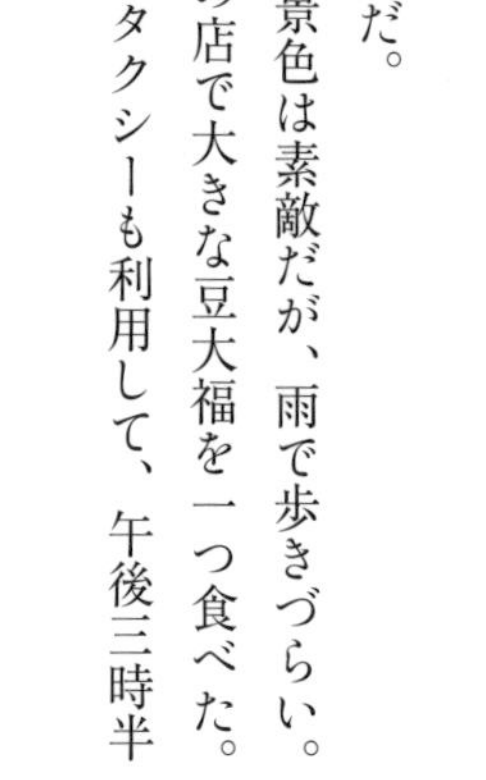
慈恩の滝。雪がちらついて寒い（2月11日）

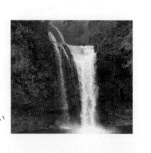

ている。
玖珠《くす》川の両岸に二キロにわたって断崖絶壁がそそり立つ紅葉の名所、九酔渓《きゅうすいけい》を通った。秋に来たらさぞかし美しいだろう。オフシーズンの静かな展望所に寄ると、女性の店員さんが声をかけてきた。聞けば、乳がんに罹患《りかん》したという。私を九酔渓方面まで乗せたタクシーの運転手さんの父親も胃がんで、全摘したという。運転手さんは少し手前でメーターを切ってサービスしてくれた。

朝倉市でマッサージを受けた大腸がんの女性といい、外見上わからないだけで、がんサバイバーはたくさんいて、普通に生活している。電車で隣に立つ人がサバイバーであっても、何ら不思議はないのだ。

宿泊は筌《うけ》の口《くち》温泉。夕食はキジ、鯉こく、馬刺し、ヤマメの塩焼きなど山里料理で英気を養った。日本海側は記録的な豪雪だ。私の苦労など、物の数ではない。

2月12日、13日
湯布院で旧交を温める

大分県の湯布院と熊本県の阿蘇を結ぶ「やまなみハイウェイ」は、森林や九重《くじゅう》連山などの雄大な景色を楽しめる日本百名道の一つである。是非とも歩きたいコースだっ

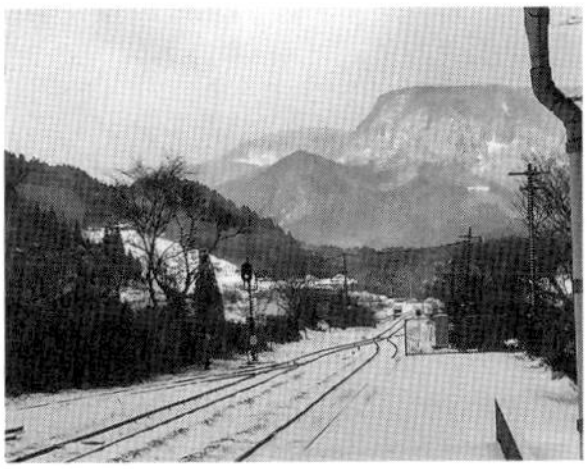
路面凍結、降雪により予定していたルートは非常に危険と言われ、列車に乗る（2月12日）

たが、この寒さで路面が凍結してしまった。いくら何でも危険である。

二月十二日は、タクシーで豊後《ぶんご》中村《なかむら》駅に出た。ホームも線路も白い世界に眠っている。そこから特急ゆふに乗った。歩くと一日かかる道のりだが、わずか二十分で由布《ゆふ》院《いん》駅に到着した。雪の中を金鱗湖《きんりんこ》を目指して歩き、湖畔に立つ亀の井別荘に投宿した。まだ正午。部屋の準備が整うまで、コーヒーを飲みながらゆっくり寛《くつろ》いだ。

大分県日田市の大分大山町農業協同組合の組合長、矢羽田正豪《やはたせいごう》さんが訪ねてきてくれた。大山町農協は、少ない耕地面積を逆手に取った「梅栗植えてハワイへ行こう」のキャッチフレーズで知られる。

やはり旧知の亀の井別荘相談役の中谷健太郎さんとともに三人で談笑した。中谷さんは、若いころ、東宝の助監督をしていた。黒澤明監督についたこともある。酌《く》み交わしたのは、ぬる燗《かん》にした地酒、鷹来屋《たかきや》。長いウォークの束の間の休息である。

路面の氷は融けない。二月十三日も歩くのはやめた。由布院駅へ向かう途中に見える由布岳がりりしい。由布院から大分までは小一時間。別府湾に面している大分市では、雪がない。午後早い時間にホテルに入った。翌日の大分県立病院訪問に備えて、ホテルから病院まで約四キロ、往復二時間かけて予行演習をした。

そのまま街に出て居酒屋に入る。鷹来屋のぬる燗でカワハギの薄造りを味わった。

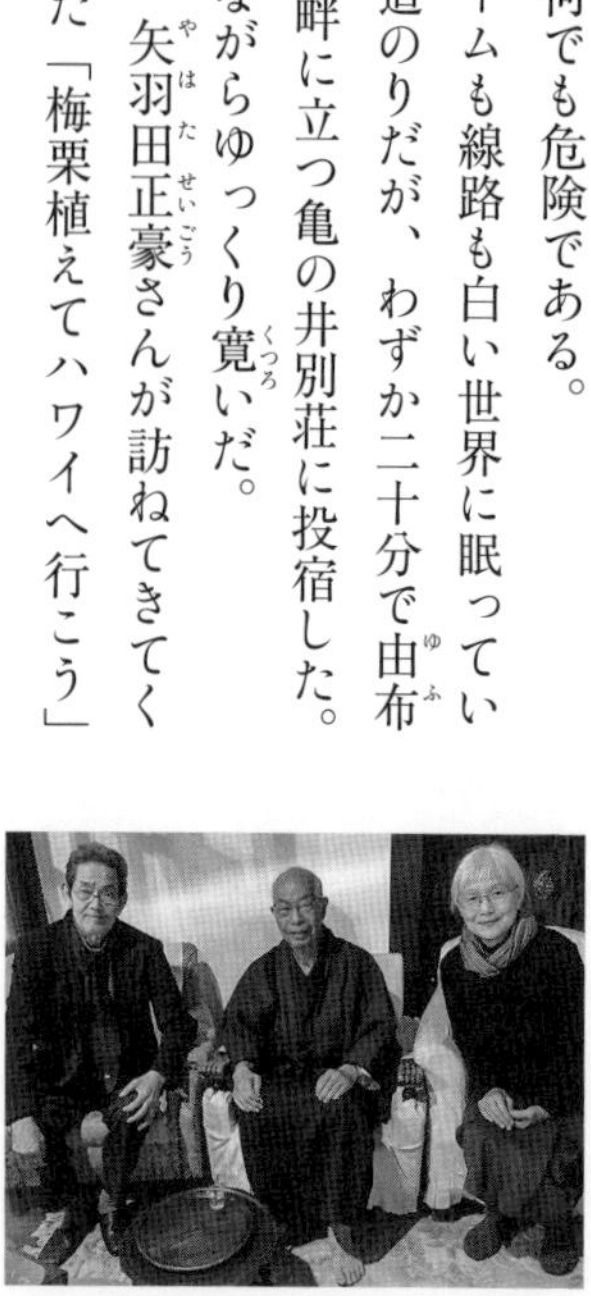
湯布院にて友人と。少し話すだけでも元気が出る（2月12日）

まるごと一匹出てきたが、あまりにうまいので、箸が進む。ほとんど残っていないところで気づいた。「あ、インスタに上げればよかった」。あわてて写真を撮ったが、文字通り、カワしか残っていなかった。

2月14日

サバイバーでもこんな笑顔ができる！

朝の七時にホテルを出て、八時に大分県立病院に到着した。

玄関に総勢五十人ぐらいはいるだろうか。白地に黒で太く「全国縦断 がんサバイバー支援ウォーク」と書かれた横断幕で歓迎してくれる。病院スタッフ、サバイバーのみなさん、リレー大分、対がん協会大分県支部（公益財団法人大分県地域保健支援センター）の職員など、百人以上が集まってくれた。

交流会では、仲間に声をかけて四人で来たというリレー大分の実行委員、山本克枝さんがこんな発言をした。

「垣添先生のような高齢者のサバイバーが歩いていらっしゃる姿は、励みになります。力をいただきました」

この言葉は、私へのエールでもある。

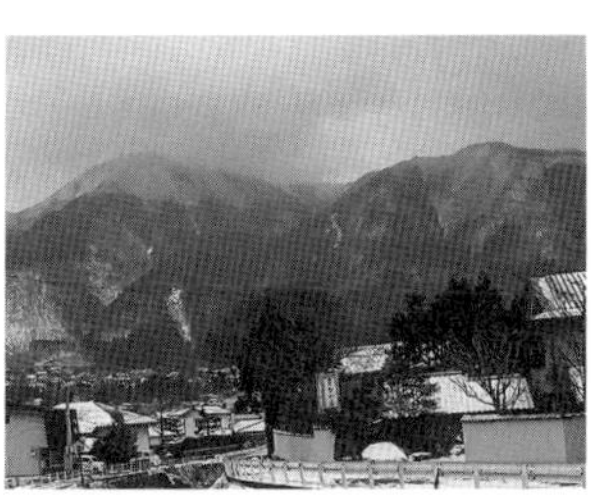

目の前に由布岳。大分市内へ向けて出発（2月13日）

山本さんは一九五七年生まれ。二〇〇七年に乳がんになった。抗がん剤治療中は髪の毛も抜け、体力も落ちる。二〇〇八年三月には、保育士の仕事を辞めた。

その二カ月後、リレーを知った。大分でリレーを立ち上げようとしていた、医師でがんサバイバーの坂下千瑞子《ちずこ》さんがテレビ番組や新聞で取り上げられているのを見たのだ。坂下さんの笑顔に、「サバイバーでもこんな笑顔ができるんだ！」と不思議な力を感じたという。

山本さんは治療中にもかかわらず、リレー大分の実行委員の一人になった。五十人ぐらいが集まっていた。サバイバー仲間がいる。医療関係者や学生がいる。話していると、気持ちが落ち着き、力をもらった。

「みんなその人らしく、元気にやっている。あせらずにボチボチ行こうか」

そんなふうに思えるようになった。

坂下さんは現在、東京医科歯科大学医学部附属病院の血液内科の特任助教だ。一九六六年、大分県生まれ。呼吸器内科医の夫と米国に滞在していた二〇〇五年、背骨に腫瘍が見つかった。娘はまだ二歳半。帰国して、「腫瘍脊椎骨《しゅようせきついこつ》全摘術」という脊椎をまるごと取る手術を受けるが、二〇〇六年と二〇〇七年に再発。二〇一四年には大腸がんも見つかった。

坂下さんがリレーを知ったのは、最初の再発後、抗がん剤の点滴を受けながらテレ

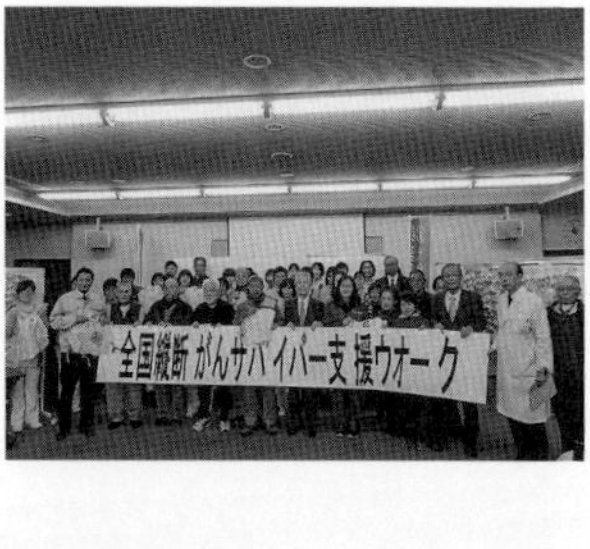

大分県立病院では100名以上のみなさんにお集まりいただいた（2月14日）

ビを見ていたときだった。元気よく歩いているサバイバーに惹《ひ》かれたという。二〇〇七年に兵庫県芦屋市で開かれた大会には、実行委員として参加していた。二度目の再発による入院中で、病院から会場に来て、家族と一緒にグラウンドを歩いた。心地よさや生きる気力を感じて、地元大分での開催を決意したという。初開催は、実行委員会ができて五カ月後、二〇〇八年の十月であった。

大分県立病院もリレー大分に参加している。私もリレー大分に参加したことがある。質素でリレーの原点のようであり、とても気に入っている。

大分県立病院での交流会には、坂下先生のお父さん、高田三千尋さんも来ていた。血液内科医で、長く大分県立病院の医師であった。現在は、大分記念病院の名誉理事長である。私とも旧知の仲だ。高田先生は、当初からリレー大分の顧問も務める。大分記念病院では月に一回、リレー大分の「がんサロン」に部屋を提供している。集まった人たちがリレーのビデオを見たり自由に語り合えたりする場だ。

高田先生は、私を過分にほめてくれた。

「垣添先生のウォークは大きなエネルギーを要する企画ですが、とてもレベルの高い仕事です。行動力がすばらしい」

高田先生は私に刺激されて、自分も大きな目標に向けてがんばろう、と思ったという。高田先生は大分ロータリークラブに所属している。国内、いや海外も含めてロー

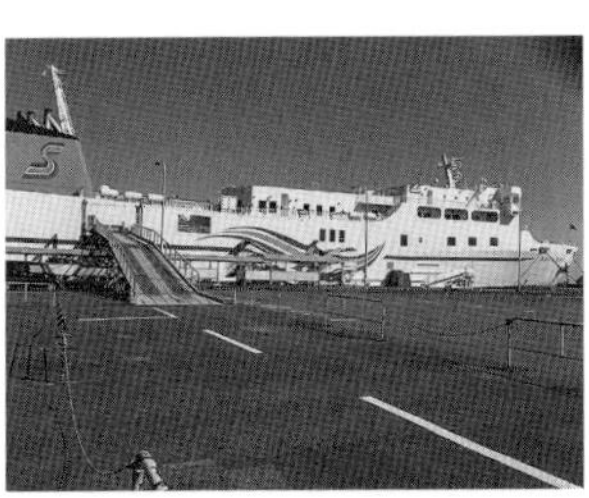

フェリーに乗って八幡浜へ。お昼はうどん(2月14日)

タリークラブの潜在力をリレーに生かしたいと考えているのだ。

大分県立病院の加藤有史・がんセンター所長も私の思いを受け止めてくれ、「患者支援に対する情熱を聞いて、我々も負けずに診療、支援を行っていこうと深く感じた」という。

会場にあった小児がん啓発のゴールドリボンをツリーに結んで、大分県立病院を辞した。大歓迎と確かな手ごたえで、大げさでなく、勇気百倍となった。山本さんら五、六人の方と一時間半ぐらいかけて、大分駅まで歩いた。臼杵《うすき》まで特急に乗り、臼杵港までぶらぶら。フェリーでのんびりと、愛媛県八幡浜《やわたはま》へ渡るのである。

今日はバレンタインデー。船内で、病院でいただいたチョコレートを窓際に置いて撮影すると、インスタに上げた。それから一時間ほど午睡をした。

2月15日　患者第一主義

午前五時、愛媛県内子《うちこ》町の宿で目覚めた。江戸末期創業の老舗旅館だ。

いつものようにトレーニングで汗を流して、朝食を取る。竹だろうか、木で編んだのであろうか、丸くて背の低い籠《かご》に、瀬戸内らしい魚や豆腐などの小鉢が八種類載っ

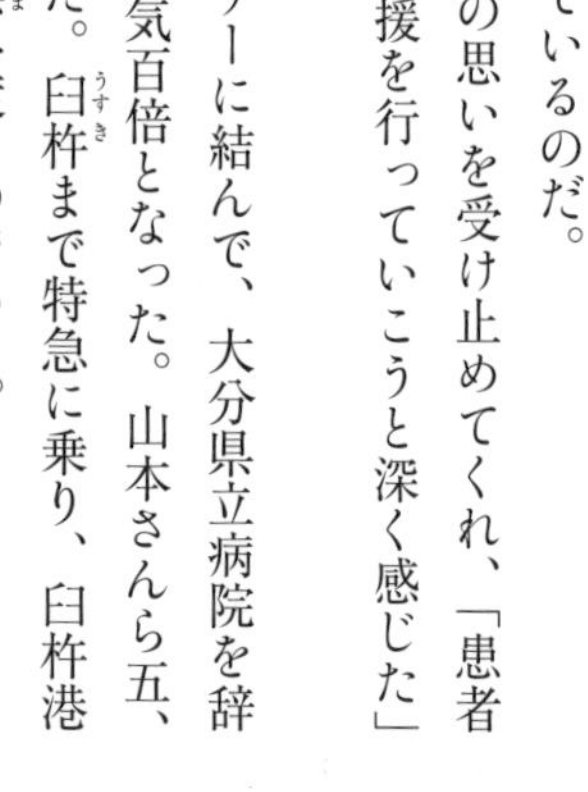
チョコレートと瀬戸内海。Happy Valentine's Day！（2月14日）

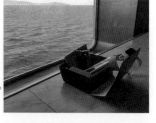

ている。ほかに、鯛の刺身もある。ごまだれをかけておいしくいただいた。

今日は、松山市の四国がんセンターへ向かう。出発時に宿の女将にウォークの説明をすると、「私も両親を相次いで、四国がんセンターで看取りました」と言った。がんと無縁の国民はいない。改めてそう思った。

内子駅から予讃《よさん》線に乗る。午前十時前、北伊予《きたいよ》駅を降りると、駅前に黄色いジャンパーを着た七、八人の集団がいた。対がん協会愛媛県支部（公益財団法人愛媛県総合保健協会）のみなさんだ。ジャンパーは、検診を訴えるオリジナルのものだ。私のシンボルカラーの緑との対比が、非常に目立つ。歩くだけで注目を集めそうだ。

若手の男女一人ずつと、約十キロ先の四国がんセンターを目指した。車で伴走した男性職員が何度も写真を撮ってくれる。昼食のうどんを取り、目的地が近づいたころ、雨がひどくなり、この男性の車に乗った。

病院の前で降りて、玄関へ向かう。ちょっぴりかっこ悪いが、仕方がない。「ようこそ！　四国がんセンターへ」の横断幕には、みかんのキャラクターの絵も描かれている。病院の職員や近隣の病院も含めたボランティア、NPO法人「愛媛がんサポートおれんじの会」、リレーえひめ、愛媛県支部の方々が集まっている。

四国がんセンターでは二〇一三年、本館の横に「患者・家族総合支援センター暖だん」を開設した。「だんだん」は愛媛や鳥取、島根などの方言で「ありがとう」。公募

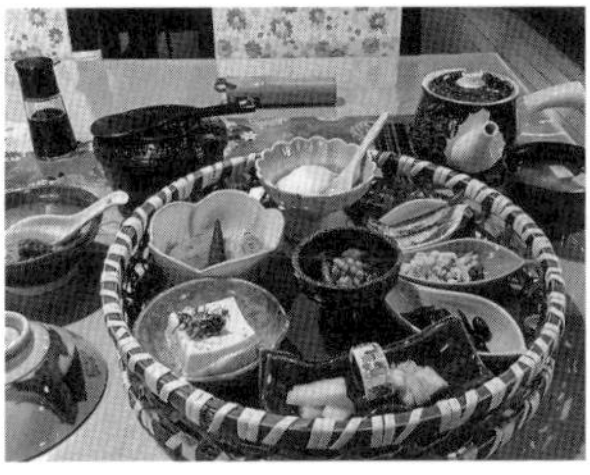

盛り付け次第で華やかになる。バランスの良い食事をいただき、出発（2月15日）

で決めたというが、心のこもったネーミングだ。センターのホームページでも、一番目立つところにリンクが貼ってあり、病院の思いがにじみ出ている。

暖だんには、看護師や医療ソーシャルワーカーなど専従の職員がいて、土曜日も開いている。就労や生活の相談をできたり、サロンで語り合えたり。本もそろう。体操教室、ヨガ、プチコンサート、フラワーセラピー……といったイベントも目白押しで、がんと薬、がんと遺伝、リハビリ、外見ケア……などのセミナーも充実している。医療関係者向けの勉強会もあれば、院内のボランティアグループ「ふれ愛」によるがんカフェも開かれる（ふれ愛のみなさんは、院内の案内や植栽などから学校のがん教育への協力まで、幅広く活動している）。行政や議員などの視察も少なくない。

患者第一主義が鮮明で、とても良い雰囲気だ。

谷水正人院長は、暖だんのような患者・家族支援を、社会インフラだと考えている。「大切なのは、利用者のニーズを把握して継続させることです」と言う。ただ、保険診療の対象ではないため、暖だんの運営費用は（地域医療介護総合確保基金から補助を受けているものの）、基本的に病院の持ち出しとなる。

四国がんセンターに限った話ではないが、ここが患者支援のネックになる。国は、全国約四百のがん診療連携拠点病院に、誰でも無料で利用できるがん相談支援センターを置くことを求めている。だが、病院によって充実度に差があるのは事実だ。背景

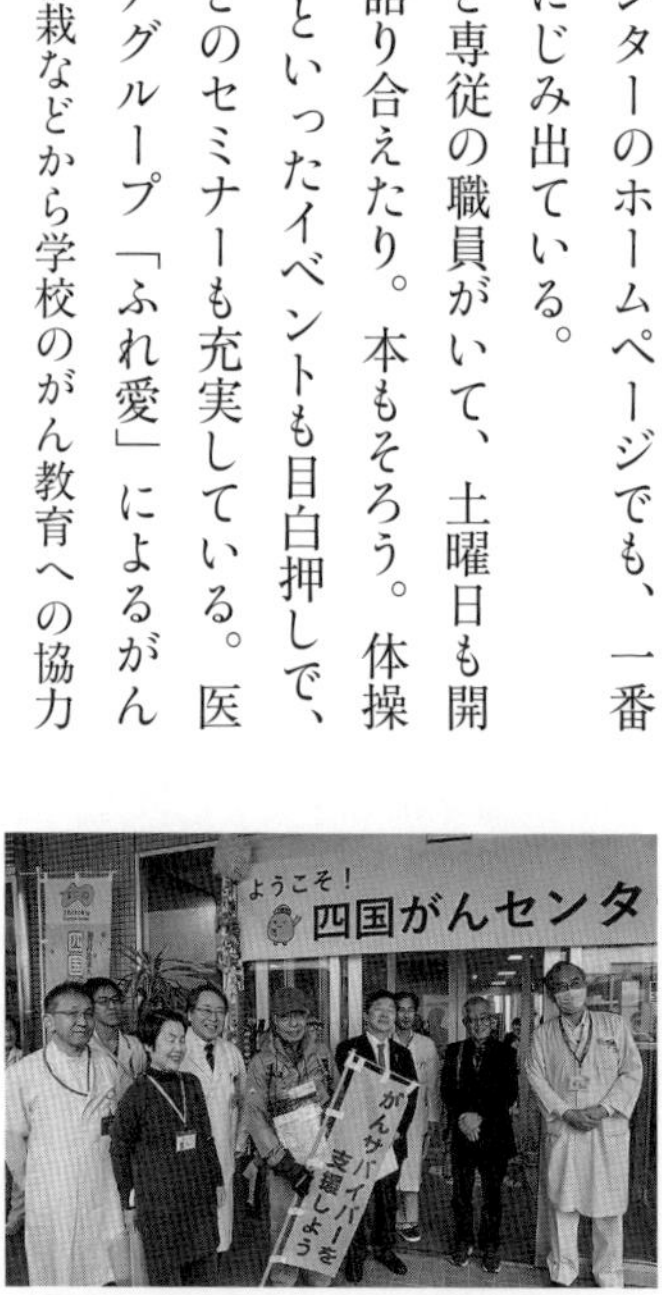

四国がんセンターで、がんサバイバー支援を呼びかけ（2月15日）

には費用の問題もあるだろう。お金をかけられなければ、担当者個人の熱意頼みになって、仕組みとして継続性を保つことが難しくなってしまう。私は、

「がん医療はがん患者のためにある」

という信念を持っている。「がん医療」は治療のみを指すのではない。患者支援も含むのだ。国は、保険診療の対象にする、助成金を手厚くするなどの対応を考えてもいいだろう。国や社会の理解を得るため、みんなで声を上げていきたい。

帰り際、オレンジ色(みかんだから?)のメッセージカードをいただいた。

《全国縦断がんサバイバー支援ウォーク　四国がんセンターにお立ち寄り下さりありがとうございました。ゴール目指して頑張って下さい。応援しています》

筆ペンの文字の下に、正面玄関でみなさんと撮ったばかりの写真が貼り付けてあり、その下に筆ペンで「四国がんセンタースタッフ一同」の文字。まさに「暖だん」の心遣いがうれしく、気力がみなぎってきた。

外へ出ると、雨がひどくなってきた。地元の私鉄・伊予鉄道に乗って松山の中心街へ。松山駅前で、出迎えの愛媛県支部の方から、ネーブルを六個いただいた。それから、瀬戸内海に浮かぶ大島へ。途中、夕暮れが近づく来島《くるしま》海峡大橋を写真に収めた。

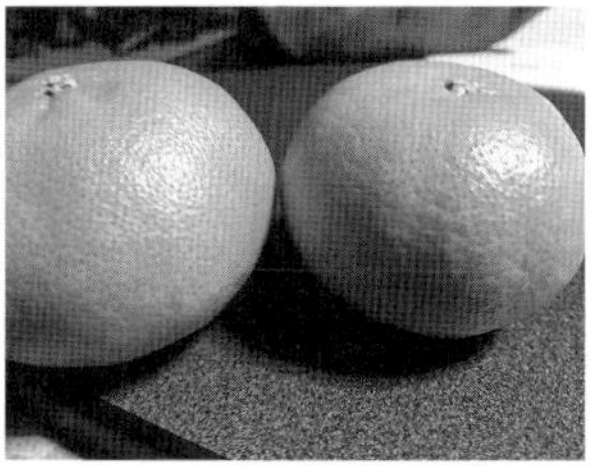

対がん協会愛媛県支部のみなさんからいただいたネーブルは非常に美味（2月15日）

2月16日、17日 これだけの橋が造れるのだから

愛媛県の今治《いまばり》と広島県の尾道《おのみち》をつなぐ、瀬戸内しまなみ海道。途中、六つの島をつなぐ。村上水軍ゆかりの大島。伯方《はかた》の塩で知られる伯方島。日本総鎮守の号を持つ大《おお》山祇《やまづみ》神社があり、神の島とも呼ばれる大三島《おおみしま》。広島県に入り、レモン、みかんなどの生産が盛んな生口島《いくちじま》。村上水軍発祥の地で、囲碁でも知られる因島《いんのしま》。尾道のすぐ向かいにあり、やはり村上水軍ゆかりの向島《むかいしま》。

二月十六日は午前七時半に大島の旅館を出発し、晴れた空のもと、大小いくつもの島々を見ながら、尾道を目指した。天気は良い。ピシャピシャピシャピシャピシャ。日本三大急潮流の一つ、来島海峡の激しい潮の流れが心地よく聞こえてくる。

しまなみ海道はサイクリストの聖地だけあって、自転車で走り抜ける人が多い。歩いているのは私ぐらいなものだ。でも、歩くからこそ、景色に浸れる。

大三島の大山祇神社は、日本有数の刀剣や甲冑《かっちゅう》のコレクションで知られる。特に甲冑は、大半が国宝や重要文化財だ。居合道で真剣で稽古している身としては、後ろ髪を引かれる思いだが、今回は断念した。道の駅で大好物のクエの薄造りを味わい、

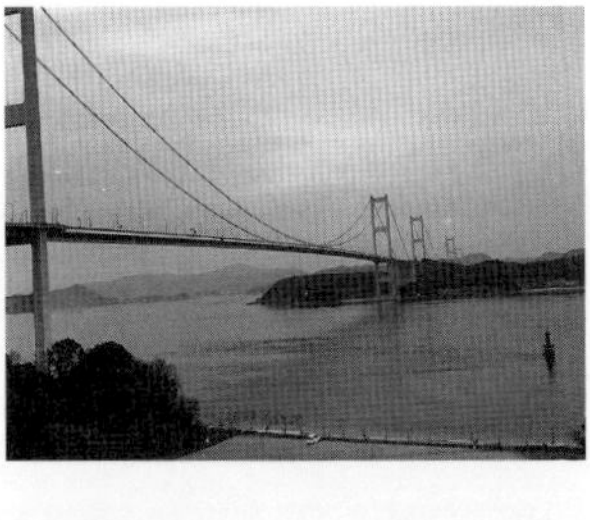

いよいよしまなみ海道。
もうすぐ日が暮れる
(2月15日)

多々羅《たたら》大橋を渡り、生口島へ。橋の途中で、広島県に入る。

二月十七日の朝は、宿泊した生口島のペンションの主人が車で生口橋まで送ってくれた。橋を渡れば因島だ。除虫菊の栽培が盛んで、五月初めには花が咲き乱れ、白いじゅうたんのように見えるらしい。そんな様子を想像しながら因島大橋を渡って向島へ入った。さらに進んで新尾道大橋を越える手もあるが、私は渡船《とせん》を選んだ。

渡船といっても、対岸は目の前で、わずか数分で着いてしまう。日本一短い船旅、を謳っている。それでも、海から入ると独特の感慨を覚える。どこか懐かしく、映画作家・大林宣彦さんの尾道三部作の光景を思い出す。

尾道の船着き場では、「乳腺疾患患者の会 のぞみの会」のみなさんが出迎えてくれた。総会長で乳がんサバイバーの浜中和子さんとも久しぶりにお会いした。浜中さんは皮膚科の医師でもある。医師と患者の両方の立場がわかることを活かして、がん患者支援活動を長年続けている。リレー広島の実行委員長も務める。

実際に歩いていたときにはわからなかったが、しまなみ海道の旅は、ウォーク全体を通してもっとも印象に残った。青い空、穏やかな海。緑の木々に柑橘類の黄色やオレンジ色。そして歩きやすい道。何より、空気感がいい。

島と島を結ぶ橋にも感服した。来島海峡大橋、伯方・大島大橋、大三島橋、多々羅大橋、生口橋、因島大橋。一九七〇年代末から九〇年代末に造られたものだが、どの

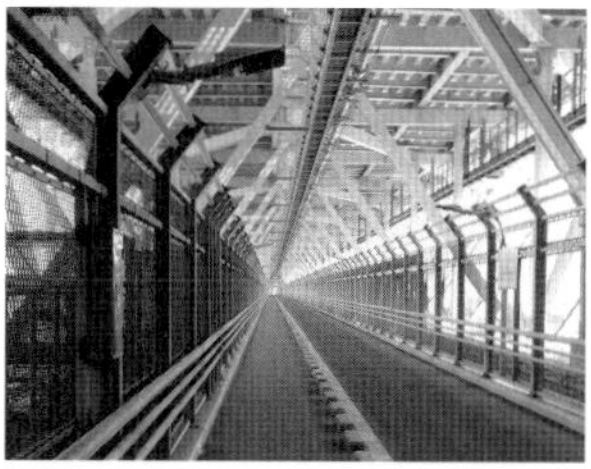

因島大橋。ここは道路の下に歩道がある（2月17日）

橋も、近代科学の粋を尽くしたという感じである。

そこまで考えて、ハッとした。

——これだけの橋が造れるのは近代科学の精緻な成果だろう。同じ人間が、がんという身近な病気に対する理解が不十分であるがゆえに、サバイバーを孤立させたり、ときに差別したりする状況は、許されない。絶対に変えなければならない！

期せずしてウォークの原点を噛みしめた。

2月18日、19日

和顔愛語

二月十八日は、新尾道から東広島までは新幹線に乗った。東広島駅で、リレー広島の実行委員、田上公一郎さんと落ち合った。田上さんは八十三歳。私と歩くにあたり、『妻を看取る日』『巡礼日記』をはじめとする拙著を四冊も読んでくれていた。名刺には「博士（農学）」とある。和歌山県の出身で、広島テレビなどに勤めて、退職後に、三重大学と広島大学の大学院で農学を学び、広島大学の客員研究員も務めた。

二〇一四年八月に奥様をすい臓がんで亡くした。一年間ぐらい、ブログに思い出を綴った。全部で百五十回ぐらい、詩やラブレターのようなものらしい。その過程で、

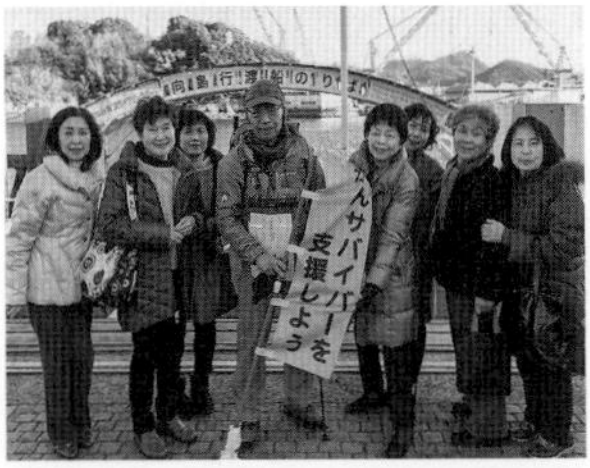

向島からフェリーで尾道へ。尾道に着くと、ご覧の出迎え（2月17日）

少しずつ奥様の旅立ちを受容できるようになったという。今は、写真を整理して、ブログの内容と合わせて本にしたいと考えている。一方で、城山三郎さんの『そうか、もう君はいないのか』など多くの本を読んだという。四年経っても、悲しみは簡単には癒えない。そのお気持ちは、私もよくわかる。

歩きながら、お遍路の話になった。田上さんはお遍路に行くことを漠然と考えていたが、私の話を聞いて、決意を固めたという。宿や道路についての情報、歩く際の注意点などを質問された。私は、水分やブドウ糖の補給などの重要性を話した。もっとも田上さんは、フルマラソンやそれより長いウルトラマラソンの経験者ゆえ、そのへんのツボは心得ているようであった。

最近も、広島から宮島、岩国、大竹などへリュックに水を四リットルぐらい詰めて、歩く練習をしていたという。そのせいか、途中で腰が痛くなり、電車で帰られた。

田んぼの上を猿が歩いていた。快晴で風もなく、猿も心地よさそうに見えた。

二月十九日。朝七時、広島駅前のホテルのロビーで、対がん協会広島県支部（公益財団法人広島県地域保健医療推進機構）のみなさん、田上さんと合流した。

目的地は、呉市の呉医療センター・中国がんセンター。約二十六キロの道のりである。五人で出発する。最初に、広島東洋カープの本拠地、マツダスタジアムに寄る。

ほどなく、呉線と並走しながら海岸沿いを進む。曇っているので、海は鉛色に沈ん

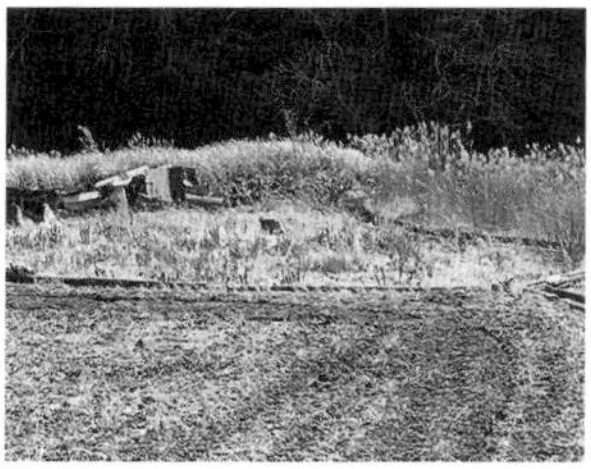

良い天気なので猿もウォーク。写真の真ん中あたり。見えるかな？（2月18日）

でいる。右手に江田島が視界に入ってきた。戦前は海軍兵学校があった。今は跡地が海上自衛隊幹部候補生学校などになっているが、島内には戦争史跡もたくさん残る。呉市に入ると、海上自衛隊呉史料館や大和ミュージアムがある。戦艦大和は、軍港や海軍工廠《こうしょう》の街として栄えた呉で建造されたのだ。

ほんの七十数年前、私が幼児のころ、戦争で、若者たちの命が理不尽に奪われた。あの時代、人の命を奪うもう一つのものが、結核であった。今日では、がん。

中国がんセンターでは、リレーの時森由佳さんが待っていた。谷山清己院長や看護部長らの話を伺った。病院運営のキーワードは「和顔愛語」。相手の心情に寄り添う愛のある医療を笑顔で実践する、という意味だ。

田上さんは今日も、腰痛のため、途中でリタイアされた。それでも二日続けて同行してくれた気持ちが、何よりうれしかった。訪問を終えて、呉駅から電車に乗り、山陽本線の戸田駅で降りた。宿泊は、山口県周南《しゅうなん》市の温泉旅館だった。

2月20日

お金の切れ目が治療の切れ目!?

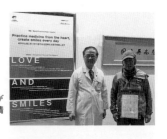

今日は第一弾の最終日である。

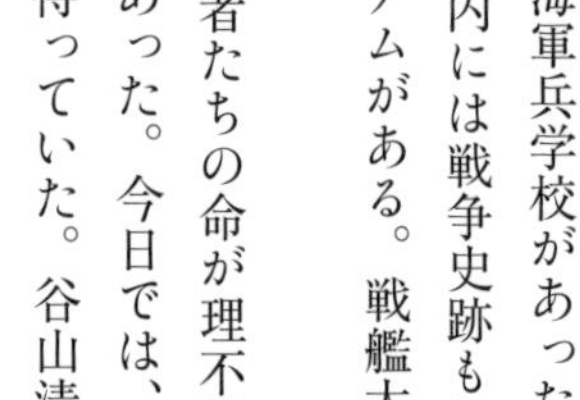

呉医療センター・中国がんセンター院長の谷山清己先生と（2月19日）

快晴のもと、防府《ほうふ》市の山口県立総合医療センターまで約十八キロを歩く。同行者は、リレーやまぐちの実行委員長の和崎美幸さん、副実行委員長の國光由美子さん、対がん協会山口県支部（公益財団法人山口県予防保健協会）のみなさんだ。和崎さんは、乳がんの患者会「あけぼの山口」代表でもある。穏やかな瀬戸内海を眺めながら進んだ。

病院では百人以上の方の歓迎を受けた。県健康福祉部の職員、リレーの郷州《ごうしゅう》葉子さんのご両親、奥野信良さん、喜美子さんの顔も見えた。私は数年前に信良さんががんになった際、山口県で暮らす信良さんに代わって郷州さんから、放射線か手術かという治療方針の相談を受けたことがある。今回、「直接お礼を言いたい」ということでいらしたという。帰り際にご寄付までいただいた。

交流会では、三十代ぐらいの女性のサバイバーの方がこう訴えた。

「治療が長くなるとお金がかかります。家族にも迷惑をかけられない。お金の切れ目が治療の切れ目になりかねません。何とかならないのでしょうか」

高額な医療費に対しては、国の「高額療養費制度」がある。自己負担の上限額を超えた額を払い戻す制度だ。上限額は所得や年齢によって違うほか、健康保険組合によっては独自に給付を上乗せしてくれる場合もある。

しかし、それで安心というわけではない。たとえば、医療費が、多くの人が該当する上限額約八万円をぎりぎり下回っていて、「高額療養費制度の対象にはならないた

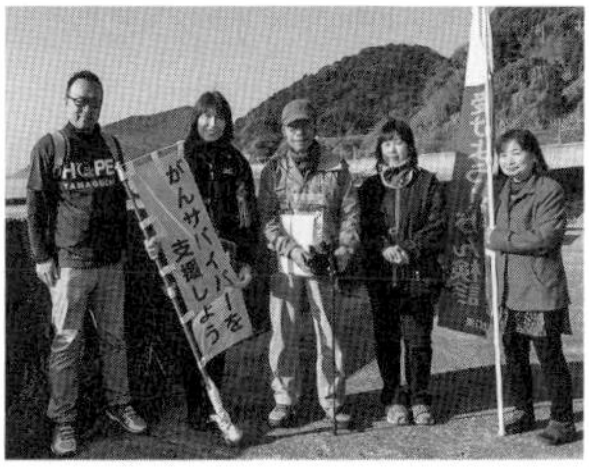

周南の海を背景に。リレーやまぐち、対がん協会山口県支部のみなさんと（2月20日）

め、家計への負担が重い」というケースは多い。あるいは、医療費を歴月で見るため、月をまたいで入院したりした場合、合計すれば上限額を超えていても、月単位で見ると下回ってしまう、という事例もある。

せっかくの制度も、すべての人をカバーできてはいない。網からこぼれてしまう人がいる。質問した女性の詳しい事情までは聞いていないが、不安はよくわかる。

対がん協会では、「がん相談ホットライン」という名称で、看護師や社会福祉士の資格を持つ相談員が、年末年始と祝日以外は毎日、予約なしの無料電話相談を受けている。ホットラインへの相談でも、高額療養費制度や医療費をめぐる悩みを打ち明ける人がいる。国には緻密な対応策が求められる。

男性のサバイバーからはこんな質問があった。

「検診や予防が大切とわかっているのに、行動につながりません。この現実にどう対応したらよいのでしょうか」

人々の心をどう動かせば検診の受診率を上げたり禁煙などがん予防を広げたりできるのか。私は三点を挙げた。

①人の行動変容を促す学問の現場での応用

②小学校からのがん教育

③サバイバーが体験を語ること

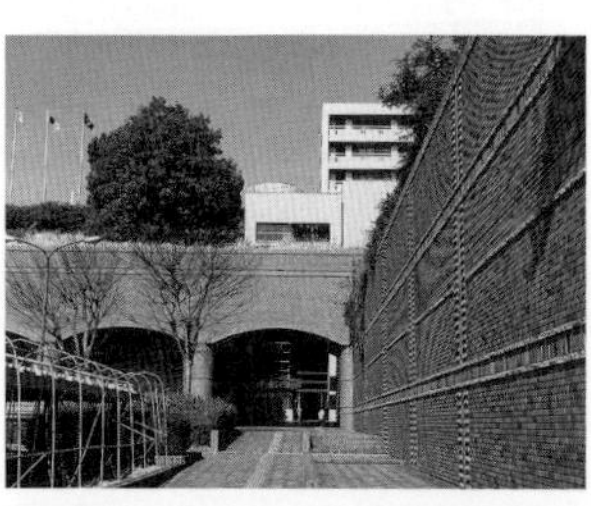

山口県立総合医療センター到着！　第一弾が終了（2月20日）

①については、最新の心理学や行動学などの研究成果をがん検診の現場にも活用してほしい、ということである。単に、「検診を受けましょう」と呼びかけるだけでは、人の心を揺さぶれない。

②については、頭の柔らかい小学生のときからがんのことを正しく教えれば、検診の受診率向上や喫煙率の低下に寄与する。がんという病気やサバイバーに対する偏見も持たなくなるだろう。特に、子どもから親への働きかけが有効である。

③については、戦争でも大災害でも、体験者の語りほど心に響くものはない。がんだって、同じである。人は誰かの物語を追体験することで、その体験をいわゆる自分事としてとらえることができるようになる。

第一弾はこれで終わった。訪問する先々で、出会った人や記者たちに聞かれた。

「何のために歩いているのですか？」

答えはウォークの中にある。

第二歩

黄色いTシャツにみんなの手を乗せて

2018年2月24日〜3月6日

中国〜近畿〜中部地方

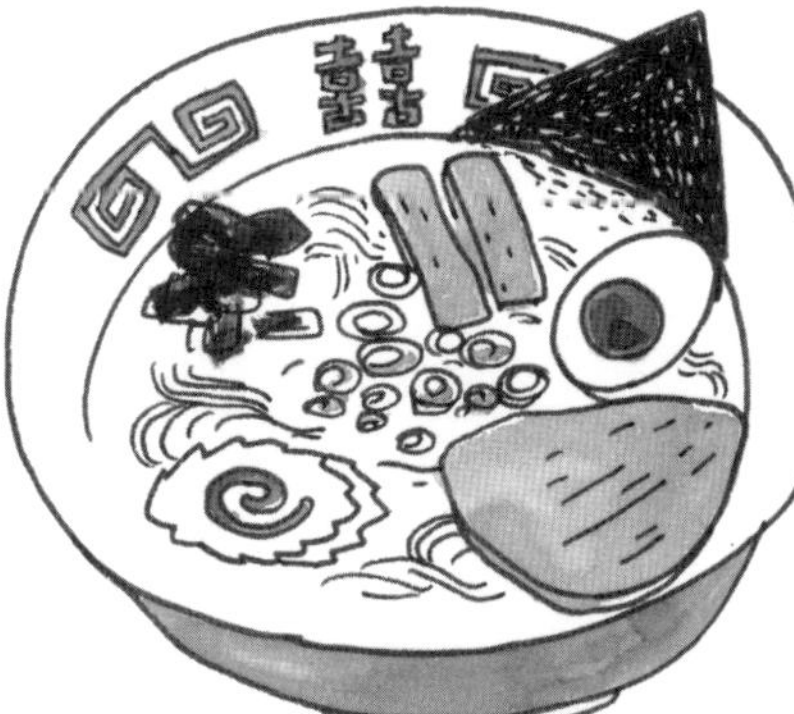

ラーメンは塩味派。

【第２弾のルート】中国〜近畿〜中部地方

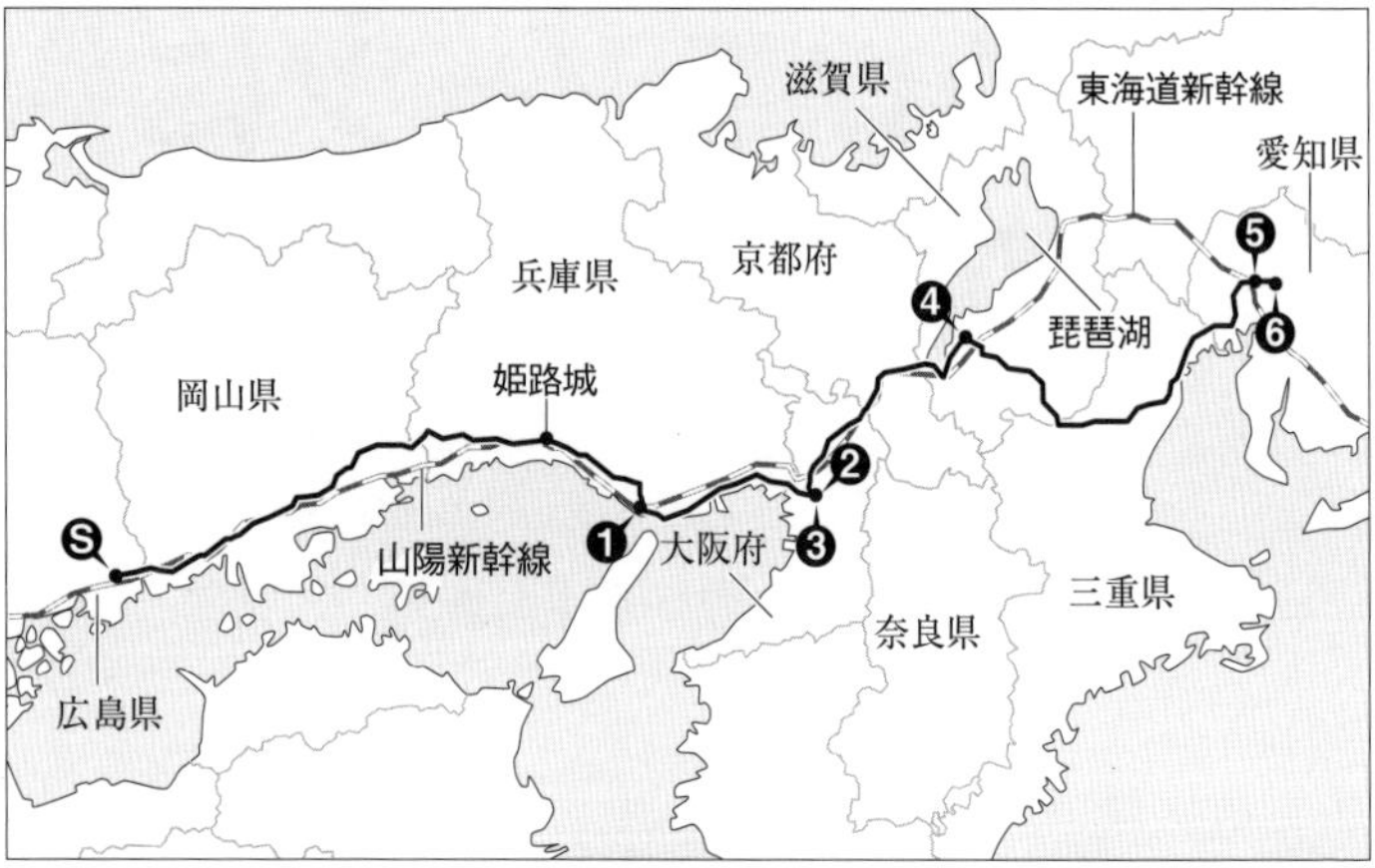

Ⓢ（スタート）JR 福山駅（広島県）　❶兵庫県立がんセンター（明石市）
❷大阪国際がんセンター（大阪市）　❸大阪医療センター（大阪市）
❹滋賀県立総合病院（守山市）　❺名古屋医療センター（名古屋市）
❻愛知県がんセンター（名古屋市）

2月24日〜27日

本気度を試される

さあ、やるぞ！

日頃から、私はそんなふうに力が入ることはない。第二弾が始まる二月二十四日もそうだった。午前四時に起きてトレーニングを終え、朝食を済ませ、七つ道具を持ち、地図もリュックサックに入れて出発した。そして、午前六時、新幹線のぞみの一番列車の客となった。朝の光をわずかに受けた富士山がきれいに光っていた。九時半前に広島県の福山駅で下車して東へ向かう。

訪れる病院は、はるか先の兵庫県明石市の兵庫県立がんセンターである。それまでは、一人気楽なウォークだ。だったら明石市から歩きはじめればいいようなものだが、ウォークは単に病院を訪問するだけではない。南から北へ、一筆書きのように回りたい。そこから見える日本の「現在」があるはずだ。

そこで、第一弾で最も東寄りだった尾道の少し手前、広島県福山市からスタートすることにしたのだ。

好天のもと、国道2号を東へ。歩道が整備されているので快調に歩けるが、沿道の

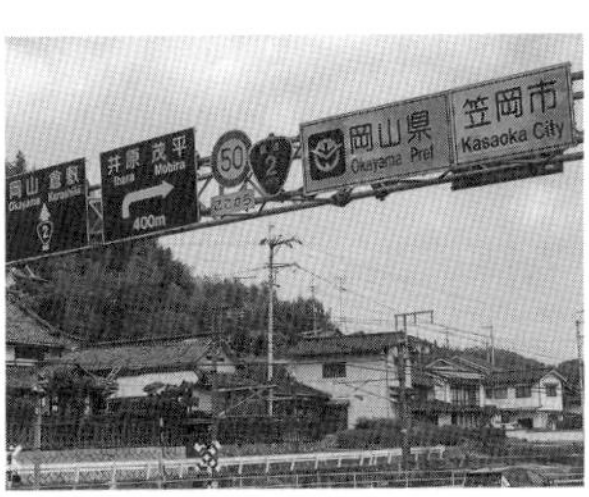

福山から歩いて岡山県に到達。お昼を食べるところがない（2月24日）

風景は味気ない。自動車販売店、修理工場、ニトリ、ユニクロ、パチンコ店……、老人ホーム、デイサービス、老健（介護老人保健施設）、セレモニーホールが目立つのは多死社会と超高齢社会を映してのことだろう。お昼を食べるところがなかなかない。

岡山県に入り、江戸時代末期に金光教《こんこうきょう》が生まれた浅口《あさくち》市金光町にある、やはり江戸末期に創業した老舗旅館に投宿した。歩行距離は三十三キロ。無難な初日となった。

二月二十五日は、宿から歩いて二、三分の山陽本線金光駅から電車に乗り、岡山で乗り換えて津山線で次の法界院《ほうかいいん》駅で降りた。旭川の景色が目に優しい。県道沿いの喫茶店で一休みしてコーヒーを飲んでいたら、疲れているように見えたのか、お店の人がタクシーを呼んでくれた。

年配の運転手さんは、前立腺がんのサバイバーだった。岡山大学病院で手術し、五年間ホルモン療法を受けて快復したという。

宿泊は、和気町の和気鵜飼谷《わけうがいだに》温泉。和気町は、奈良末期から平安初期の貴族で、僧の道鏡が皇位に就くのを阻止した和気清麻呂《わけのきよまろ》の生誕地である。

二月二十六日。朝、宿の近くで、黄色の蠟梅《ろうばい》がきれいに咲いていた。

国道2号を東へ。早めにお昼のラーメンを食べながら、「なぜ店によってこんなに味が違うのか」などと考えたり、遺跡の発掘調査風景を眺めて人間の営みに思いを巡

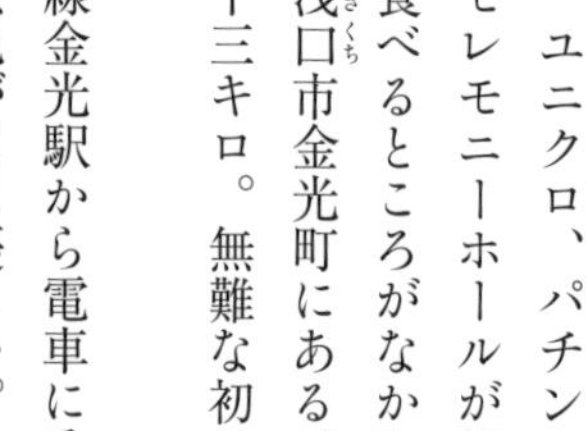

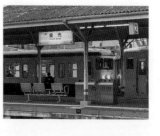

交通事情や天候、体調の都合で電車のお世話になることも（2月25日）

らせたりしながら、午後四時には相生《あいおい》駅前のビジネスホテルに入った。

兵庫県に入り、トラックの数が増えてくる。ところどころ歩道がなく、怖い。まなじりを決して歩く。トラックの運転手さんが大きくよけてくれると、思わず、『勝った！』という気持ちになった。勝ち負けで表現するのもウォークの趣旨にそぐわないが、何があっても前へ進もうとする意志の試金石とでもいうのだろうか、「ｔｅｓｔ　ｏｆ　ｗｉｌｌ」、まさに私の本気度を試されている気がするのである。


二月二十七日は、ホテルを午前八時前に出て、山陽本線で相生から二駅、網干《あぼし》まで乗った。駅前で、六人の男女が待っていた。対がん協会兵庫県支部（公益財団法人兵庫県健康財団）のみなさんだ。うち一人は、マラソンランナーだという。

彼らと一緒に高砂《たかさご》市を目指す。今回に限らないが、支部の人たちと歩くと、たいてい、車等で伴走してくれる人がいてリュックサックを運んでくれる。これが助かる。

お昼前に姫路城（白鷺城）に着いた。姫路市保健所や兵庫県支部の方々が集まり、男女十数人で記念写真を撮った。姫路城は春になると、桜に彩られる。城は戦闘のための仕掛けを備えているのに、かくも優美だ。日本刀や甲冑も同様に、人を殺傷するものなのに美しい。日本人のそこに感服する。

同時に、瀬戸内しまなみ海道で抱いたのと同じ感想が込み上げてきた。近代化以前

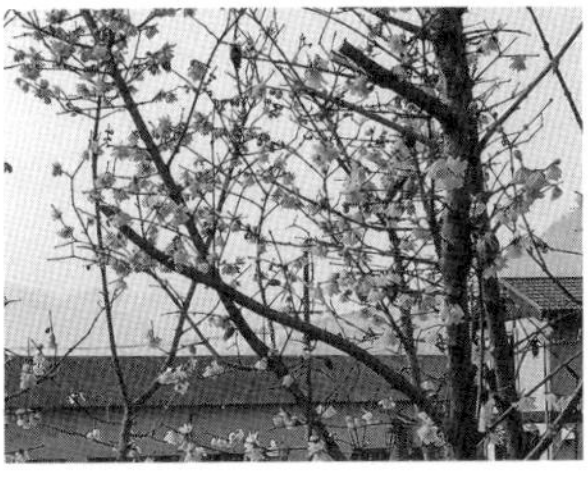

道中で見かけた蠟梅（2月26日）

から日本人は、城という機能的で美しく堅牢な建築物を造ってきた。どんな城を造るかをイメージし造り上げてゆく構想力や技術力を備えているのである。それなのに、ことがんに関しては、二十一世紀になっても、「がん＝死」という思い込みなどから、ときにがんサバイバーを孤立させたり差別したりしてしまう……。

歩きながら、兵庫県支部の職員と、検診の未来について話した。

ほとんどの対がん協会の支部は、がん検診を実施する検診機関である。全国の支部が保有している、バスのように大きな検診車は、胃がん用が主流で、乳がんや肺がんも含めて一千台を超える。

今、その検診が曲がり角を迎えつつある。厚生労働省が二〇一六年に行ったがん検診の指針改訂で、たとえば胃がんの検診は、それまでの毎年一回から二年に一回に間隔が延びた。対象年齢も四十歳以上から五十歳以上に上がった。さらに、エックス線（レントゲン）による検査だけでなく、内視鏡（胃カメラ）による検査が加わった。今の胃がん検診車は内視鏡には転用できない。

それ以前に、胃がんの主な原因となるピロリ菌に感染している人が減り、感染していても薬で除去する人が増えてきた。かつては、がんと言えば胃がんだったが、昨今は胃がんそのものが減ってきているのだ。

それ自体はいい傾向であるが、胃がん検診が不要になったわけではない。二〇一六

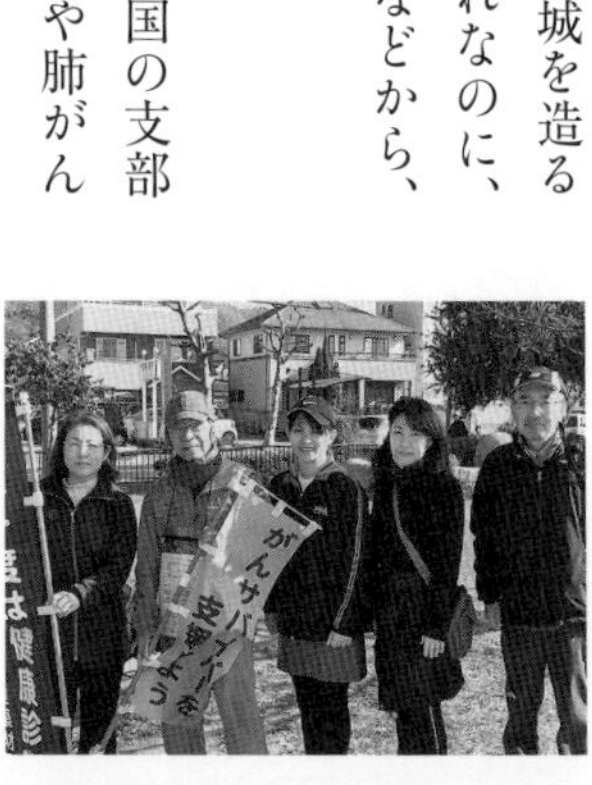

姫路方面に向かってひたすら歩く。対がん協会兵庫県支部のみなさんと（2月27日）

年も、年間約四万五千人が胃がんで亡くなった（国立がん研究センターの統計）。ところが、そもそもがん検診を受けている人が対象層の四割程度しかいないのだ。しかも、リピーターが多い。つまり、胃がん検診の頻度が半分に減る分、検診に無関心な人を呼び込んでいくことが求められる。むろん、胃がんだけではない。乳がん、肺がんなどほかのがん検診の受診者も増やさなければならない。

支部の検診は精度が高い。精度が高い検診の受診者増加は、がんの早期発見により国民の命を救う、という観点からも重要である。職員が提案した。

「プライバシーに十分配慮しながら、マイナンバーを生かして、ワクチン接種歴や検診歴などの健康情報を、生涯にわたって集約・管理できるようになればいいですね」

名案である。この提案が実現すれば、検診の未受診もチェックできる。

2月28日（その1）
オプジーボが効いた！

第二弾のウォークで最初の病院訪問は、兵庫県明石市の兵庫県立がんセンターだ。

朝八時二十分、一緒に歩く人たちが、私が泊まったホテルの前に集まった。刈がん協会兵庫県支部の方たち、リレー神戸の実行委員の春名伸泰さんら十人はいるだろう

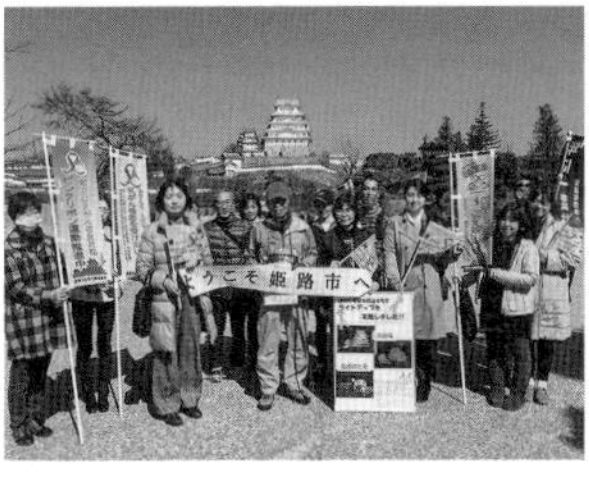

美しい姫路城をバックに、一大記念撮影（2月27日）

か。西田道弘先生の姿もある。八十三歳。兵庫県支部で保健検診センターの顧問を務める医師だ。

午後一時半、イオン明石ショッピングセンターに着いた。そこで合流した七十代男性のTさんは、肺がんのうち、非小細胞肺がんという種類のがんのサバイバーである。六十歳までたばこを二箱から三箱吸っていたという。見つかったときはすでに進行していて、手術ではなく抗がん剤治療に入った。

最初に投与されたのは「シスプラチン」だった。日本では一九八三年に承認されたプラチナ製剤で、多くのがんに使われている。点滴で体内に入れる。ただ、副作用がいろいろあり、吐き気や脱毛、倦怠感などのほか、末梢神経が痺《しび》れたり、腎臓にダメージを与えたりする。

やがてシスプラチンが効かなくなり、別の抗がん剤治療も効果は続かず、シスプラチンの後遺症と思われる手足の痺れだけが残った。そして受けたのが、免疫チェックポイント阻害薬「オプジーボ（一般名ニボルマブ）」による治療である。

オプジーボは、二〇一八年のノーベル医学生理学賞を受賞した本庶佑《ほんじょたすく》・京都大学特別教授の研究をもとに日本の製薬メーカーが開発した薬だ。二〇一四年に皮膚がんの治療薬として承認され、翌年には非小細胞肺がんにも使えるようになった。

がん細胞には、人間の免疫機能にブレーキをかけ、排除されないようにするものが

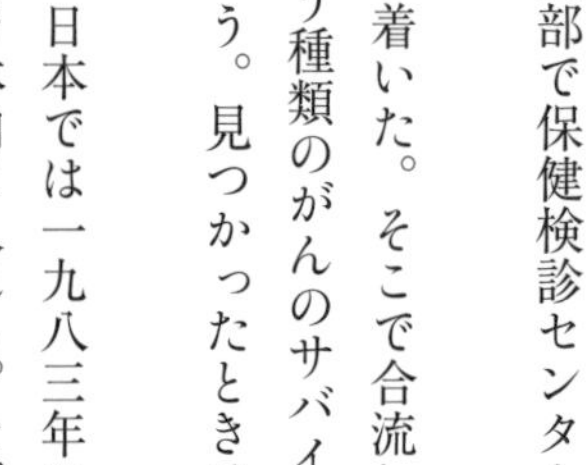

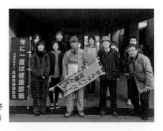

今日は総勢10名のみなさんとウォーク（2月28日）

ある。オプジーボなどの免疫チェックポイント阻害剤は、がん細胞が免疫にブレーキをかける場所(免疫チェックポイント)で、ブレーキをかけることを阻害する。オプジーボが効く人は二割から三割というが、従来の抗がん剤と違い、ずっと効き続けている人もいるようだ。そこが、注目される一因でもある。

ただ、薬価が非常に高い。当初は百ミリグラムあたり約七十三万円で、一年間投与したら約三千五百万円だった。それが二〇一七年二月に半額の百ミリグラムあたり約三十六万円になった(その後も、二〇一八年四月に同二十八万円、十一月に同十七万円に下がった)。日本では高額療養費制度があるとはいえ、当事者にとっても国にとっても、薬価は安いに越したことはない。

がん治療は、手術、放射線、化学療法(抗がん剤)が三つの柱と言われてきた。そこに、第四の柱として免疫療法が加わったと言えるだろう。

一方で、効果が怪しい自由診療の民間免疫療法が今も横行している。保険適用の診療とは非なるものだが、一般の人には見わけがつきにくい。注意が必要だ。効果が証明されているものは保険適用になっている、と考えていただきたい。

Tさんも、オプジーボが効いているようだ。肺がんのせいか定かでないが、ときおり咳はするものの、しっかりした足取りで、速足の私に遜色ないスピードで歩く。

「おかげさまで、転移はありません。薬の値段が下がることはありがたいですね。た

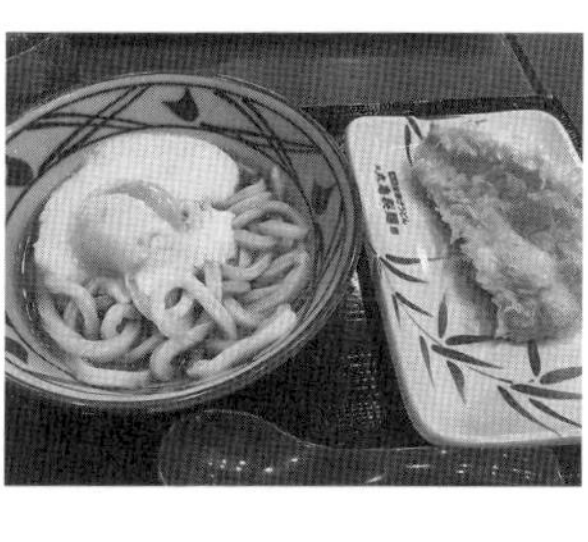

初めての丸亀製麺。写真はとろ玉うどん。キスの天ぷらをトッピング(2月28日)

だ、オプジーボをいつまで続けるのか、やめどきが難しいです」

と語った。その通りである。投与をやめても効いている人がいる。薬なしで生活できれば、副作用もなくなり、ＱＯＬ（生活の質）は上がるし、経済的にも助かる。とはいえ、やめたら効かなくなるかもしれない……。従来の抗がん剤は効いている間にやめることはない。免疫チェックポイント阻害薬ゆえの悩みであろう。

Ｔさんと一緒に歩くこと約四キロ。兵庫県立がんセンターが見えてきた。

2月28日（その2）キュアもケアも

玄関で約五十人の方が待っていた。がん患者グループ「ゆずりは明石」のみなさんが掲げている白地の幕には、「今を輝いて」「生きているだけで丸もうけ！」「リラックス リラックス」「みんなちがってみんないい（金子みすゞ）」などのメッセージが、ゆずりは、ひまわり、バラ、あじさい、チューリップなどの絵の間に書かれている。

不在の吉村雅裕院長に代わって対応してくださった富永正寛副院長は、消化器外科が専門だが、診療支援担当の副院長でもある。交流会でこう語った。

「建物は築三十四年と古いですが、医療の質はほかに引けを取らないと自負しています。ただ、垣添先生もお感じになっていると思いますが、就労支援も含めた患者さんの治療中や治療後のサポート、患者さんの家族のサポートは、治療面に比べると、ちょっと置き去りになっていたかもしれません。そういうこともあって、がん相談支援センターを開設してサポートに力を入れようとしています」

がん相談支援センターでは、がんと向き合いながらその人らしい生活を送れるように、就労、外見ケア、家族の悩みなどの相談を受けている。先輩患者の体験談を聞くと参考になるので、少しずつサバイバーの力を借りることも進めているという。

厚生労働省が二〇一五年に出した「保健医療2035提言書」(二〇三五年の保健医療のビジョン)に、「cure(キュア=治療)中心からcare(ケア)中心へ」という言葉がある。治すことだけでなく、生活の質を保ち、精神的・社会的な面からも健康を保つことを目指す、という意味だ。

日本癌学会、日本癌治療学会、日本臨床腫瘍学会の三つの大きな学会でも、近年は、患者を含めたシンポジウムやワークショップが開かれている。患者の視点を取り入れるためだ。五年生存率が六割を超えて、「キュア」から「ケア」へ、いや、「キュアもケアも」という時代を迎えつつある。それを定着させるには、患者の声を聴きながら、医療体制や政策まで変えていくことが求められる。

リレー神戸の前実行委員長で、「ひょうごがん患者連絡会」の事務局長も務める武

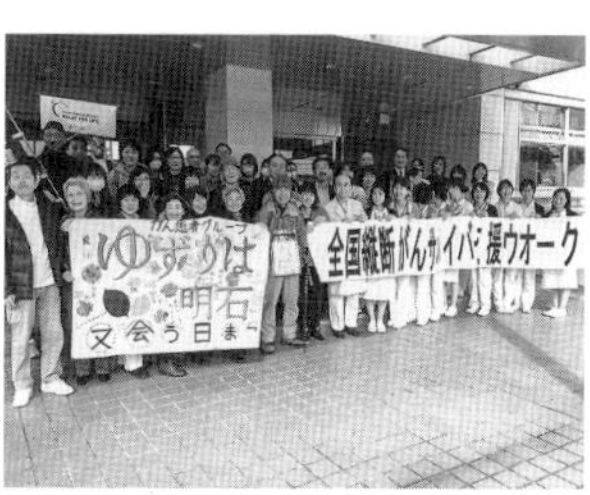

兵庫県立がんセンターに
到着(2月28日)

内務さんは、十四年になる前立腺がんのサバイバーだ。兵庫県にがん対策推進条例がないことに疑問を呈した。ほとんどの県にあり、近畿地方でないのは兵庫だけだ。

「健康づくり推進条例があるからいい、という話もあるが、健康推進条例には『がん』という言葉は二回しか出てきません。何年も前から我々はお願いしているが、前向きに考えていただけないか。それが熱い希望です」

会場には兵庫県の職員もいた。武内さんらの思いが通じたのか、二〇一八年の年末、県が条例化を目指すと神戸新聞が報じた。

須藤保研究部長が、がんゲノム医療の光と影について語った。

「ゲノム医療の準備を進めていますが、必ずしも夢のものだけではないんです。恩恵から外れる方もいますし、検査で知りたくない遺伝情報もわかってしまいます。がんのさまざまな課題をはらんだ側面も含めて、情報発信していきたいと思います」

二〇〇一年、ヒトゲノムの配列解析には三千億円を要した。現在はわずか五万円。遺伝子解析技術の進歩は、遺伝子診断を実際の診療の場に持ち込んだ。いわゆるゲノム医療、プレシジョン医療(個別化医療)の到来である。従来、がんは臓器別に分類されてきたが、今後は遺伝子変異による分類も導入されてくるであろう。

二〇一八年六月には、国立がん研究センターに「がんゲノム情報管理センター」が誕生した。全国のゲノム検査のデータを管理して、研究や治療に生かす役割を担う。

進行した肺がんなどで顕著だが、特効薬が見つかれば長生きできるようになってきた。

だが、すべてがバラ色ではない。現状では、たとえ遺伝子変異が見つかっても、対応する薬にたどり着ける患者さんは一割程度にとどまる。薬があっても保険適用外ということもある。しかも、検査には数十万円かかる。二〇一九年度以降は保険適用になりそうだが、当初は対象者が限定される可能性もある。

思いがけない結果がわかることもある。たとえば「乳がんの遺伝子検査で、遺伝性の卵巣がんの遺伝子を持っていることが判明する」といったケースである。

印象に残るのは、米国の女優、アンジェリーナ・ジョリーさんが、乳房を予防的に手術したことである。遺伝性だから、検査を受けた本人だけでなく、家族も発症リスクを抱えていることになる。極端な話、赤ちゃんのときに将来の発症リスクがわかってしまう。生きていくうえで常に不安がつきまとうかもしれない。あるいは、保険の加入などで不利になるかもしれない。

医療機関から本人へ、遺伝性の疾患を持っていることを伝えるかどうか。伝えるならどのように？　これは医療にとどまらず、生命倫理上の非常に大きな問題である。検査前に本人の意向を聞いて、だんだん告げる方向になるとは思うが、社会の側が成熟してこなければ、知りたくないという人もいるだろう。では、親から子へはどうなのか。さらに複雑で、何が正解とも言えないテーマである。

がんは医療問題にとどまらず、経済問題でもあり、社会問題でもある。私はいつもそうアピールしているが、遺伝性疾患をめぐる話も、そのことを示唆している。

3月1日

総長とサバイバーたちで、府内六十五病院を訪問

夜来からの激しい風雨にも気づかず、ぐっすりと眠った。マッサージが効いたのかもしれないが、疲れもたまっているのだろう。

午前六時に目覚めたときには、空は晴れ始めていた。宿泊した神戸・ハーバーランドのホテルのロビーに降りると、対がん協会兵庫県支部の理事長、リレー芦屋の城村勉さんらが来ていた。城村さんは、愛称クマさん。豪快な白いあごひげを生やしていて、名刺にも「城村〝ＫＵＭＡ〟勉」と入れている。

まずは阪神電車の特急で芦屋まで。駅を降りると、私が以前、社外取締役を務めたこともあるテルモの神戸支店、芦屋市役所、リレー大阪あさひ、のみなさんが見えている。リレー芦屋の明路英雄さんもいた。全部で十人ぐらいか。

明路さんは、子どものころから愛称ジメ。私より二歳上だ。がんと五十年近く付き合っている。

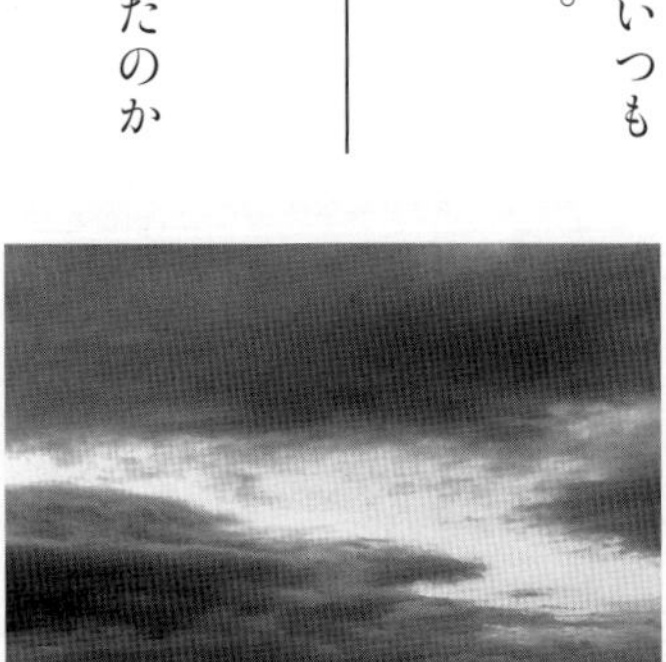

今日は曇。神戸の＃イマソラ（3月1日）

「首切り二回、切腹五回」

と冗談めかして言う。最初は三十二歳で甲状腺がん。その後、五十二歳で肝臓がん、五十六歳で頸部リンパ腺がん、五十八歳で肝臓がんと腸閉塞、六十三歳で肝臓がん、七十五歳で肝臓がん。このうち甲状腺がんと頸部リンパ腺がんで首を、それ以外で開腹手術をしている。

「がんの経験はつらかったが、人生をリセットする機会になりました。健康や命、家族、友人、周囲の人たちの大切さに気づくことができて、リレーにも出会えました。いろんな人の話を聞いて、いろんな人を見送って。みんな頑張ってるな、と」

この日のウォークは二十五キロぐらいに上るが、ジメさんは自信満々である。というのも、毎日、スポーツクラブでエアロビクスで汗を流し、マシンで筋肉を鍛えているのだ。何より、肝臓がんになって以来二十八年間、一滴も酒を飲んでいない。私には気の遠くなる話だ。

「先生、俺のほうが二歳先輩やで。がんの期間なら、先生よりはるかに長いで」

こうして、個性豊かな面々と、大阪国際がんセンターへ向けて歩き出した。先陣を切るのは、ジメさんと私の後期高齢者二人。ジメさんがうれしいことを言う。

「先生が歩いていただいたことで、がん患者さんの訴えが届いてありがたいです。僕らがなんぼ頑張っても、先生のネームバリューにはかなわんですから」

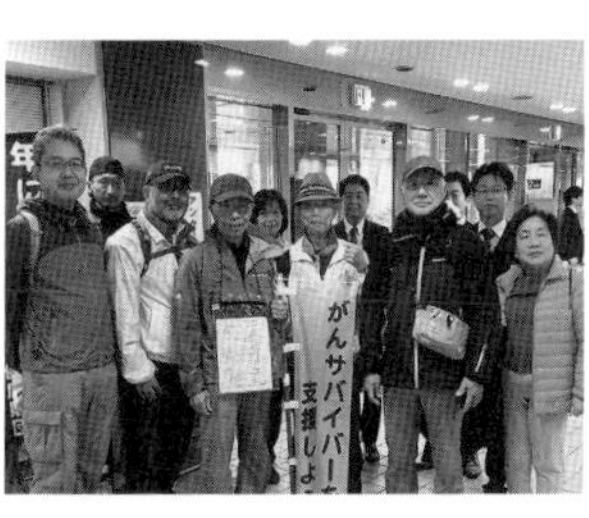

阪神電車の芦屋駅に集合。
ここから大阪まで歩く
(3月1日)

トイレの確保が肝腎なので、コンビニが確実にある国道2号沿いを進む。一時間歩いて十分のトイレ休憩と水分補給。そんなリズムで進んだ。ジメさんとの息はぴったりで、雑談も弾む。どちらからともなく言い合った。

「お互いこうして歩けることはありがたいですな」

関西の川べりは、松の木が並んでいるところに情趣があるなあ。武庫《むこ》川を渡りながら、そんなことを思った。春を予感させる陽光が降り注いでいる。尼崎の焼き鳥屋でお昼を食べて、やがて神崎《かんざき》川を越えると、大阪府である。しかし、「ああ、大阪だなあ」と実感するのは、その先の淀川に来てからだ。摩天楼がグッと近づいてきて、橋の上から思わず写真を撮った。私のその姿を同行者がすかさず写真に撮る。

大阪の街に入ってきた。「大阪まで１３６㎞」という標識を見ていたころを思い出すと、感慨が湧いてくる。朝日放送の前で、リレーわかやまの土橋武彦さんも合流した。希少がんのＧＩＳＴ（ジスト＝消化管間質腫瘍）のサバイバーで、患者会の活動もしている。

大阪国際がんセンターは、大阪城の隣にデンと構えている。

交流会が始まった。大阪には、がん患者団体がより一層の結束を目指して結成された連合体として「大阪がん患者団体協議会」がある。そこに属している乳がん患者会「ＣＯＣＯＲＯ」「がん患者サポートの会『ぎんなん』」「Ｔｅａｍ　Ｓａｒｃｏｍａ大阪

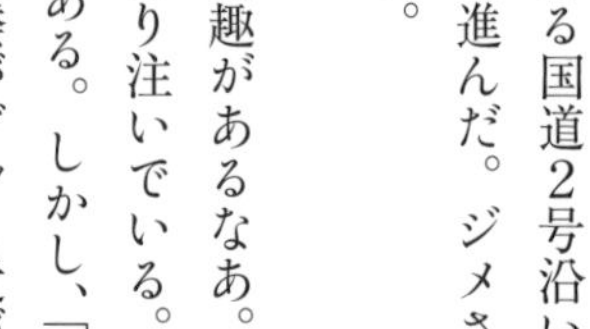

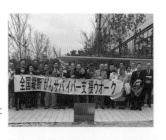

大阪国際がんセンターに到着（3月1日）

肉腫会」の代表の方がそろっている。患者支援団体・NPO法人「つながりひろば」の代表者も見えていた。

ここでも治療費の悩みを聞いた。

「がんと就労の問題は、治療費の問題に直結します」

切実な問いかけである。がんになる人の三分の一が就労世代で、そのうち三人に一人が職を離れている。私は折に触れて、あせって離職しないようにと訴えている。同時に、がんサバイバーが自らの体験を語ることが広がってほしいと思う。がんになっても元気に復職している、日常生活を楽しんでいる。そんな人が大勢いることがわかれば、社会のがんサバイバーに対する認識も変わる。

「患者会やカフェを院内で自由に開けるようにしてほしい」

そんな要望も出た。病院側も理解しているようで、実現しそうだ。ここのコンセプトは、「患者さまのニーズを的確にとらえ、患者さまの声に耳を傾ける病院」なのだ。

松浦成昭総長は二〇一四年四月に総長に就任した。小柄で明るく、行動力に富む。「大阪府がん診療連携協議会」の会長、対がん協会大阪府支部(公益財団法人大阪対がん協会)の会長なども務めている。

同協議会では、松浦総長の発案で、松浦総長、協議会の部会長(大阪国際がんセンターの幹部が兼務)、大阪がん患者団体協議会の中心メンバー、大阪府の担当者の合計六人から八人ほどで、大阪府内の国と府が指定したがん診療の拠点病院を訪問している。六十五カ所に上るが、約二年かけてすべて回ったという。二〇一九年からは第二回目の訪問や、拠点病院以外の医療機関の訪問も構想している。

狙いは、患者の視点で病院を見直し、府内のどこの病院でも同じ治療を受けられるよう、均てん化（地域格差の解消）につなげることだ。

各病院では、二時間から三時間かけて、医療内容、相談支援、緩和ケア、地域連携、情報提供などの現状を報告してもらい、実地調査、質疑応答、意見交換をする。不十分な点があれば、改善を求めるし、よい試みだと思えば他の病院に紹介する。

松浦総長は必ず出向く。そこが重要で、総長が来るからには先方も病院長が対応するので、トップに直接伝えられる。現場スタッフからは喜ばれているという。

患者の視点には、松浦総長ですら、ハッと気づかされることが多い。現場に行くからこそ、見える事柄がある。たとえば、トイレットペーパーの状態。抗がん剤の点滴中にトイレに行った場合、片手しか使えない。片手で切りやすいかどうかが重要になる。また、トイレが点滴を受ける部屋から遠いと、患者は苦労する。あるいは、がん相談支援センターの表示。文字は大きいか、誰でも目に付く場所に案内が出ているか。こうした一つ一つのことをチェックし、必要に応じて、改めるよう依頼している。

病院訪問前には、ホームページを二、三時間かけて入念に読む。そこから見えてき

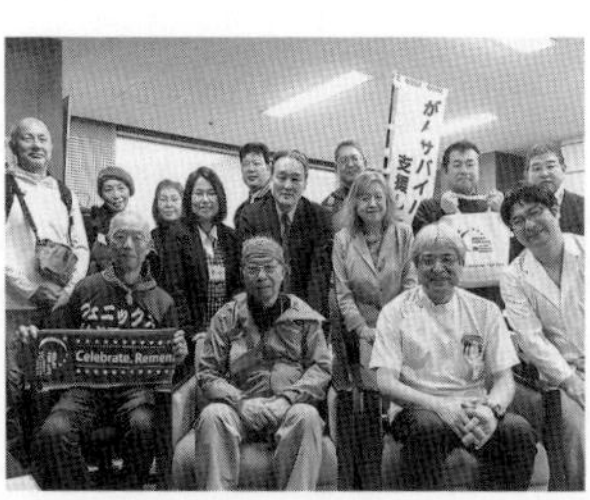

大阪医療センターで患者支援について思いを共有（3月1日）

たのは、医療従事者にとって使いやすい構成になっているということだ。患者の立場で探すと、なかなか欲しい情報にたどり着けない。この点も改善ポイントで、各病院に伝えている。松浦総長は訪問先の院長らをこんなふうに説得するという。

「相談支援はすぐにはお金にならないかもしれないけれど、『あの病院は親切だ』『よく相談に乗ってくれる』といった評判が立てば、最終的には患者が増えます。病院は総合力なんです」

大阪国際がんセンターを辞して、大阪市中央区の大阪医療センターへ。がんだけでなく、脳卒中や心臓病なども幅広く診ている。是恒之宏《これつね》院長は循環器の専門医だ。

患者会、リレーのメンバーらと一緒に院長室で対話をした。同行したメンバーと是恒院長を囲んで記念撮影をした。

3月2日 黄色いTシャツに十三人の手を乗せて

左の足首が少し腫《は》れている。

ホテルから大阪駅まで約四キロを歩き、東海道本線で東へ向かった。京都で降りる予定を変更し、大事をとって大津まで乗る。滋賀県守山市の滋賀県立総合病院を目指

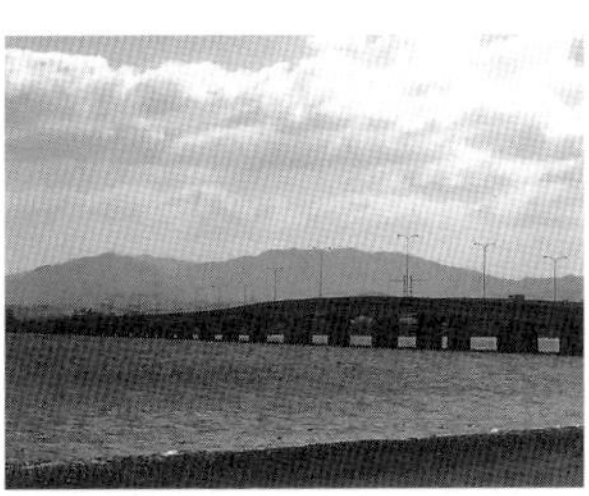
今日はとにかく寒い！
琵琶湖にて（3月2日）

して歩きはじめた。すぐに琵琶湖の湖畔に出て、湖水を左に眺めながら行く。びわ湖毎日マラソンが開かれるところだけあり、歩道はしっかりしている。

大阪のホテルから同行者がいる。テルモの末永義久・京都支店長である。五十五歳。フルマラソンを何度も走っている心強い伴走者だ。琵琶湖を左に、その向こうに、雪をかぶった比叡山を望みながら進む。近江大橋を渡り、琵琶湖から少し離れた。

ランチは、ボリュームたっぷりのかつ丼定食。午後、だんだん晴れてきたが、冷たい風も出てきた。とにかく寒い。ネックウォーマーを着けるなどして防御した。

二〇一六年秋に新病棟が完成した滋賀県立総合病院で、対がん協会滋賀県支部（公益財団法人滋賀県健康づくり財団）の那須安穂理事長らと合流した。実は那須さんは、京都と滋賀の府県境付近で私を待ってくださっていた。予定変更をお知らせするのを失念して、すっぽかしてしまったのだ。丁重にお詫びした。

交流会では、「滋賀県がん患者団体連絡協議会」会長の菊井津多子さんが、

「がん患者が、『自分はがん患者である』と言えるといいですね」

と話した。菊井さんは六十二歳。三十七歳で乳がんになった。夫の会社で経理の仕事をしていたが、社外にはがんのことを言わなかった。四年後に再発したときに、二人の子どもにがんと向き合う母の姿を残したいと考えて、子どもに断ったうえでオープンにし、乳がんの患者会「あけぼの会滋賀県支部（現・あけぼの滋賀）」に入った。が

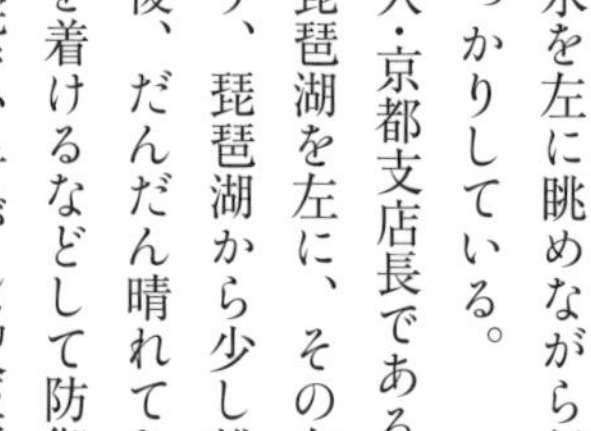

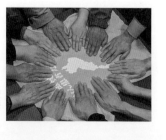

みんなで琵琶湖を囲んで手を差し出し、連携を誓う！（3月2日）

んを隠すという努力が不要になり、気分が楽になって、さまざまな活動ができたという。「心が自由になりました。がんと言える社会になれば、偏見もなくなるでしょう」と振り返る。

協議会では、県内のがん診療連携拠点病院などで、サバイバーの状況に対応した十二のサロンを開いている。会のTシャツは、琵琶湖の形を白抜きにしたものだ。「互いにつながる安心感、医療とつながる安心感。その中で、がん患者や家族は希望と勇気を持って生きられる。垣添先生のウォークも、全国のがん患者と医療者、社会をつなげてくれています」

菊井さんの思いは、その場にいた全員の思いでもある。Tシャツの琵琶湖を囲むように、十三人で手を乗せた。人々の連携、サバイバー支援、医療の向上を誓って。

3月3日、4日
忍者にもサバイバー支援を呼びかけよう！

テルモ京都支店長の末永さんがずっと同行してくれている。三月三日から、同社で滋賀県を担当している若手の男性社員、川村拓也さんも合流した。三人で、のんびりと甲賀《こうか》方面へ向かった。冬枯れの田んぼや畑の向こうに、標高は四百三十二メートル

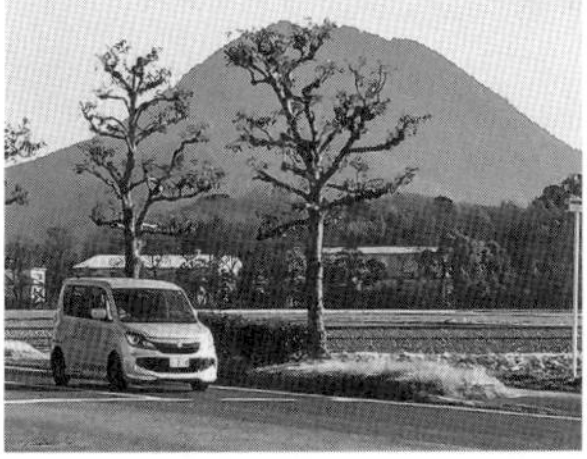

快晴。目の前に近江富士。日本の田舎らしい風景（3月3日）

と低いが、優美な山容をした近江富士（三上山）が見える。空が高い。

川村さんが「がんサバイバーを支援しよう」の幟をよく見えるように持ってくれたので、何度も声をかけられた。温泉の送迎バスから高齢の男女二十人ぐらいが一斉に手を振る。自転車のおじさんも「がんばって」と言う。乗用車の男性は窓を開けて「テレビで見ました。がんばってください」と声を張り上げた。対向車の運転席や助手席からも幟を見て指をさしている。

忍者の里・甲賀市では、子どもの飛び出し注意の看板も、忍者の絵だった。「この先忍者がとびだす要注意」の看板も。よし、忍者にもサバイバー支援を呼びかけよう！そんないたずらごころが湧いた。

歩く際のバランスもあるのだろう。左足の足首の腫れが引かない。痛みもある。途中で買った鎮痛薬を塗ったが、あまり効果はない。宿の温泉にゆっくり浸かった。

四日は大事を取って、電車に長く乗ることにした。草津線の甲賀駅から乗り、四日市の先の富田《とみだ》駅まで。鈴鹿山脈も列車で越えた。

快晴のもと、歩くのは九キロに絞った。国道1号を東へ進み、お昼は三人で国道沿いのうなぎ屋さんに入る。地元の名店らしく、にぎわっている。家族連れの姿も目立ち、古き良き日本の姿を見た気がした。

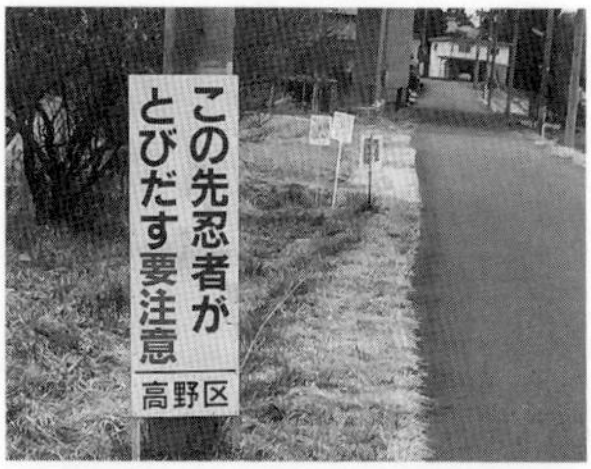

忍者にもがんサバイバー支援を呼びかけるでござる（3月3日）

宿泊は、東海道五十三次の一つで、水郷のまち、三重県の桑名市。歩行者と白転車の道がしっかりと分けてあって歩きやすい。名物のハマグリをあしらったマンホールを見かけた。本当にお世話になったテルモの二人とはここでお別れだ。

夜、ホテル近くの居酒屋に行くと、ごく普通の女性が一人で酒を飲んでいた。私の若いころには考えられなかった。世の中は確実に変わりつつある。

3月5日、6日
ウォークで芽生えるサバイバーの輪

名古屋駅まで電車の力を借りて、名古屋城のすぐそばにある名古屋医療センターまで歩いた。同行したのは、リレーの大菅《おおすが》善章さんたち、東京から来た対がん協会の事務局長。雨の中で足が痛くても、仲間と歩くと笑顔になれる。

午後三時に到着した。堀田知光名誉院長(元国立がん研究センター理事長)をはじめとした病院の方々、患者会のみなさんと話し合う時間を持った。対がん協会愛知県支部(公益財団法人愛知県健康づくり振興事業団総合健診センター)の幹部とも会った。

肺がんのサバイバーの方が、

「医師の過重労働を考えると、患者側も、もう少し協力できることがあるのでは」

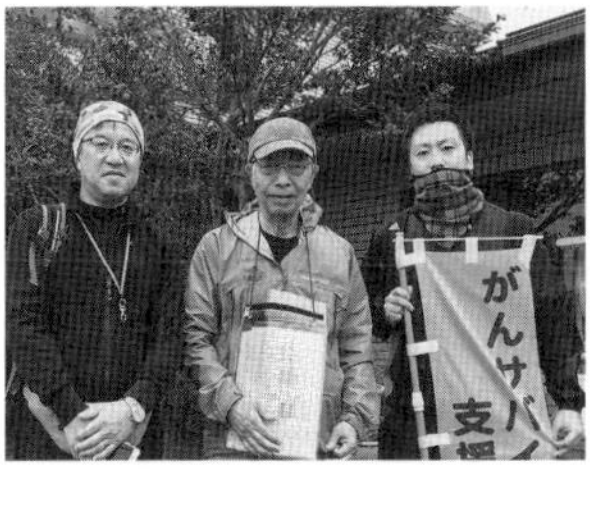

テルモの2人が数日間、私のウォークに同行してくれた(3月3日)

と気遣っていた。一口に協力と言っても具体的な内容はさまざまだが、自身が大変なのにそんな配慮をしてくださることに感服した。こうした話が出てくる背景として、「一人の患者にさまざまな専門家が携わるチーム医療が主流となってきても、患者はどうしても主治医頼みになる」という現状を指摘する医師もいる。交流会は、三十人ほどの小ぢんまりした集まりだったこともあってか、ほぼ全員が発言して、活発な意見が飛び交った。

「主治医が変わると困る」

「数年間に主治医が数人変わったけれど、大丈夫だった」

「主治医制に問題があるのではないか。医師の応援義務はどうなっているのか」

「相談支援センターには医師に会う前のリハーサルを行うような部分もある」

集まった人同士の出会いもあった。腎臓がんの女性が、

「特に女性の腎臓がんの患者会がなくて……」

と悩みを打ち明けると、別の女性が、

「私も腎臓がんです」

と名乗り出たのだ。さらに愛知大学地域政策学部の西村正広教授が、

「私も腎臓がんです。四月にメキシコで開かれる国際的な腎臓がんの患者会議に参加します」

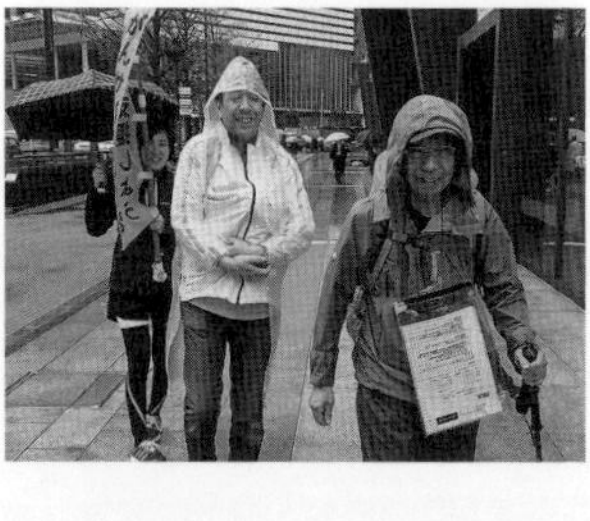

雨でも、足が痛くても、仲間がいると自然と笑顔になる（3月5日）

と続いた。西村教授は、硬式野球部の部長でもある。私がウォークを始める直前の二月一日、東京の対がん協会で開かれた「がんサバイバーカフェ」に愛知県から参加して、話を聞いてくれていた。二〇一六年三月、五十四歳のときに、突然の血尿から腎臓がんが発覚。肺へ転移しており、ステージ4と診断された。ブログ「一日一日、ゆっくりと」で治療や日常のこと、折々の思いを丁寧に綴っている。私のことは「パワーのカタマリのようなジジイ(笑)」「目ヂカラが強くてカッコイイ」とユーモラスに表現している。少しでもパワーを得てくれたならうれしい。

私のささやかな訪問がきっかけになって、サバイバー同士の輪が芽生えていく。ウォークには、そんな波及効果もあることがわかった。感慨深いシーンであった。

もう一つ、印象深かったのが、名古屋駅から一緒に歩いた大菅さんの物語である。大菅さんの妻の年美さんは二〇〇七年、四十一歳で乳がんになり、大菅さんが翌年、胃がんを経験した。幸い、二人とも早期だった。

がんになる前から、子どもが欲しいと思っていた。年美さんは不妊治療と抗がん剤治療を連続で受け、凍結保存していた受精卵を体内に戻して、四十五歳で無事に男の子を出産した。二〇一一年一月のことだった。着床する確率は、わずかに一〜二パーセントと言われていたという。息子さんは今では、小学生になっている。

大菅さんは、夫婦でリレーの活動に没頭し、仲間の後押しで愛知県岡崎市でリレー

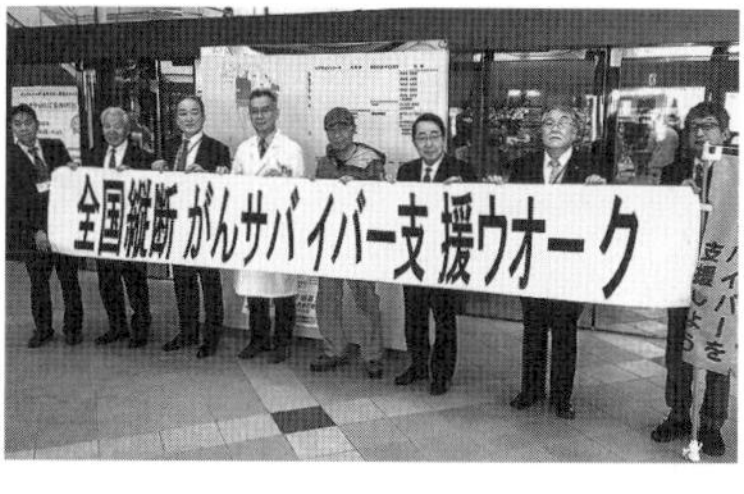

愛知県がんセンターを訪問。今日で第二弾は終了(3月6日)

を立ち上げた。妻の年美さんは、子どもを授かったのは「がんからの贈り物」と話しているという。

がんになることはつらい。しかし、がんになったからこそ得られるもの、到達できる地点は、確かにある。その形は、人それぞれだけれども。

三月六日は啓蟄《けいちつ》。二十四節気の一つで、冬ごもりの虫が地上に這《は》い出てくる、という意味だ。快晴で、春の訪れを実感させる暖かい陽気のもと、名古屋・栄のホテルから千種《ちくさ》区の愛知県がんセンターまで約七キロを歩いた。卒業式なのだろう。はかま姿の女子学生がいて、思わずツーショットを撮った。

愛知県がんセンターでは、富永祐民《すけたみ》名誉総長、木下平総長らの出迎えを受けた。患者会の参加は三人と少なかったが、サバイバー支援について語り合えた。

これで、ウォークの第二弾は終わり。帰途、名古屋駅で、名古屋名物のひつまぶしをいただいた。足はだいぶ快復してきた。

第三歩

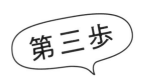

一等地にある「がんよろず相談」

2018年3月9日〜13日

静岡・神奈川

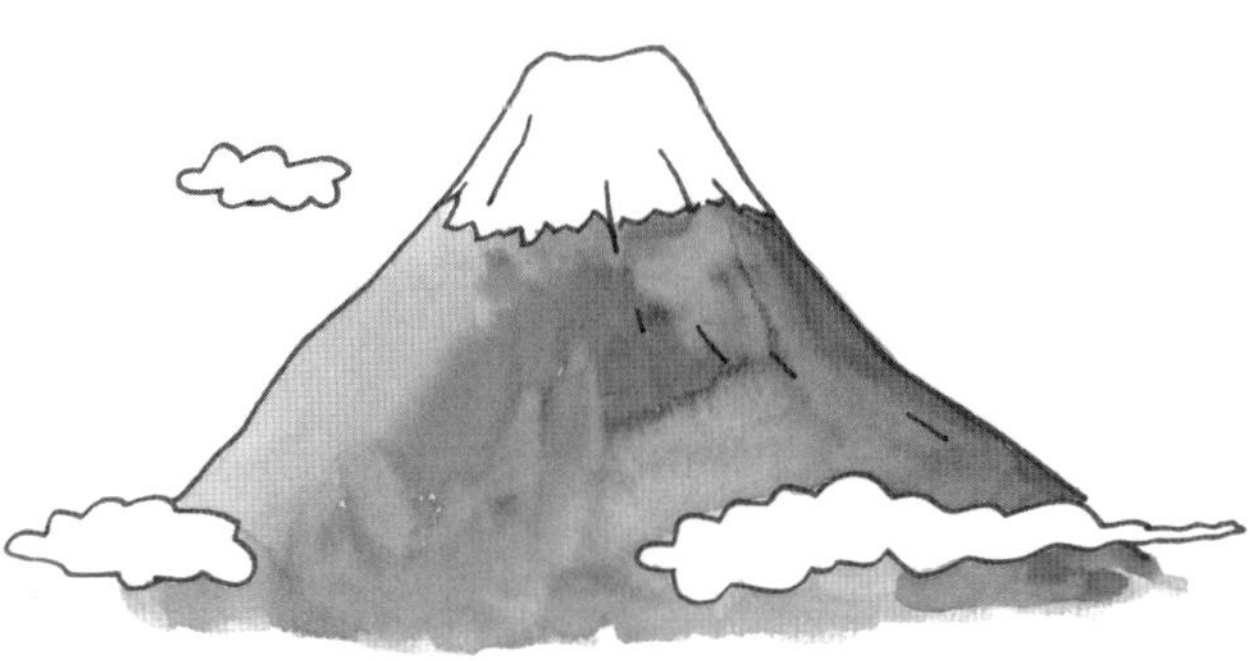

【第 3 弾のルート】 静岡・神奈川

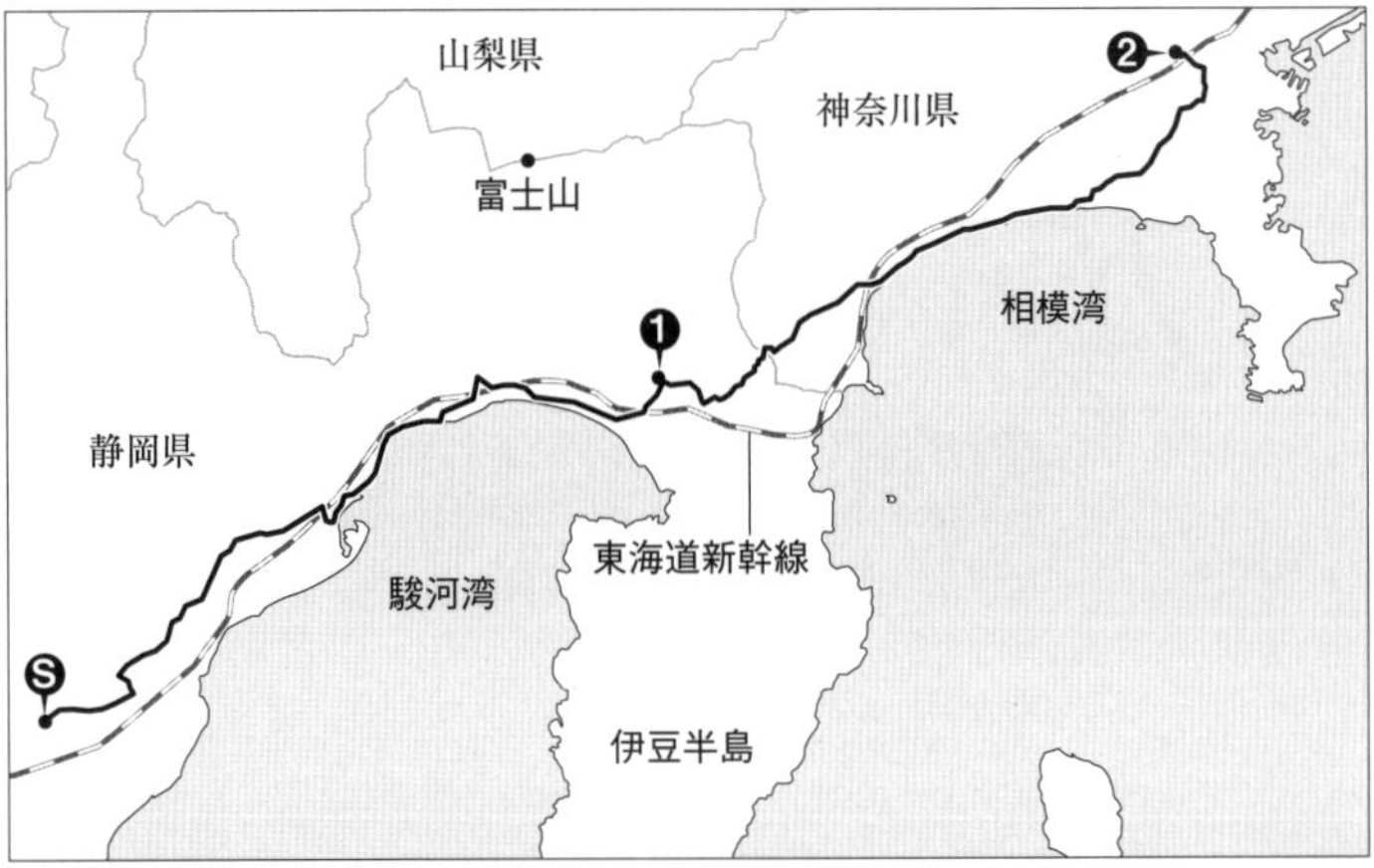

Ⓢ（スタート）大井川鐵道新金谷駅　❶静岡県立静岡がんセンター（駿東郡長泉町）　❷神奈川県立がんセンター（横浜市）

3月9日〜11日

3・11に思う深い喪失

三月九日は朝に東京を発って、新幹線と東海道本線、大井川鐵道を乗り継ぎ、午前十一時過ぎに静岡県島田市の新金谷《しんかなや》駅に到着した。

ウォーク第三弾はここから歩きはじめる。驚いたのは、老若男女の中国人観光客が三十人ぐらいもいたことだ。東京や京都ならともかく、こんなところにまで。みんな楽しげでエネルギーが凄まじい。

どうやら、大井川鐵道名物の蒸気機関車(SL)がお目当てのようだ。新金谷駅には車両区があり、普通のSLのほか、きかんしゃトーマス号も見られる。

ふと思い出したのが、リレーの寄付金を基にした奨学金でシカゴ大学医学部で研修中の日本人医師の話である。大学で会うアジア人の多くは中国人か韓国人で、日本人は少数派。活力の違いを目の当たりにして、日本の科学力や医療開発力の将来に危機感を覚えているということを、『対がん協会報』に寄稿していた。

同感だ。人口減が大きな課題の日本で、人々の発するエネルギーまで枯渇しないよう祈りたい。そのためには、若い人には積極的に留学などで海外を目指してほしい。

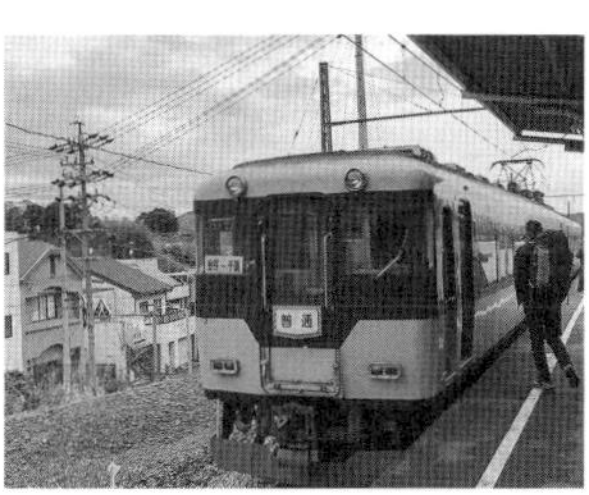

第三弾は静岡の大井川鐵道・新金谷駅から(3月9日)

県道を東へ向かい、大井川橋で、大井川を渡る。民家に彼岸桜とこぶしが咲いていた。思わず写真に撮ってインスタに上げる。

翌十日の土曜日は、藤枝市のホテルを出ると、東へ向かった。国道1号の沿道には、国道2号や3号とさして変わらない風景が続く。グローバリゼーションがもたらしたものが景色の均一化なら、味気ない。地域の独自文化は今後、消えていってしまうのだろうか。独自性を守るには、たとえば由布院のような意識的な努力が求められるのであろう。安倍川を渡ったとき、無性に安倍川餅が食べたくなった。

そして、三月十一日を迎えた。あの東日本大震災から七年が経つ。

明治三年創業という、清水港からほど近い小ぢんまりした和風ビジネス旅館を午前七時半に出て、国道1号を東へ歩き出す。好天だ。とある交差点で私を待っている人がいた。リレー静岡の野口義夫さんだった。この交差点から先は自動車専用になるため、旧国道1号へ向かうことをアドバイスしてくれる。

野口さんと別れて、ほどなく旧道に着くと、リレー静岡の杉山孝さん、一代さん夫妻が待っていてくれた。三人で歩く。杉山夫妻の勧めで、国道を外れて薩埵《さった》峠へ。歌川広重の浮世絵「東海道五十三次・由比《ゆい》」にも描かれた峠である。標高九十三メートルと低いが、急斜面の遊歩道を登る。

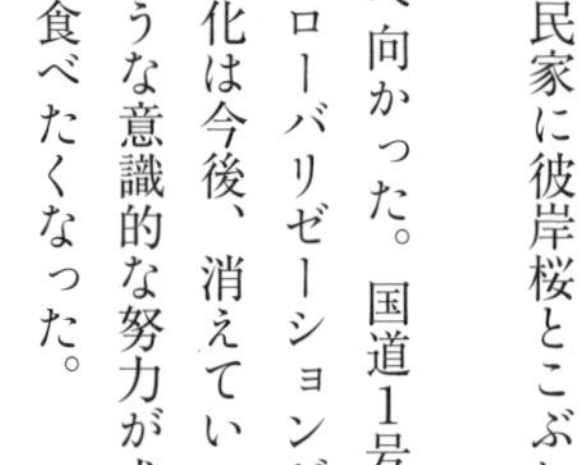

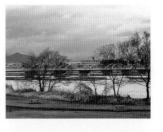

目の前に安倍川。安倍川餅が食べたいと思いながらのんびりと（3月10日）

早咲きの河津《かわづ》桜が咲き、夏ミカンの樹木ともども楽しませてくれる。正面に富士山の麗容が飛び込んできた。その手前には、駿河湾と東海道本線、東名高速道路、国道1号。少し工夫して歩くと、こんな光景を味わえる。一人では気づくはずのないルートで、ありがたかった。

　由比は江戸時代の宿場町だ。昔の面影を残す街並みも残っている。昼食は杉山夫妻の案内で、駿河湾のすぐ近く、旧道に面した磯料理の店で、由比名物の桜えびのかき揚げ料理を食べた。かき揚げが二枚にお刺身のついた定食。私がごちそうするつもりだったのに、トイレに立っている間にお支払いいただいた。何と言っても受け取ってくださらないので、帰京後に和菓子の老舗「空也」のもなかを送ることにした。こうした気遣いもまた、うれしいサプライズであった。

　ご夫妻を由比駅まで送り、一人になって歩き続ける。隣の蒲原《かんばら》駅で、今度はリレー静岡の藤田伸之さんが待っていた。藤田さんはわざわざ浜松から来てくれた。五十九歳なのに、髪は真っ白だ。息子さんが咽頭がんで、高校三年の十月に十七歳で旅立っている。健在なら、今年二十八歳になる。

「何年経っても、息子の年を数えてしまうんです」

　息子さんががんになったのは中学三年のとき。高校ではサッカー部に入り、周囲に告げないまま、高校生活と治療を両立させていた。

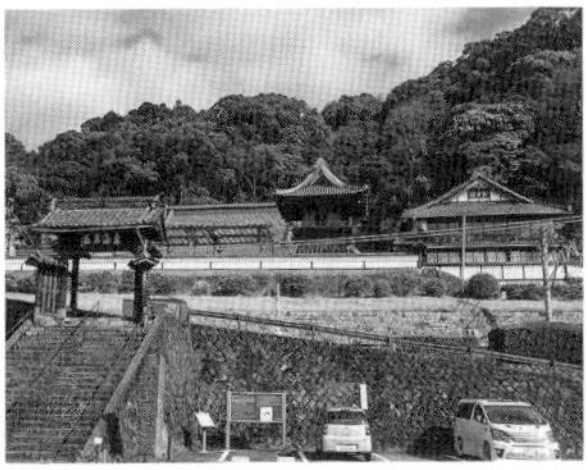

清見寺。なんと敷地内に
東海道本線の線路が！
（3月11日）

命日には、今も友人や後輩たちが集まってくれる。その一人は、今度結婚されるとか。そんな話を、まるで息子さんの成長を愛おしむように語っていた。

藤田さんがリレーを知ったのは、息子さんの闘病中のこと。実行委員として取り組んでこられた。

私も、二〇〇七年の大晦日、自宅で肺がんだった妻を看取っている。だから、藤田さんのお気持ちはよくわかる。見かけは元気でも、心の深いところでは、いつまで経っても悲しみや喪失感は消えない。

藤田さんには話さなかったが、水仙の花を見るたびに思い出す光景がある。一つは、妻と訪れたベルギー西北部のブルージュにある世界遺産のベギン会修道院。庭一面に水仙が咲き乱れていた。もう一つは、伊豆半島の先端、下田の爪木《つめき》崎《ざき》。野生の水仙の大群落が岬を白く染めるさまに、妻と何度も見とれた。

藤田さんとの話は尽きることなく、富士川に着いた。富士山の雪解け水で、水量が大幅に増えている。水煙が上がり、小さな虹がかかる。川の端には魚道もついている。そんな光景をバックに、二人で自撮りした。

歩行距離は三十五キロ。足の調子はいい。

ただ、午後二時四十六分に黙禱《もくとう》を捧げられなかった。東日本大震災では、何万という人が、心の準備もないままに、深い喪失を突き付けられた。

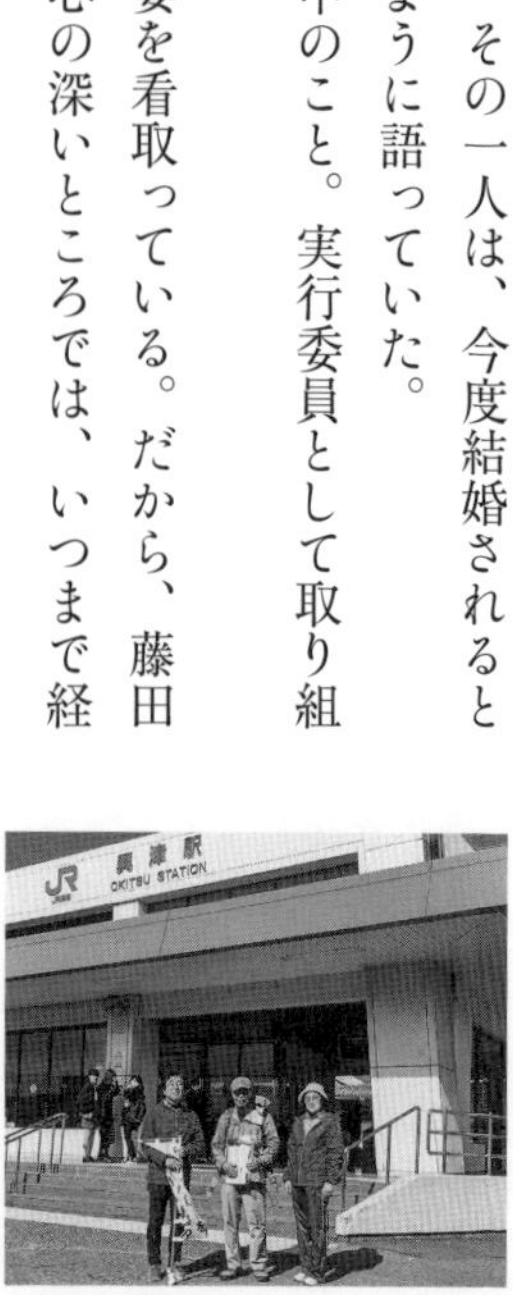

リレー静岡のみなさんと、JR興津駅にて（3月11日）

3月12日

一等地にある「よろず相談」

あっと息を飲んだ。

目の前には、緑色の波。

三月十二日、静岡県立静岡がんセンター（静がん）を訪れたあとに、目と鼻の先、「ファルマバレーセンター（静岡県医療健康産業研究開発センター）」にあるテルモＭＥセンターに寄ったときのことである。テルモの医療電子機器の開発製造拠点だ。

五十人以上だろうか。出迎えてくれた方たちが「がんサバイバーを支援しよう」と書かれた緑色のＴシャツを着ている。横断幕も緑色で、やはり「がんサバイバーを支援しよう」の文字。手には緑色の小旗。私の幟と同じ幟が二本、目に入ってくる。

私は、国立がんセンターの現職時代には企業とのお付き合いに一線を引いていたが、退職後にテルモの社外取締役を務めた。そんなこともあって、テルモには日頃から大変お世話になっていて、今回のウォークも支援していただいている。しかし、これほどとは思わなかった。

テルモの社外取締役では、勉強させていただいた。国立がんセンターで総長を五年

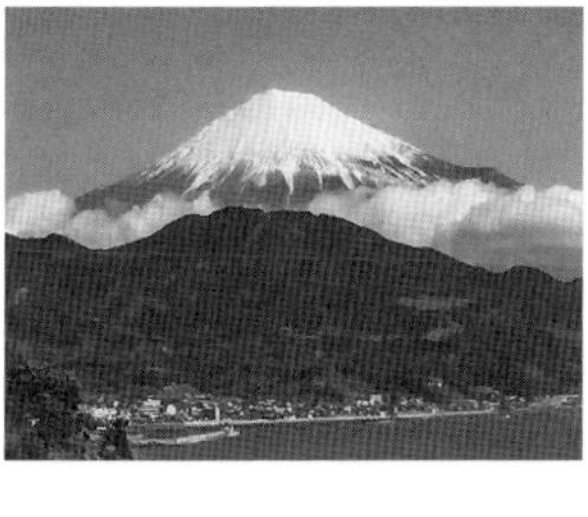

富士山。とっても気分がよい（3月11日）

務めたとはいえ、経営のプロではない私には、繰り広げられる議論がとても勉強になった。この経験は、対がん協会の会長として協会の運営を考える際にも役立っている。テルモは、もともと健康経営に熱心な企業である。抗がん剤の曝露（医療者が抗がん剤に触れたり吸い込んだりすること）による健康被害対策にも力を注いでいて、対応した医療機器も開発している。患者ファーストと同時に、医療スタッフを守るという視点も重要なのだ。

テルモMEセンターを訪れる前、富士市のホテルから長泉町《ながいずみ》の静がんまでは、テルモの社員三人、リレー静岡やリレーながいずみ、患者会「一歩一歩の会」の方たちが同行した。金子俊一さんという七十八歳の男性もいた。フルマラソンより長いウルトラマラソンを繰り返し完走しているという。大腸がん（直腸がん）のサバイバーだ。

よく晴れていて、富士山が大きく、美しい。河津桜、こぶしなどを眺めて春の訪れを感じながら歩いた。午後二時ごろに到着。門のところで、横断幕の出迎えを受けた。整備された庭の間を進むアプローチを登り、玄関へ。山口建総長はじめ病院スタッフや「一歩一歩の会」のみなさんらが待っていてくれた。対がん協会静岡県支部（静岡県対がん協会）、対がん協会の幹部らも来ている。

静がんは、二〇〇二年の開設。最善のがん医療の提供と医療城下町の構築の二つを

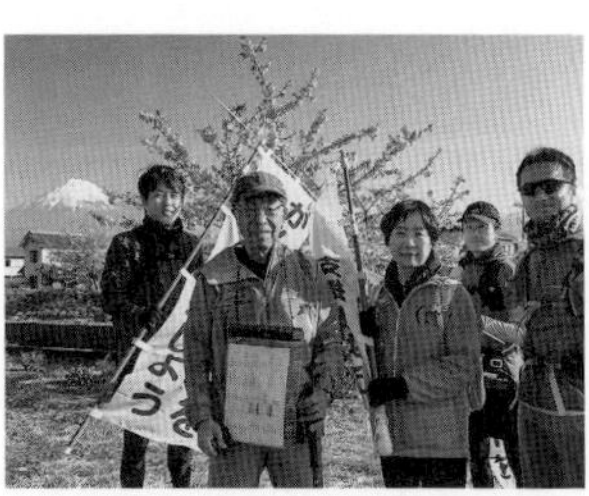

リレー静岡とテルモのみなさんと静岡がんセンターに向かう（3月12日）

目標に計画が進められた。基本理念は「患者さんの視点の重視」というだけあって、患者・家族支援が充実している。富士山の裾野の右側に雲が二つ浮かんでいる光景を模した「心」の文字をロゴマークにしている。山口総長からそんな解説を受けた。

たしかに、静がんには「心」のスピリットが貫かれている。その証左が、「よろず相談」と「患者家族支援センター」が玄関を入ってすぐの一等地にあることだ。

「よろず相談」は、年間一万件以上の相談に乗っている。病院にとって耳の痛い話もけむたがらずに聞いて、患者や家族の声を病院の運営にも生かしているという。また、相談内容を「診療上の悩み」「身体の苦痛」「心の苦悩」「暮らしの負担」の四つに分類し(静岡分類)、科学的分析を行っている。

交流会には、約五十人が参加していた。

その一人、リレー静岡の神波《こうなみ》やす江さんは、静がんへの道を途中まで一緒に歩いた人だ。七十歳。五十七歳のときに三十四歳の息子さんが大腸がんになった。ステージ3Bですぐに手術、と医師に告げられた。息子さんが術後の抗がん剤治療を受けている最中、家族でテレビ番組を見ていたら、米国のリレーの様子を伝えていた。笑顔で誇らしげに歩く人たちのTシャツの背中に「I'm Survivor」の文字。彼らを包む笑顔や拍手、歓声。「がん難民」の文字がメディアで躍る日本との差に衝撃を受けた。

そのころ、息子のブログを通じて肺がんのサバイバーの三浦秀昭さんと知り合った。

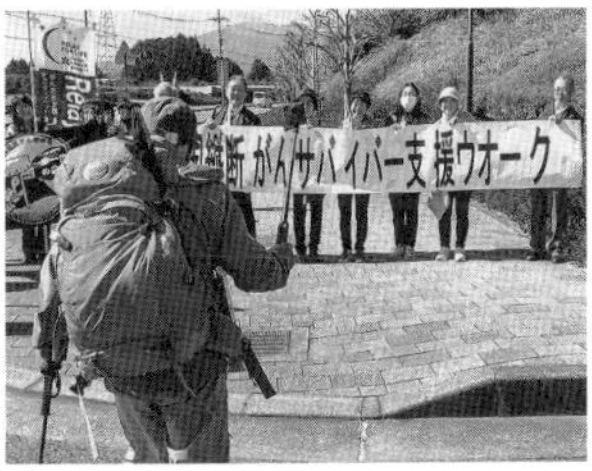

静岡がんセンターに到着。
大歓迎に気持ちも上がる
(3月12日)

三浦さんは、日本のリレーを語るうえでは欠かせない人物である。大手信販会社に勤めていた二〇〇三年に肺がんとわかる。手術はできず、うつ状態にもなった。仕事と治療の両立が難しく、二〇〇五年に退職。その後、米国対がん協会（ACS）のリレーを知り、自身のブログで紹介しつつ、日本での開催を呼びかけた。賛同の輪が広がった。その一人が、神波さんである。

こうして二〇〇六年、日本で最初のリレーが茨城県つくば市で開かれた（プレ大会）。まだ妻が元気で、現役の国立がんセンター総長だった私も、参加した。三浦さんは二〇一三年に他界したが、日本のリレーに残した足跡は、決して褪《あ》せることはない。

一方の神波さんは静岡県でも開きたいと考えて、仲間とともに、二〇〇九年に立ち上げた。静がんで治療を受けた息子さんは順調な経過をたどっている。

そんな神波さんが、マイクを握り、

「垣添先生はよく静岡のリレーに参加してくださいます。先生は『（二十四時間ウォークイベントの会場の）静岡県立大学の芝生はやわらかくて気持ちよい』とおっしゃっていますが、あるとき、先生が、足に重しを付けて歩いていることを知りました。今日は、ふだんから訓練している先生の背中を見て歩きました。男の背中を見せていただきました」

と語った。ひそかに鍛えていたつもりがばれていたとは知らず、私は照れたが、会

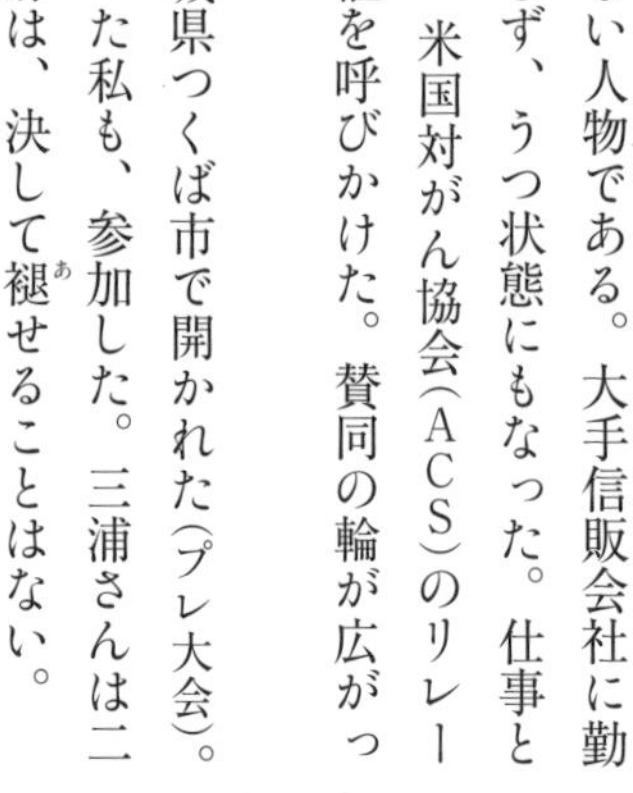

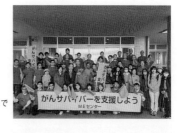

テルモのみなさんと緑で繋がった（3月12日）

場の雰囲気が和んだ。

帰途、手話ができるという患者会「一歩一歩の会」の野地勝代さんが、「聴覚障害者は、健常者と比べて、説明を受けるのが難しいです」と声をかけてきた。聴覚に限らず、障害を持った方にもしっかりと情報を提供する。私は「もう少し時間をください」と返すことしかできなかった。すぐには難しいかもしれないが、また一つ重要な課題を聞けた。

3月13日

紅葉を楽しむなら落ち葉も受け入れて

今朝は、神奈川県茅ケ崎市の茅ヶ崎館で迎えた。相模湾から三百メートルと離れていない静かな旅館は、かつて日本映画の巨匠・小津安二郎監督が定宿にしていて、「麦秋」「お茶漬けの味」「東京物語」といった名作の脚本を執筆した。客人も多く、自分で酒の肴《さかな》を料理してもてなしたという。

そんな宿に、泊まり客は私一人。何とも言えない情趣を独占した。丹精込めて樹木が配された庭は、茅ケ崎の原風景が残るという。

神奈川県立がんセンターへ向かった。小田急江ノ島線で湘南台まで行き、歩きはじ

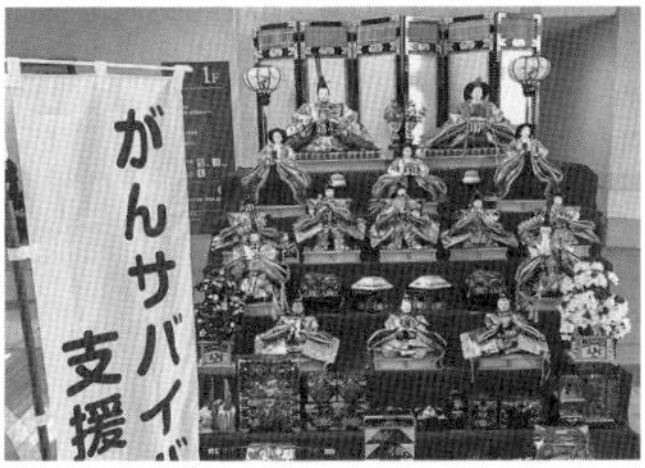

雛人形も一緒に、がんサバイバー支援（3月12日）

める。途中、相鉄いずみ野線のいずみ野駅で、乳がんを経験されたニックネーム・虎美さんと、奥様が乳がんという石井健《たけし》さんと合流する。

二人は初対面。石井さんは、「がんでもいいじゃん♪」というリレーのチームに入っていて、各地で開かれる大会に参加している（虎美さんも、石井さんとの出会いをきっかけに「がんでもいいじゃん♪」に入った）。

石井さんは植木会社で働いている。この会社では、松や木斛《もっこく》、槇《まき》といった、名前を知らない人でも見ればわかるような樹木を小田原方面で育てている。十年ぐらいかけて、形を整えつつ成長させて顧客の庭に納める。息の長い仕事だ。人間の赤ちゃんではないけれど、樹木も、芽吹いたときには赤く、それからどんどん色が変わるらしく、新緑の美しさを強調された。思わず、俳句の「山笑う」という季語が浮かぶ。

紅葉する木は、人々の目を楽しませてくれる。当然のことながら、紅葉が終われば、落葉する。驚いたことに、それに対して、行政に文句を言う住民もいるそうだ。そういう場所では、行政から植木会社に、「葉が落ちる木を植えないでください」という要望が来るという。

しかし、紅葉を楽しむなら、落ち葉も受け入れるのが道理ではないか。自然の摂理なのだから。桜はどうするのか？　花びらが散るからって桜並木がなくなったら、日本の春は、もはや形を成さない。人間は身勝手なものだなあ、と思った。その身勝手

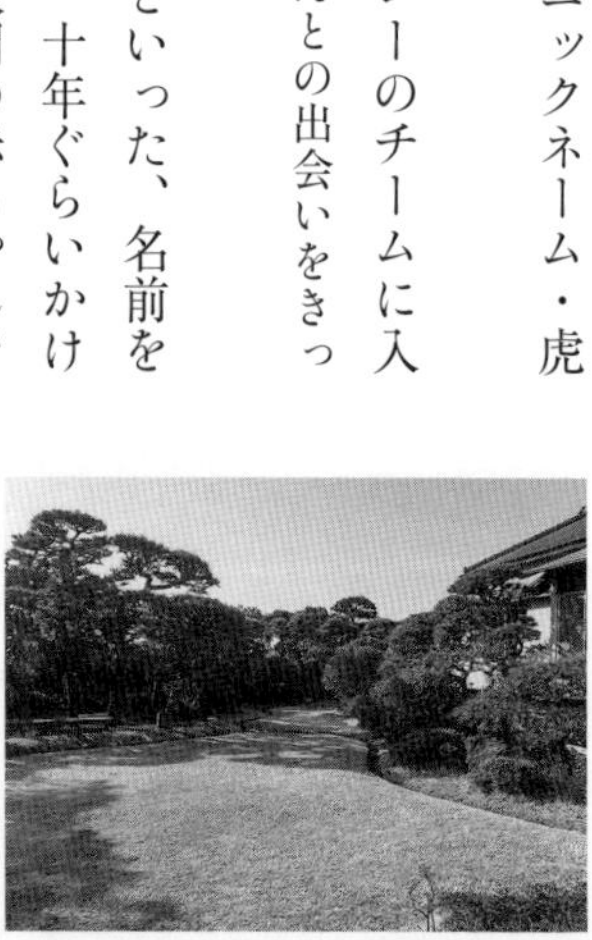

小津安二郎が愛した茅ケ崎の宿。趣がある（3月13日）

さと、がんサバイバーに対する無理解や偏見は、通底している気がしてならない。

もう一人の同行者、虎美さんは、「治療中も歩くほうが、気分が前向きになっていいですね」と話していた。

その通りだろう。サバイバーだからといって、ずっとがんのことを考えているわけではない。上手な気分転換は、とても大切だ。

午後二時半に神奈川県立がんセンターに着いた。二〇一五年に、最先端の放射線治療法、重粒子線の治療施設を開設している。

大川伸一院長や「コスモス」など患者会、リレー横浜、対がん協会神奈川県支部（公益財団法人かながわ健康財団がん対策推進本部）の方たちが拍手で歓迎してくれる。がんサバイバー・クラブのサイトで私と対談した、NPO法人「肺がんの患者会 ワンステップ」代表の長谷川一男さんの姿も見える。ただ、会議室でいざ交流会と思ったら、何かの手違いか、石井さんと虎美さん以外、患者のみなさんがいない。それが残念だった。

病院を辞して、相鉄線の二俣川《ふたまたがわ》駅まで歩いた。駅に着くと、女性のサバイバーが待っていてくれた。病院到着時に拙著にサインを頼んだ人だ。病院でできなかったサインをして、お渡しした。ホッとした。

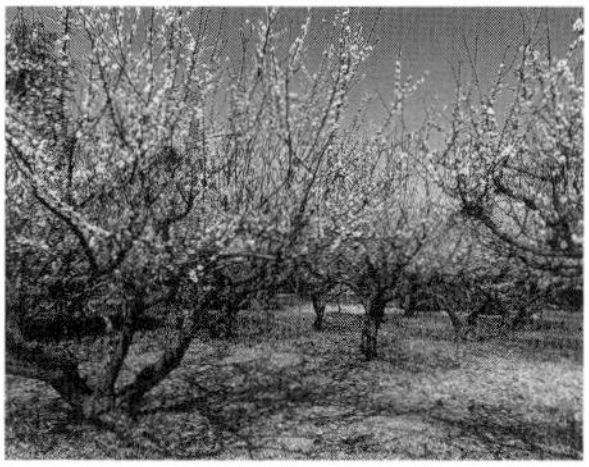

梅が香る。日本に生まれた幸せを感じる（3月13日）

別れ際にサプライズがあった。虎美さんが平塚八幡宮のお守りをくださったのだ。今後のウォークに向けて、パワーをもらった。

ウォークを通じて浮かび上がるのは、サバイバーの声に耳を傾けることの重要性である。専門医として五十年がんと向き合ってきたが、交流会の度に、気づかされること、教えられることがたくさんある。

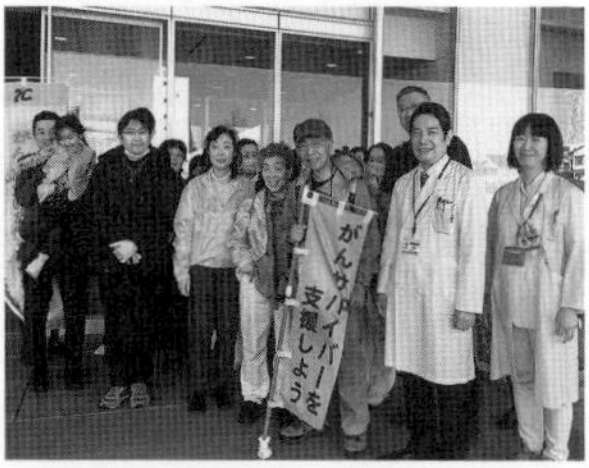

神奈川県立がんセンターで（3月13日）

第四歩

がんだって普通の病気なんだ

2018年3月31日～4月13日

中部～近畿～北陸地方

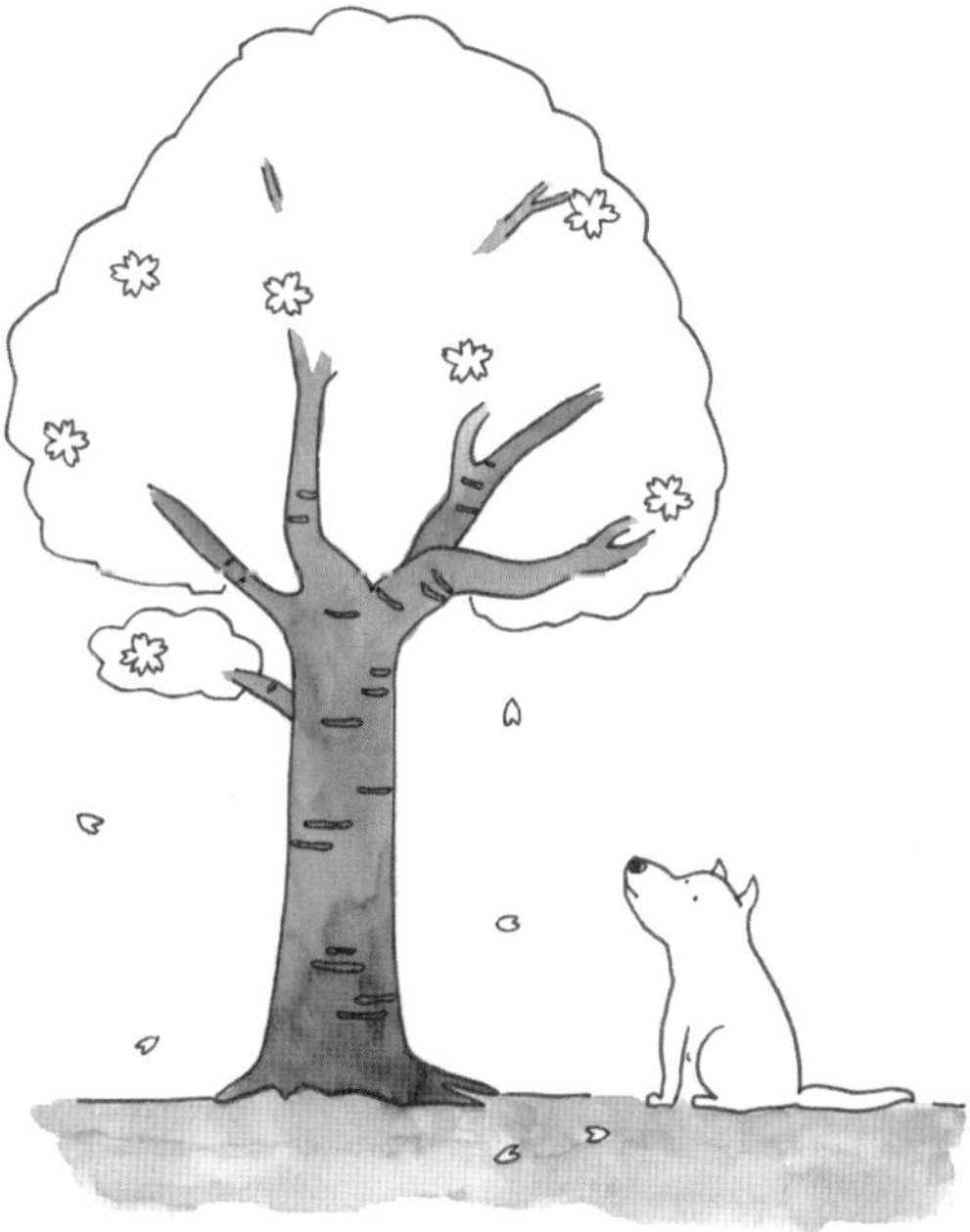

【第４弾のルート】中部〜近畿〜北陸地方

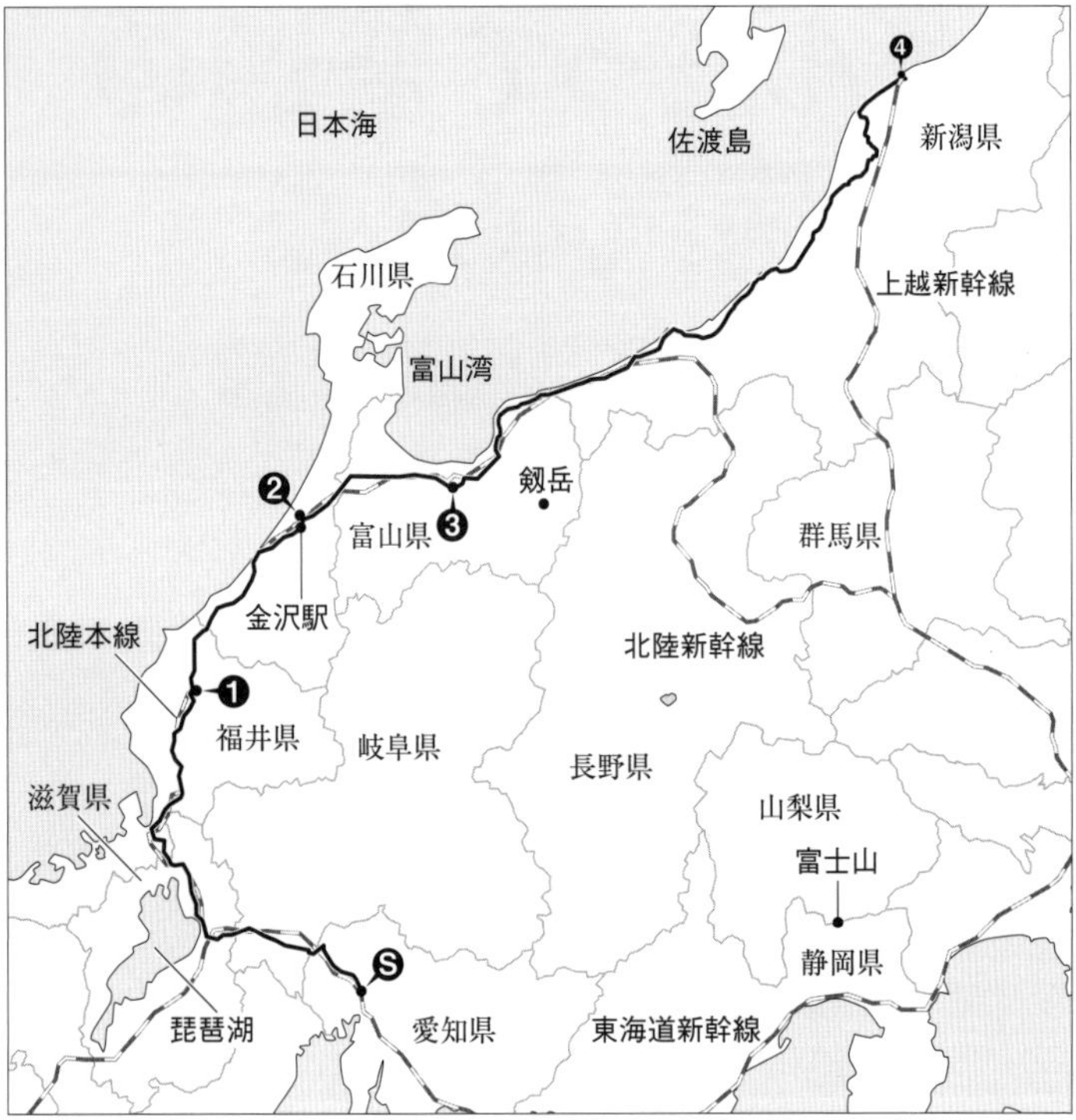

Ⓢ（スタート）JR 名古屋駅　❶福井県立病院（福井市）　❷石川県立中央病院（金沢市）　❸富山県立中央病院（富山市）　❹新潟県立がんセンター新潟病院（新潟市）

3月31日〜4月2日

カーナビアプリで歩く

午前四時十五分に起きて、野菜スープ、リンゴ、ミルク、ヤクルトという朝食を取った。今日、三月三十一日から第四弾が始まる。名古屋から北陸方面を新潟までゆく。今回のウォークは、今までと大きく違う。地図も持っていくが、初めて、スマホにダウンロードしたカーナビアプリに頼ることにしたのだ。

名古屋で東海道本線に乗り継いで清洲《きよす》城で知られる清洲まで乗り、岐阜羽島《ぎふはしま》を目指す。天気は快晴。最初は新幹線に沿って歩き、木曽川の手前で右に折れて、木曽川をまたぐ濃尾《のうび》大橋を渡り、岐阜県に入る。そんなルートを考えていた。

途中、不慣れなカーナビの案内に迷いながらも、岐阜羽島に着いた。沿道の桜は満開。春である。日焼け止めクリームも二回塗った。約二十八キロ歩いた。

四月一日は、早朝にホテルを出発した。長良川、揖斐《いび》川と渡る。揖斐川の川べりを、たくさんの菜の花が黄色く縁どっていた。大垣市の中心部に差しかかる。国の名勝「奥の細道むすびの地」(松尾芭蕉の『おくのほそ道』はこの地で終わっている)がある。芭蕉も

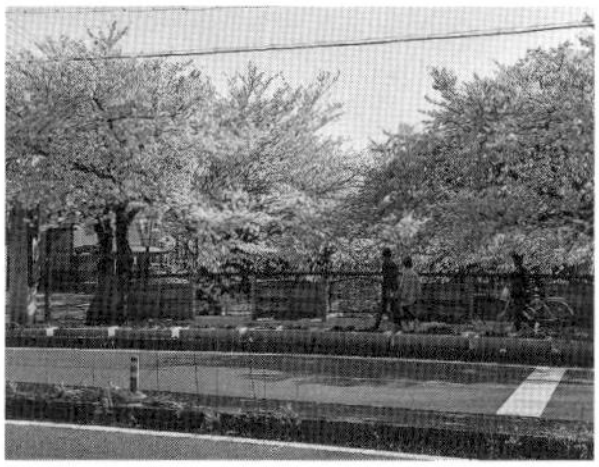

本日から第四弾。まずは名古屋から福井を目指す(3月31日)

舟で下った水門川《すいもん》が流れ、船町港《ふなまちみなと》の跡があり、江戸時代に建てられた住吉燈台が残っている。水門川の両側に満開の桜並木が続く。伸びた枝が川面に映えている。赤い欄干の橋から眺めながら、春を思い切り吸い込んだ。

「何を持っていはるんですか？」

幟が気になったらしい六十九歳の女性に声をかけられた。幟を広げて説明すると、

「素晴らしいことをやってはるね。すぐ近くですからウチでお茶を飲みませんか」

と誘っていただいた。丁重にお断りしたが、自撮りで記念写真を撮った。そして、伊《い》吹《ぶき》山を遠望しながら関ケ原まで歩き、電車で米原まで行った。

それにしても、新幹線ならほんの数分で通過する距離をじっくり歩くのは楽しい。ウォークが「静」なら、新幹線が「動」。ウォークが「空気を味わうもの」なら、新幹線は「空気を切り裂くもの」になろうか。

ナビの操作も三日目になると余裕が出てきた。四月二日、国道8号を北上という指示に〝背いて〟琵琶湖の湖畔を歩いた。至るところで桜が満開だ。木蓮《もくれん》、辛夷《こぶし》、チューリップ、タンポポ、スミレ、パンジー、レンゲ、イヌノフグリ、スギナ……。春を告げる花が咲き乱れている。懐かしかったのは、すかんぽ（スイバ）だ。茎の長さが五十センチから、一メートルにもなる多年草で、戦後の食糧難だった子どものころ、茎

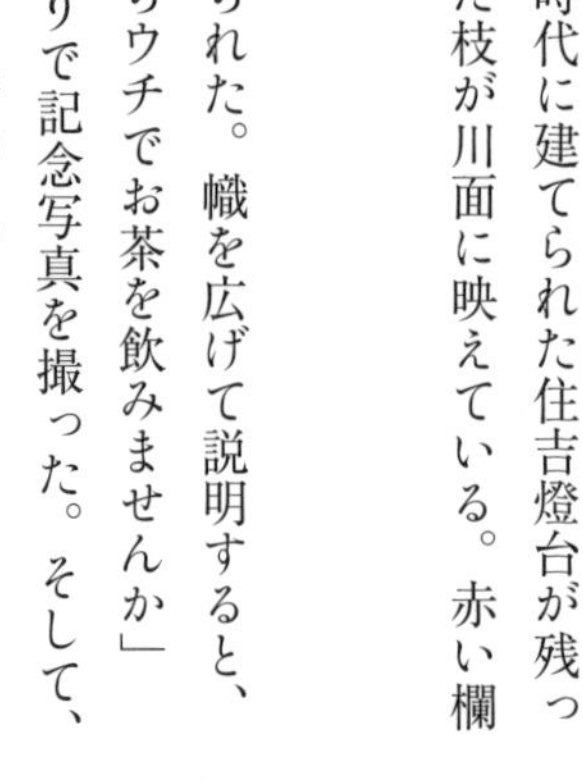

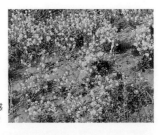

所々にある小さな春を感じながら歩く（4月1日）

を切って塩漬けにして食べた。ちょっと酸っぱかった。

植物だけではない。モンシロチョウやモンキチョウが舞うのを楽しみ、ウグイスの鳴き声に心をなごませる。生物が好きな私にとっては、贅沢《ぜいたく》な時間である。

4月3日、4日 アメリカにはトヨタがある

四月三日は、琵琶湖の北端、賤ケ岳《しずがたけ》の戦い（豊臣秀吉と柴田勝家の合戦）の古戦場に近い滋賀県長浜市木之本《きのもと》町に泊まった。

四日はその先の近江塩津から日本海に面した福井県の敦賀《つるが》まで。宿泊したホテルの一階に入っていた、インド料理とネパール料理のレストランで夕食を取った。父と息子が、たどたどしい日本語で接客している。厨房へ注文を伝えるときには、流暢《りゅうちょう》なヒンディー語（私はヒンディー語を解さないので、たぶん）。おいしいナンやタンドリーチキンをいただいた。

少し前にお昼に入った中国料理店も、中国人の店員たちが日本語で注文を取り、仲間内では中国語で快活に会話をしていた。台湾料理店もしかり。ほかにも、ロシア料理、韓国料理の店などで、日本まで働きに来ている外国の人たちを見た。

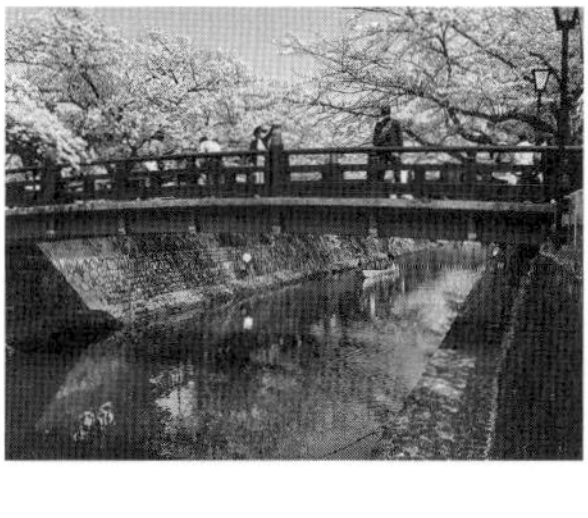

奥の細道むすびの地にて。
桜が満開（4月1日）

たくましいなあ、と思う。未知の世界に飛び込んで、商売を軌道に乗せて、ときに故郷へ仕送りもする。決して容易なことではない。

異文化と接触するところから、新しい文化が芽生える。彼らが帰国すれば、貴重な経験が故国にもたらされるし、日本のイメージを高めるかもしれない。

ふと、私の若いころを思い出した。一九七七年から七八年にかけて、国立がんセンターを休職して、カナダ・トロントにあるオンタリオがん研究所に留学した。北米大陸でも屈指の放射線治療、化学療法の実績があるプリンセス・マーガレット病院に併設されている研究施設で、トロント大学とも関連が深い。

最初のうちは、英語がさっぱりわからない。研究室のカンファレンスでも、何を聞かれているのかさえ理解できない。ボーッとしていると、仲間の視線が冷たい。しかも、私の研究テーマは、尿中の膀胱発がん物質を探すという、私にとっては未体験の領域であった。毎夕、アパートに帰る私の表情は、妻には、焦りと屈辱で怖いように見えたという。

そんなとき、テレビを見ていたら、ボブ・ホープという米国を代表するコメディアンが出ていた。どこの国にもその国らしい車がある、という前振りで、「イギリスにはロールス・ロイスがある。ドイツにはメルセデス・ベンツがある。アメリカには……」と言って一呼吸置いた。

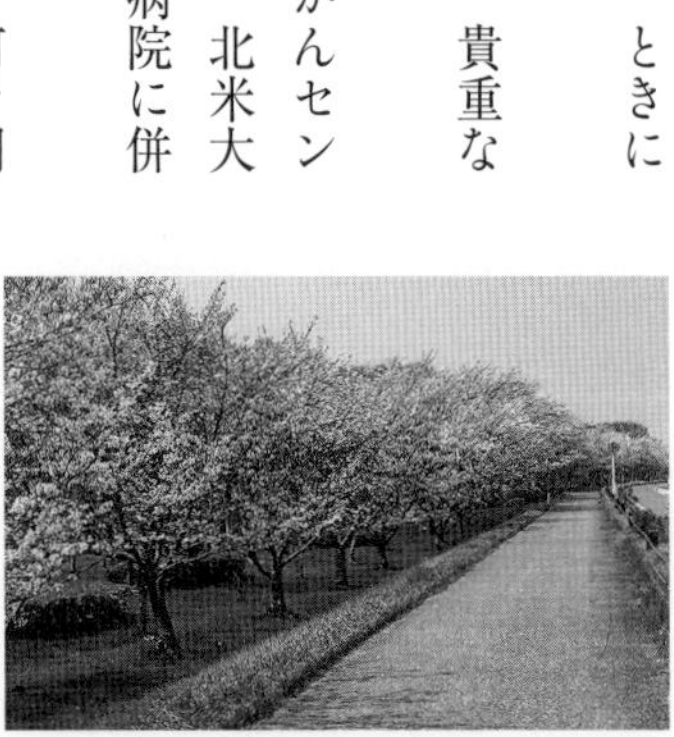

琵琶湖の湖畔を桜並木に
導かれて進む（4月2日）

フォード、GM(ゼネラルモーターズ)、クライスラーのビッグスリーのどれが出てくるのだろう? そう思って画面を眺めていると、こう言い放ったのだ。

「トヨタがある!」

大笑いした。そしてこれが、初めて英語がはっきりわかったときだった。英語に対する自信を持つきっかけとなり、研究も成果を上げることができた。

一九八〇年代に日米自動車摩擦が本格化する少し前、日本車が米国市場でぐんぐん伸びていたころの思い出だ。

この留学では、米国のボストンの西方にあるウースターという街も訪ねた。膀胱がんを研究している病理学の教授に会いに行ったのだ。レストランに入ると、キッコーマンのセールスマンが三人、醤油を売り込んでいた。ビジネスの世界に身を置く日本人のたくましさに触れた。

海外で生活することは、海外旅行では味わえない実りがある。日本で働く外国人の未来を見据えた強さをたたえる目を見るたびに、そんな思いにかられる。

敦賀では風が強く、桜の花びらが舞っていた。北国街道を北東へ、いよいよ北陸路である。四月四日は、蕎麦で知られる今庄《いまじょう》(南越前町)まで、約二十五キロの道のりだ。レストランはおろか、自動販売機すら見当たらない。

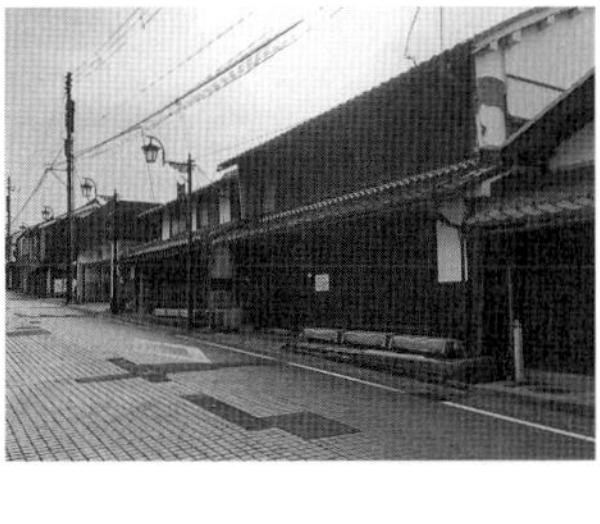

北国街道の面影を残す木之本の町(4月3日)

平地では終わりかと思った桜が、山間部では満開だ。桜の木の下で、大判カメラを構えている男性がいた。ドイツのリンホフカメラだろう。その昔、土門拳や入江泰吉などの写真家も愛用した懐かしの名機である。桜をめぐる歌がいくつも頭に浮かんだ。

花の色は移りにけりないたづらに　わが身世にふるながめせしまに　小野小町
見渡せば柳桜をこきまぜて　都ぞ春の錦なりける　素《そ》性《せい》法師
久方の光のどけき春の日に　しづ心なく花の散るらむ　紀友則
世の中にたえて桜のなかりせば　春の心はのどけからまし　在原業平

鉄道の北陸トンネルに並行している木ノ芽峠の約二キロにわたる長いトンネルを抜けると、雪が残っていた。雪解け水が清流をつくっている。せせらぎの音が心地よく響く。思えば、福井県はこの冬、豪雪に見舞われたのであった。

よく見ると、清流の脇に、ペットボトルや瓶、缶がたくさん捨てられている。強烈な対比で何とも残念だ。捨てた人たちは、どんな育ち方をしたのだろう？

数年前に雑誌『サイエンス』に載っていた米国の研究を思い出した。就学前に国語と算数をしっかり勉強するのとしないのとではその後の人生が大きく変わるというのである。三十代になったときのメタボの兆候にさえ大差があるそうだ。

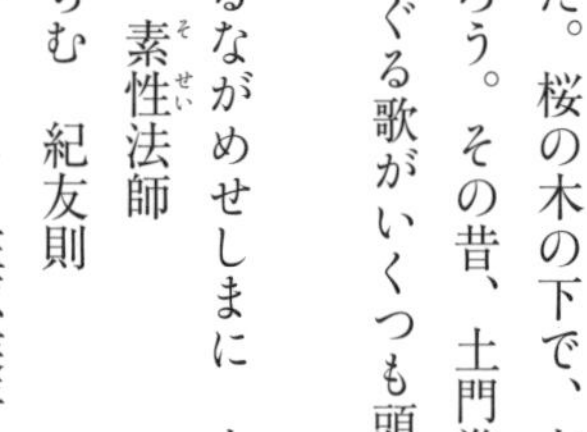

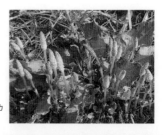

つくしを久々に見たがカワイイ！（4月3日）

4月5日 あの人も、この人もがんになった

今日は、ウォーク第四弾で初めての病院訪問の日である。宿場町の今庄の風情ある街並みや、明治天皇が宿泊したという今庄宿本陣跡の桜の写真を撮り、今庄駅へ向かう。北陸本線で五駅、メガネで有名な鯖江《さばえ》で降りた。そこから国道8号を歩く。

一転して寒い。気温十一度。前日より十二度も低い。シャツを二枚着て、ゴアテックスのジャンパーを羽織ってちょうどよい。福井駅で、対がん協会福井県支部（公益財団法人福井県健康管理協会）の松田一夫副理事長、テルモ金沢支店の二人と合流した。

私は二〇〇七年に福井県がん対策推進計画策定委員会のメンバーで、福井県のがん対策に携わっていた。その縁で、福井県立病院には西川一誠知事まで見えて、福井の新しいブランド米「いちほまれ」をいただいた。

交流会では、リレーふくいや患者会の方々が扇形に並び、要《かなめ》の位置に私が座った。三十代後半の白血病の男性は、特効薬とも言われる「グリベック」の支払いが苦しいと訴えていた。2月20日でも触れたように、高額療養費制度で自己負担額の上限を超えた分は戻ってくるが、当事者は楽ではない。

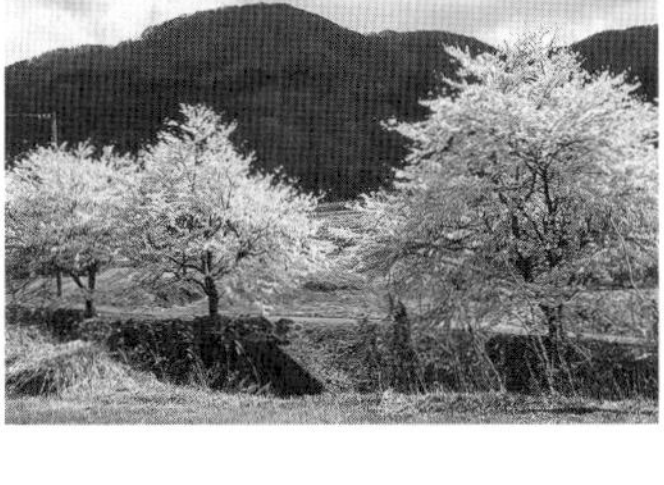

山間の地域はまだ桜が満開。懐かしいリンホフカメラで撮影している人がいた（4月4日）

「治療をやめて再発し、また再開する。それを何度か繰り返しました。今は、音楽仲間のサポートも受けながら、何とかしのいでいます」

これまでも治療費の話をよく耳にした。こうした声を病院の幹部が聞いていることは意義深い。国のがん対策推進協議会の委員でもある松田副理事長によれば、同様の問題はがん検診でも起きているという。経済的な理由で、がん検診や治療が受けられないとすれば、見過ごせない。私はこう話した。

「発言し続けることで、世の中は変わります。国のがん対策推進基本計画でも、第一期(二〇〇七年策定)では、五大がんのことが中心で、就労の話が出てきたのは第二期(二〇一二年策定)からです」

多くの人が声を上げれば、そこに問題があることに社会が気づき、解決への第一歩を踏み出せる。逆に言えば、当事者が発言しなければ、変わらない。こんな問いかけもあった。

「今でも地方では、がんになったことを隠す傾向が強いです。隠さないようにするには、どうしたらいいですか?」

私も気になっているポイントである。隠すことで、がんになるのが後ろめたいようなイメージを増幅させてしまう。答えにも力が入った。

「多くの人ががんを公表すれば、変わります。あの人も、この人もがんになった。で

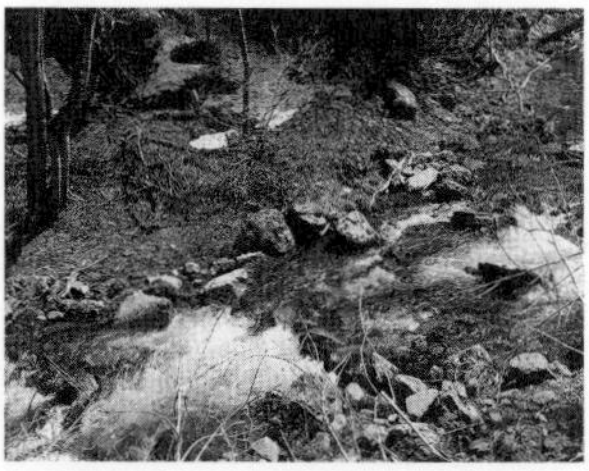

文字通り、雪解け水(木ノ芽峠近く)。数カ月前、豪雪に見舞われた(4月4日)

も社会復帰したり、家庭生活をちゃんと営んだりしている。がんだって、普通の病気の一つなんだ。そんなふうになるでしょう」

4月6日 がんだって普通の病気なんだ

福井から北陸本線の普通電車で約一時間、手取《てどり》川の河口近くの美川《みかわ》駅で降りた。そこから約二十キロ。連日の病院訪問で、金沢市の石川県立中央病院を目指す。

金沢市の「元ちゃんハウス（患者や家族らがいつでも来訪して、相談したり寛げたりする施設）」の女性スタッフ、対がん協会石川県支部（公益財団法人石川県成人病予防センター）の職員らと歩く。途中でテルモの方が入るなどして、十人ぐらいにふくらんだ。石川県立中央病院で出迎えてくれた方たちの中では、患者会「石川よろこびの会」のみなさんの、会の名前を赤字で記した黄色いたすきが目立った。

その一人、能登半島で酪農をしていた村田幸子さんは、家族でがんを体験した。両親が胃がん。夫の盛幸さんも一九九八年末、胃がんのため五十一歳で亡くなった。その数カ月前に、村田さんも胃がんとわかった。その後、長男も胃がんになった。そんなことから「胃がんの遺伝はありますか？」とお聞きになった。

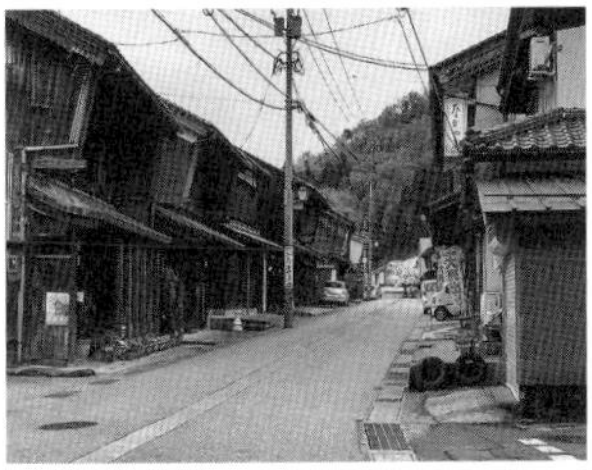

連日の心地よい気候から一転、今日は寒い。福井県立病院に向かう（4月5日）

胃がんの場合、遺伝とは言えないだろう。村田さんと息子さんはもう大丈夫だ。村田さんは「赤い靴ひもの会」というがん体験者の山登りをサポートする会に入っていて、百名山の七割以上に登ったという。

この日はまた、テレビ局や新聞社が何社も集まり、囲み取材を受けた。記者たちの関心は、やはり「なぜウォークをしているのか?」である。

私は、三つのポイントを語った。

①がんと告知されると、サバイバーは苦しみ、孤独になる。彼らや家族らを支えるため、がんサバイバー・クラブを立ち上げた。寄付で成り立つこの活動を国民運動に育てていくためにウォークを通じて認知度を高めたい。

②「がんだって普通の病気だ」と多くの人に知っていただきたい。社会復帰している人はたくさんいる。国民の意識が変われば、就労や差別などの問題も改善するはずだ。「がん=死」というイメージが蔓延している状況を変えたい。

③がんは、予防と早期発見が大切。最大の予防はたばこ対策(禁煙、受動喫煙の防止)だ。早期発見には検診が欠かせない。

特に「がん=死」のイメージを変えることは、私の残りの人生の大目標でもある。今回のウォークも、体を張って全国を歩くことが少しでもアピールにつながれば、という思いで始めた。私自身が、声を上げ続ける。それも、一人から始める。

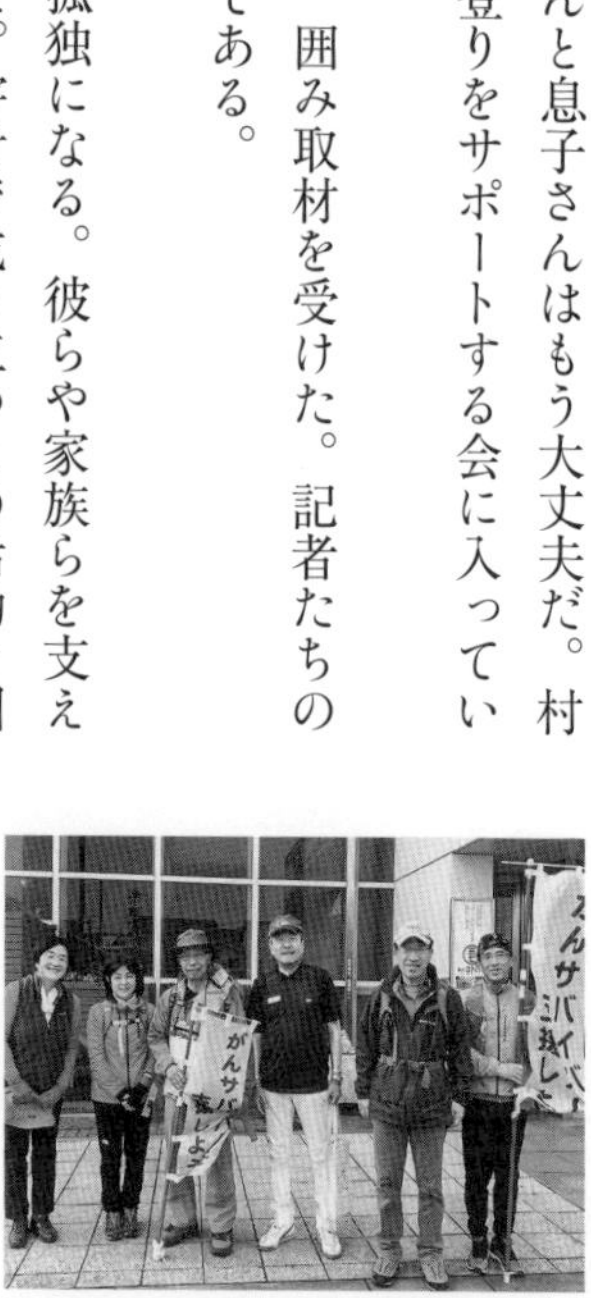

石川県立中央病院を訪問
(4月6日)

ただ、がんに対する無理解や偏見の背景は、もう少し奥深いかもしれない。二月から歩いていて感じるのは、沿道での葬祭施設の多さである。超高齢社会であり、多死社会を迎えていることを否が応でも気づかされる。同時に、「環境を守るために葬祭場の建設に反対しましょう」といったビラや看板もたくさん見てきた。

葬儀場は誰にとっても必要なのに。けれども、自分の家の近くにできるのは困る。原発事故で避難した人へのいじめ、児童相談所や保育園建設への反対、沖縄への基地押し付け、ＬＧＢＴや外国人、障害がある人への根強い差別……。過剰な自己責任論も同じ文脈で語れるかもしれない。

いずれも、想像力を欠き、他者に不寛容になっている社会の表れではないだろうか。多様性を認めるのが、成熟した民主主義社会のはずだ。

がんサバイバーへの偏見も、「がん＝死」というイメージの奥に、この問題が立ちはだかっている。スピード感を持って丁寧にときほぐしたい。そのためには、言い続けるしかないのであろう。

石川県立中央病院では、取材に入ったテレビカメラが、患者さんのプライバシー保護のため、後ろから撮っていた。しかし、がんは、顔を隠さなければならないほど後ろめたいことなのだろうか。がんサバイバーの普通の表情を普通に撮る。あたかもスポーツ観戦の客席を撮るように。社会が変われば、そんな時代が来るはずだ。

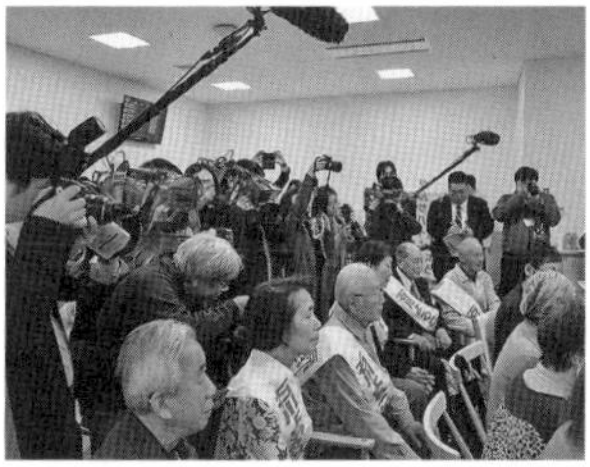

石川県立中央病院でもたくさんのみなさんに集まってもらった（4月6日）

病院を辞して、元ちゃんハウス、兼六園、石川県がん安心生活サポートハウスを回り、盛りだくさんの日を終えた。

4月7日、8日
冬なのか、初夏なのか

寒暖の差が激しい。

四月五日は寒く、六日は金沢市の最高気温が約二十三度と初夏の陽気。七日はまた冷え込んだ。しかも、雨。北陸新幹線開業で第三セクターとなったIRいしかわ鉄道で三駅、津幡《つばた》まで乗った。線路際の田んぼからカエルの鳴き声が聞こえてくる。

国道8号を東へ向かうと、やがて倶利伽羅《くりから》峠に出た。石川県と富山県の県境の峠。というよりは、源氏と平家の合戦の一つ、倶利伽羅峠の戦いの舞台としてのほうが知られているだろう。倶利伽羅トンネルは、約一キロ。歩道はなく、白線の外側にわずかなスペースが残されているだけだ。ダンプが怖い。

トンネルを抜けて、しばらく進んでから小道を左に折れて、ようやく静かな山あいの道を川沿いに進む。ウグイスやカエルの鳴き声が心を和ませてくれる。反対側の道路端に停車していた自動車から初老の夫婦が降りてきて、こちらまで来た。

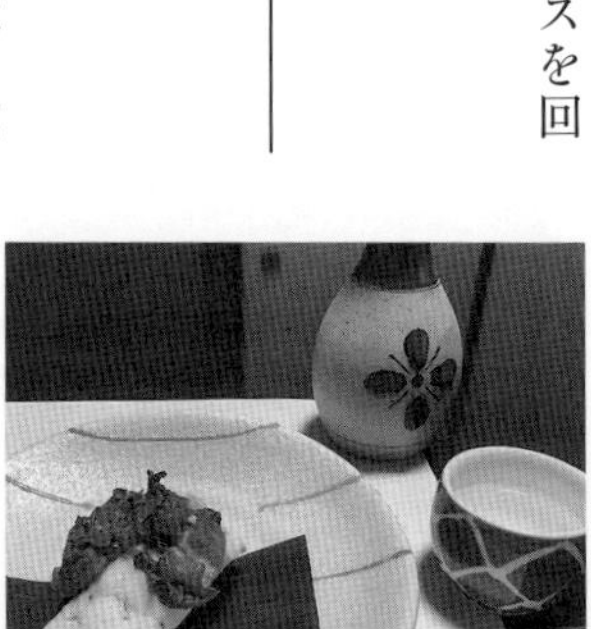

冷たいものは冷たく、温かいものは温かく、という日本料理を楽しんだ（4月7日）

「昨日、テレビ見ました。頑張ってください。主人は三年前にがんをやったのです」と奥さんが話しかけてくる。すかさず、私を挟んで三人で自撮りした。

四月八日は、ますます冷え込んだ。気温三度。真冬の寒さだ。みぞれが降っている。東京ではこの季節にはまず経験しない大きな雷鳴が轟《とどろ》く。雪も舞う。ときどき薄日が射したかと思ったらまた冷たい雨。そんな天気を繰り返した。息は真っ白、防水の手袋が力を発揮する。

第三セクターの「あいの風とやま鉄道」の、三月に開業したばかりの高岡やぶなみ駅付近でナビが混乱した。新駅だからなのか。そんな小さなトラブルもあったが、高岡の先の射水《いみず》市のホテルに入った。富山市までは、あと一息である。

4月9日
山であきらめない精神を養える

今日も雨。富山市の富山県立中央病院まで、一人で二十キロ弱の道のりを歩いた。病院スタッフ、がんサバイバー、テルモ金沢支店、対がん協会富山県支部(公益財団法人富山県健康づくり財団)のみなさんが緑色の横断幕で迎えてくれた。

富山県立中央病院のがん相談支援センター「こもれび」では、手作りの横断幕を張

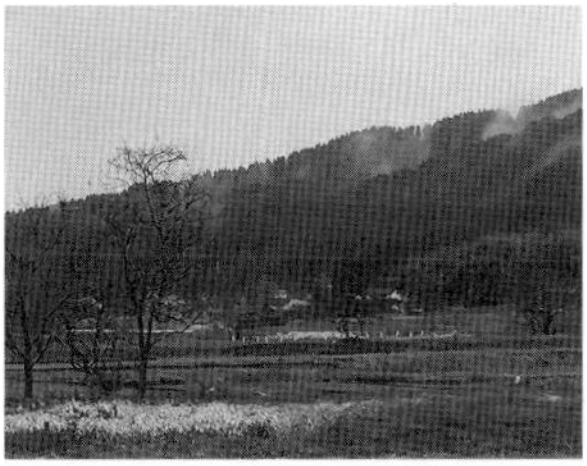
気温3度。雷が鳴り、みぞれからヒョウ。そして雪の中を歩く(4月8日)

ってくれていた。相談だけでなく、がん哲学外来などのサロンも開く。当初は目立たない場所にあり、次に会計の近くに移ったが、目立ちすぎて入りにくいという声も出て、二〇一七年一月、外来診療棟の一角に落ち着いたという。気軽に入りやすいことが大切なのだ。

緩和ケアセンターの医師や看護師らは、「早期からの緩和ケアが重要だが、一般の人に伝えるのは難しい」などと語った。「緩和ケア＝終末期」というイメージが浸透している。しかし、がんとわかったときから緩和ケアを受けるほうが予後がいい。

緩和ケアセンターの看護師の酒井裕美さんによると、二〇一七年から、医療者らが役者に扮して院内で寸劇を上演するなど、緩和ケアを知ってもらう工夫をしている（さらに二〇一八年秋からは、相談支援センターと緩和ケアセンターの案内を記した名刺サイズのチラシを医師が患者さんに配っている）。

帰途、一緒に歩いた中に山谷明子《めいこ》さんがいた。六十歳。一九九七年に乳がんになった。高岡市民病院の臨床検査技師で、院内で乳がん患者会「ハッピーリボン」も開いている。山谷さんは二〇〇〇年、ある医師の引率で日米のサバイバーたちと富士山に登った。その後も、富士山には数回、剱岳《つるぎだけ》、槍ケ岳、八ケ岳なども踏破した。「山登りは、困難を乗り越えること。決してあきらめない精神を養える」という。二〇一七年には、ヨーロッパ・アルプスの最高峰、モンブラン登頂を目指したが、天候が悪く

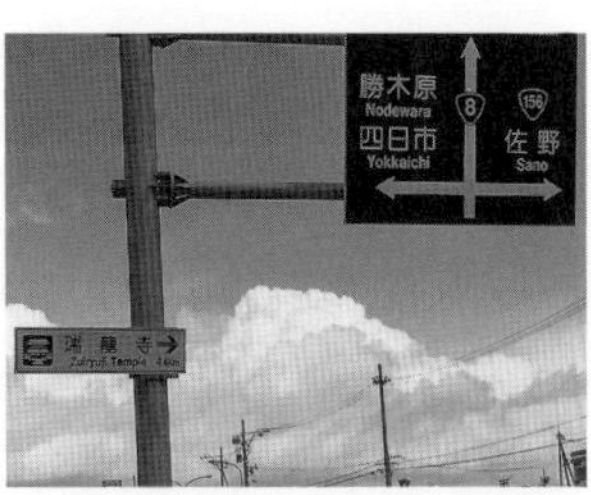

高岡の町で晴れてきた。瑞龍寺は立派な寺だが、今回は寄らずに進む（4月8日）

て断念。再挑戦に燃えていた（二〇一八年七月に成功した）。

病院の外観をインスタにアップしたら、参加者の一人がうれしいコメントを寄せてくれた。

「今日はお疲れ様でした。サロンでお話しさせて頂きました肺がん患者の者です。『患者自身が声を上げよう』というお言葉、本当にそうだと思います。今後は患者会やピアサポート活動（がんサバイバーやその家族が、仲間として、患者や家族を支援すること）を通して、がんサバイバーは身近な存在である事を発信していきます」

4月10日、11日
喜寿を迎えて

今日、四月十日で七十七歳、喜寿を迎えた。特に感慨や抱負などはない。自分では、まだ通過点と考えているのだ。

依然として寒い日が続く。快晴だが、気温は三度。宿の車で魚津駅まで送ってもらい、黒部市の生地《いくじ》温泉まで歩く。十三キロぐらいなので、箸休めみたいなものだ。

このあたりを歩くにあたっては、大きな楽しみがあった。

剱岳である。標高二九九九メートル。「岩と雪の殿堂」と言われるように、非常に

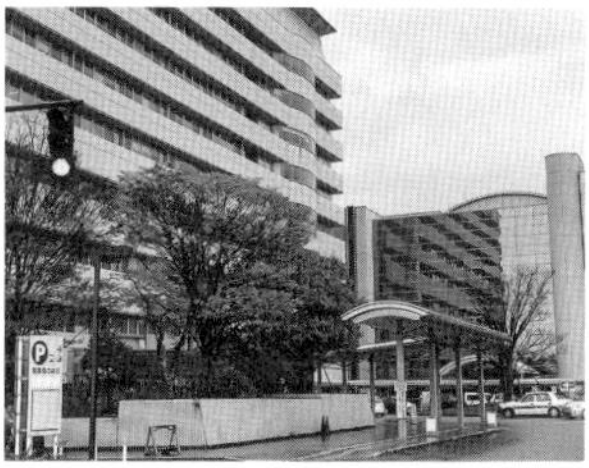
雨の中、黙々と歩いたら富山県立中央病院に早く着いてしまった！（4月9日）

険しく、カニのタテバイ、カニのヨコバイ、といった難所がある。鎖につかまりながら、そろりそろりと足を運ぶ。滑落する人もいる。

剱岳は、長く前人未踏の山と信じられていた。明治末期、旧陸軍の陸地測量部が〝初登頂〟に成功する。しかし、山頂で彼らが見たのは、修験者《しゅげんじゃ》が使う錫杖《しゃくじょう》や焚火《たきび》の跡であった。奈良時代ごろのものらしい。

私にとって、剱岳は思い出深い山だ。二〇〇七年の大みそかに妻が亡くなって二カ月ぐらい経ち、ようやく外へ出られるようになったころのこと。銀座のなじみの老舗割烹「三亀」のカウンターで鬱屈《うっくつ》して酒を飲んでいたら、山の話が聞こえてきた。思わず、

「そばに行っていいですか?」

とお断りして話の輪に加わった。そこで出会ったのが、渡辺仁さんである。若いころに仲間を剱岳で失っていた。毎年九月、慰霊の気持ちも込めて剱岳に登っているという。私も、一年半後の九月に同行させていただくことになった。

それから、本格的に体を鍛えた。四人のパーティーで、渡辺さんはいかにもリーダーらしく、いちばん最後を歩きながらみんなを支えている。私も無事に山頂に立てた。その後も一回登った。剱岳は、いわば、私が悲しみから立ち上がる大きなきっかけとなった山なのである。

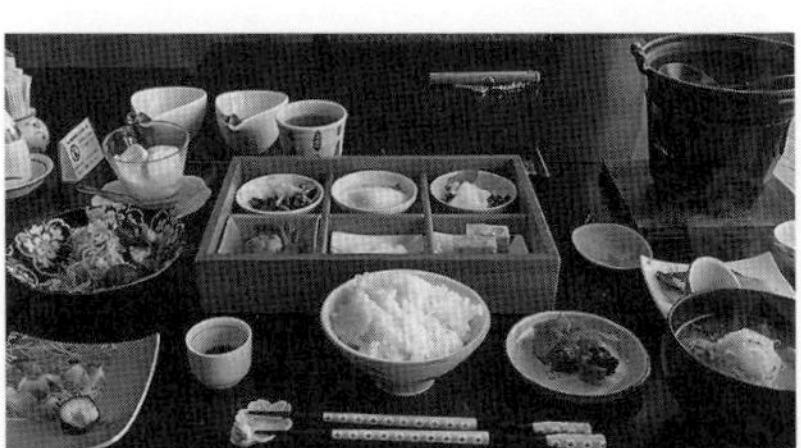
本日は快晴。バランスの良い食事をいただく(4月10日)

そんな山を、ゆっくり見られる。春霞に包まれていたが、山容を堪能できた。

生地温泉は、黒部川の河口近く、日本海に面している。上杉謙信ゆかりの湯である。透明で塩気がある。宿泊した旅館では大歓迎を受けた。読売新聞に定期的に寄稿している「地球を読む」のゲラがファクスで届いていたのを宿の人たちが読んだらしい。夕方のNHKニュースでは、ウォークの特集が流れた。女将もご覧になって、とても感激して、寄付の約束までしてくれた。

また、サプライズで、二月八日にも触れた友人の坂本徹さん（秀和総合病院理事長）から、豪快な性格の彼ならではの大きなバースデーケーキが届いていた。宿のみなさんと一緒にいただく。

誕生日に感慨はないと書いたものの、こういう過ごし方は、悪くない。


四月十一日は、生暖かく、風が強く雨も降っていた。

あいの風とやま鉄道の生地駅から市振《いちぶり》駅まで電車に乗った。右側に座り、車窓から北アルプスの山々を楽しむ。

やがて、親不知《おやしらず》・子不知《こしらず》に差しかかった。かつては、波打ち際を通るときに、親は子を、子は親を顧みることを忘れるというほどの難所で、荒波にさらわれた人もいたという。「天下の険」とも呼ばれた。松尾芭蕉も通っていて、『奥の細道』にも「北国

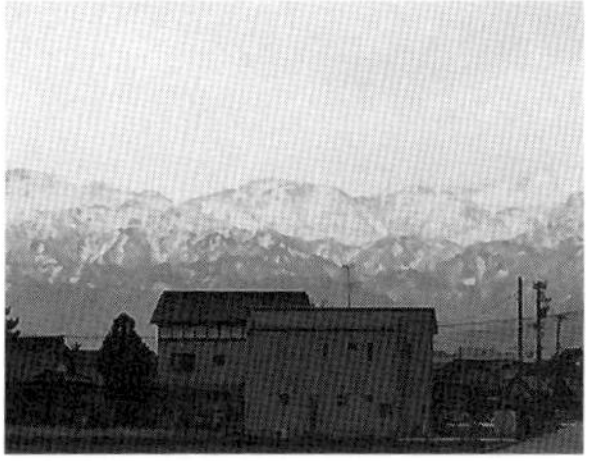

黒部の宿を出ると北アルプスが正面。強い西風の中、生地駅まで歩く（4月11日）

一の難所を越えて」と描かれている。かつての難所は現在は、「親不知コミュニティロード」という遊歩道になっている。

私は、この遊歩道を歩いた。途中、明治期の道路の開通記念に「如砥如矢《とのごとくやのごとし》」という文字が彫られた大きな岩があった。「砥石のように平らで、矢のように真っ直ぐ通れる」という意味らしい。たった四文字に、明治の人の喜びが凝縮されている。海側の絶壁を見下ろしながら歩いていると、当時の人たちの歓喜を実感できた気がした。

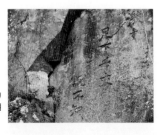

4月12日 東京五輪でバリアフリーを

二月からほとんど徒歩で旅をしていると、さまざまな出来事が折り重なり、ときおり、記憶が断片的になる。

四月十二日は、午前中は新潟県内を列車で移動した。大糸《おおいと》線の姫川《ひめかわ》駅から弥彦《やひこ》線の西燕《にしつばめ》駅まで。左に日本海、右に山々を眺めながらローカル線の旅だ。

こんなに長い間列車で移動したのは、ウォークでは初めてのこと。国道の喧騒や緊張感から解放されて、瞬間的に、時間や空間の概念がなくなることもあった。「あれ、自分は今どこで何をしていて、どこに向かうのだろう？」と。不思議なものだ。

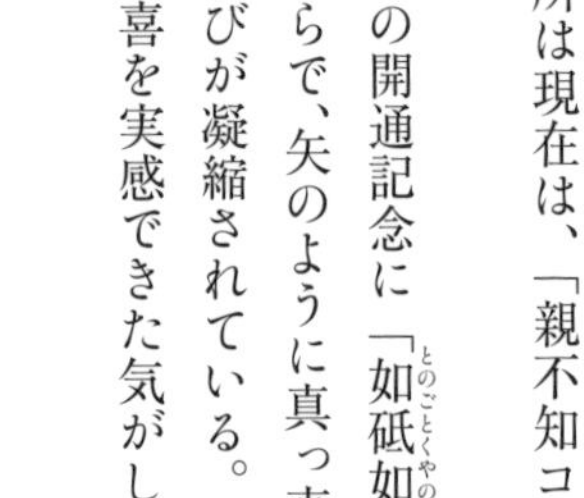

「親不知」の岩のあたりで雨が降ってきた（4月11日）

ふと、ドイツの哲学者、ハイデカーを思い浮かべた。代表的な著作『存在と時間』に挑戦して、歯が立たなかった記憶がある。それから、対照的に、やさしい言葉で深い思索を綴る哲学者で、大阪大学総長などを務めた鷲田《わしだ》清一《きよかず》さんの文章を思い出した。西燕駅から歩く。快晴で暖かいけれど、越後平野を抜ける風がとても強い。首から下げている地図はリュックサックにしまい、カーナビアプリに頼りながら、サバイバー支援を訴える幟を握りしめて足を踏み出す。

歩くこと約二十キロ。「カーブドッチ」というワイナリー兼レストランに泊まった。この一帯は「新潟ワインコースト」といい、カーブドッチをはじめ五軒のワイナリーがある。その一つ、「フェルミエ」のオーナーで栽培・醸造家の本多孝さんとフランス料理をともにした。

本多さんは、新潟出身の五十一歳。日本興業銀行を三十九歳で脱サラした(脱サラ時にはみずほグループ)。ワイナリーのある土地は、信濃川が注ぐ日本海に近い砂地。おいしいブドウの育成に欠かせない夜の冷え込みも、フランスのボルドーやブルゴーニュほどではなく、決してワインづくりに適した土地ではない。しかし本多さんは、土地に合うブドウを探して、スペインのアルバリーニョというブドウにたどり着いた。

アルバリーニョでつくった白ワインをいただくと、ある程度濃厚で、どっしりしているが重すぎもしない。少し酸味があるが、酸っぱすぎもしない。香りもよくて、と

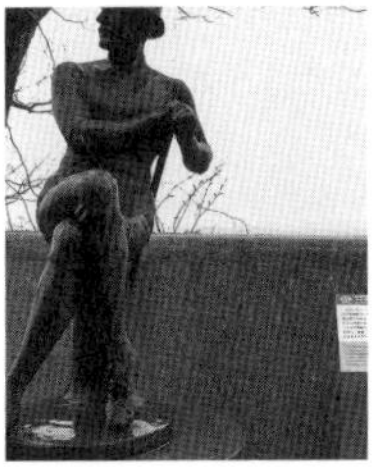

日本近代登山の父として名高い、英国のウォルター・ウェストンの像(4月11日)

てもいい味であった。

一人旅は、人と一緒だと目が向きにくいことをも気づかせてくれる。

たとえば、バリアフリーである。

バリアフリーが進んでいないホテルは少なくない。象徴的なのが、洗面所と床の段差。階段一段分ぐらいありそうなところもあった。トレーニングで鍛えている私でも、一日歩いて筋肉痛が出ていると、この段差が手ごわい。高齢者のことを考えれば、せめて手すりぐらいは付けてほしい。それが「おもてなし」ではないだろうか。

あえて「おもてなし」という言葉を使ったのには、理由がある。二〇二〇年の東京オリンピック・パラリンピック招致の際に使われて、流行語のようになったからだ。

私は東京オリンピック・パラリンピックにはあまり賛成していない。ただ、期待したい点があるとすれば、パラリンピック開催をきっかけに、障害者が暮らしやすい設備が整うことだ。

日本の、特に都会のシステムは、若い日本人の健常者を基準につくられている。たとえばエスカレーターの速度は高齢者には速すぎる。駅などの切符の自動販売機も複雑で、高齢者や外国人は歯が立たない。一方で、ホームドアはなかなか整備が進まない。地方でも、国道でさえ歩道がないところが少なくない。

もし二〇二〇年に向けて、国全体でバリアフリー化をしっかり進められるなら、五

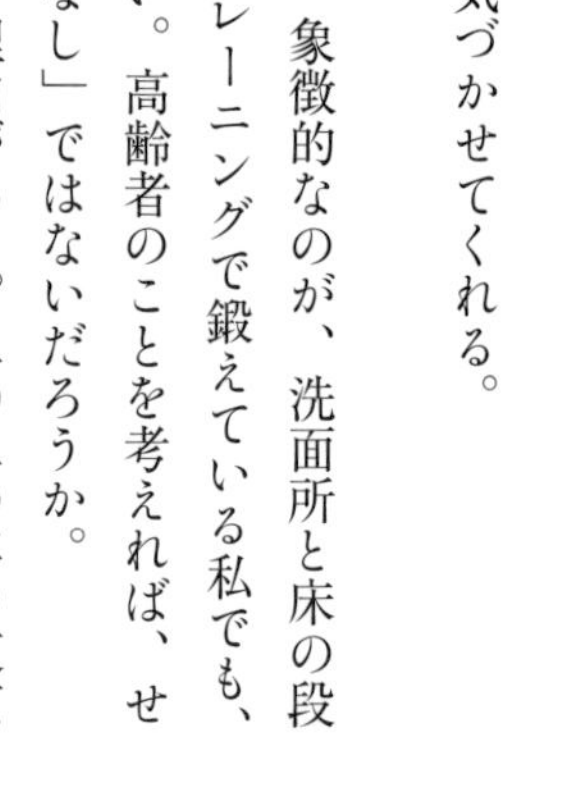

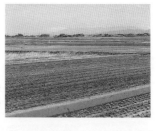

広大な越後平野の先に、私には同定できない山が見える。快晴、暖かい（4月12日）

十四年ぶりの五輪開催の意義も出てくるだろう。再開発とは、築地市場の跡地をどう利用するか、という表層的なものではない。すべての人が溶け込めるようなインフラづくり。これこそが本当の再開発ではないだろうか。

4月13日 「すぐには退職しないように」

第四弾ウォークの最終日を迎えた。新潟県立がんセンター新潟病院を訪問する。カーブドッチから海岸沿いを約二十キロの道のり。風が強く、砂が顔に当たって痛い。歩道はよく整備されているが、路面に砂の吹き溜まりができていて、歩きづらい。途中の青山海浜公園(新潟市西区)でリレーにいがたの永井昌弘さんと合流した。永井さんはソニー生命のライフプランナー。若いころに奥様を脳腫瘍で亡くしたという。長岡の花火大会のすばらしさなどを話しながら、信濃川に沿うようにコースを取り、新潟県立がんセンターまで案内してくれた。

ここは「レインボープラザ」という名前の相談支援センターを備えていて、佐藤院長によると、年間一万件を超える相談を受けている。最近は就労の相談も目立ち、「すぐには退職しないように」とアドバイスしているという。有用な助言だと思う。

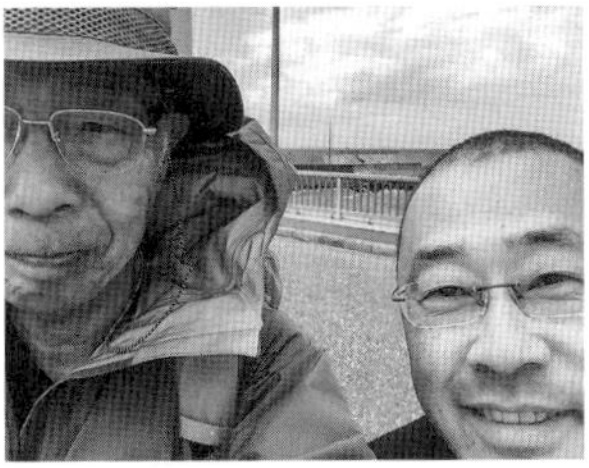

リレーにいがたの永井さんと合流した(4月13日)

交流会には、リレーにいがた、対がん協会新潟県支部（公益財団法人新潟県健康づくり財団）などから十人ほどが参加していた。創業百二十年になる佐渡の建設会社「ヨ近藤組」の近藤光雄会長も見えていた。黒部の宿に喜寿のバースデーケーキを贈ってくれた坂本徹先生の紹介である。会の中で、

「ウォークで印象的だったのはどんなことですか？」

という質問が出たので、妻への思いが原点にあることなどを語った。

尋ねたのは五十嵐紀子さん。三十六歳で乳がんになった、新潟医療福祉大学の准教授（コミュニケーション学・英語教育）だ。自分が築いてきた役割が奪われることが怖く、告知以来極力隠していたそうだ。七年後の二〇一五年。新潟で初開催となったリレーで、思い切ってオープンにした。「経験者だからこそ語れる言葉があり、また語ることで自分も変われるかも」と考えたのだという。ほどなく、同じ三十六歳で乳がんになった、リレーにいがたの実行委員長でアナウンサーの伊勢みずほさんと共著で『〝がん〟のち、晴れ「キャンサーギフト」という生き方』を出版した。五十嵐さんは、脳転移が見つかったことで交流会直前の三月末まで入院していたが、治療が成功し、仕事に復帰していた。

私は「仕事を続けられることはすばらしいですね」と述べたが、がん体験を社会化していく営みは意義深い。五十嵐さんからのキャンサーギフトともいえる。

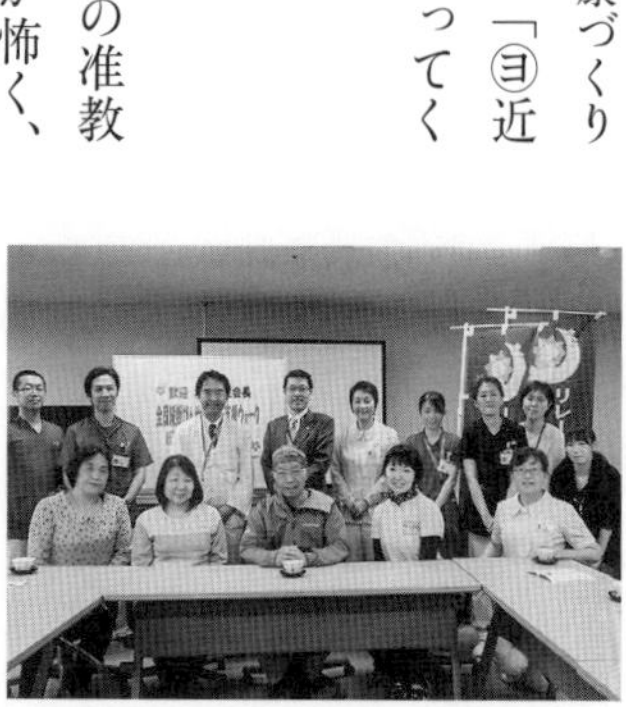

新潟県立がんセンター新潟病院を訪問（4月13日）

近藤さんは、「にいがた観光特使」「佐渡国際親善大使」の両方に任命されている。七十三歳というが、若くて元気だ。私の活動を理解してくださり、信濃川にかかる萬代橋のたもとに立つ新潟日報社の社屋一階に、募金箱と、がんサバイバー・クラブのパンフレットを置くことを依頼してくれた。近藤さんご自身からも寄付をいただいた。

さまざまな人が、ウォークを、そしてサバイバー支援の活動を応援してくださる。温かい支援の輪の広がりが、がんサバイバーを孤立させない社会の構築につながっていくのであろう。

都内の自宅に戻ったら、ピンク、白、淡い黄色。妻を想って植えた牡丹《ぼたん》がきれいに咲いていた。牡丹は妻がこよなく愛した花。丹精込めて育てていた。あるものはあでやかで、またあるものは優しく、深く。

眺めていると、時を忘れてしまう。

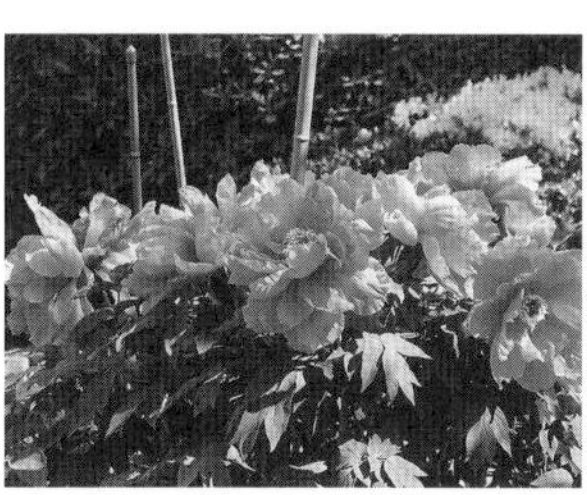
都内の自宅に戻ったら、妻を想って植えた牡丹が咲いていた！（4月13日）

第五歩

より良き
がん検診のために

2018年4月24日〜5月3日

新潟・群馬・埼玉

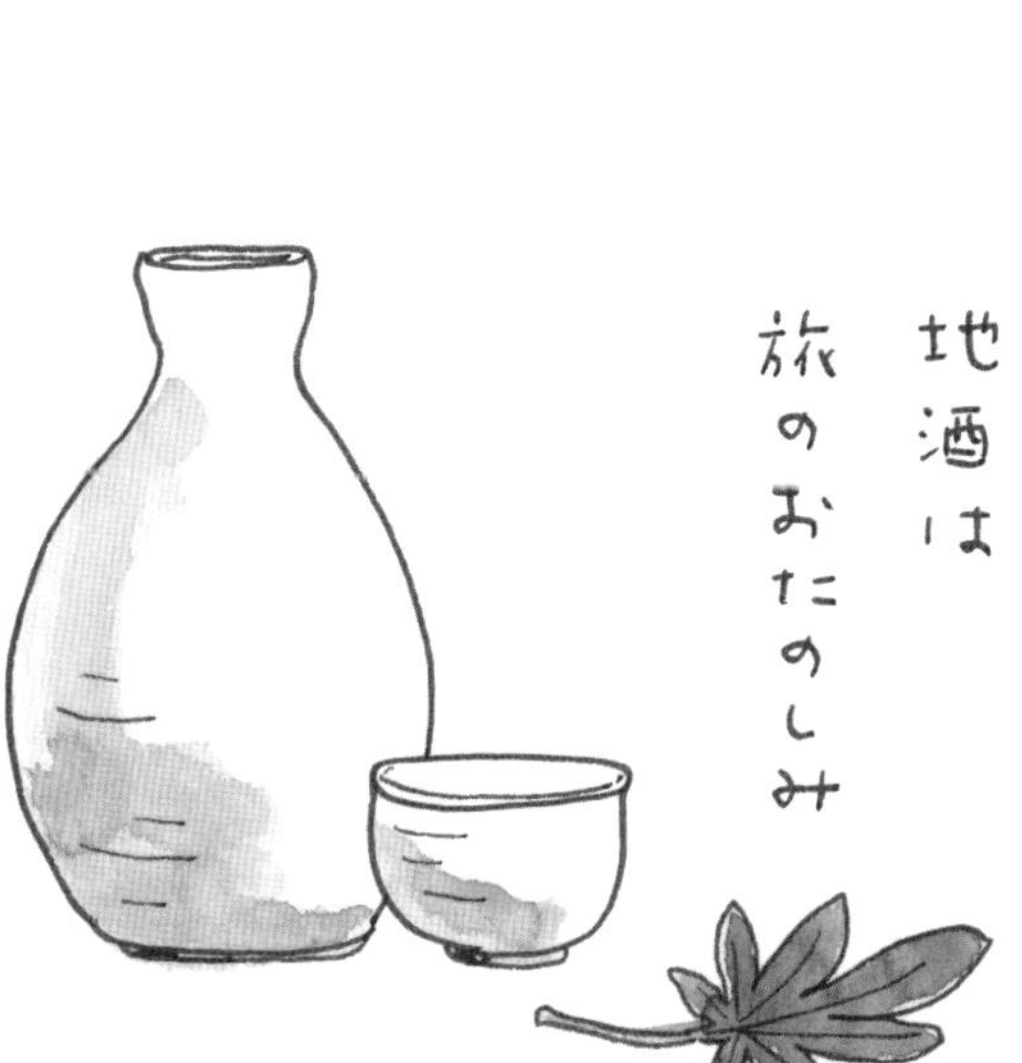

【第５弾のルート】新潟・群馬・埼玉

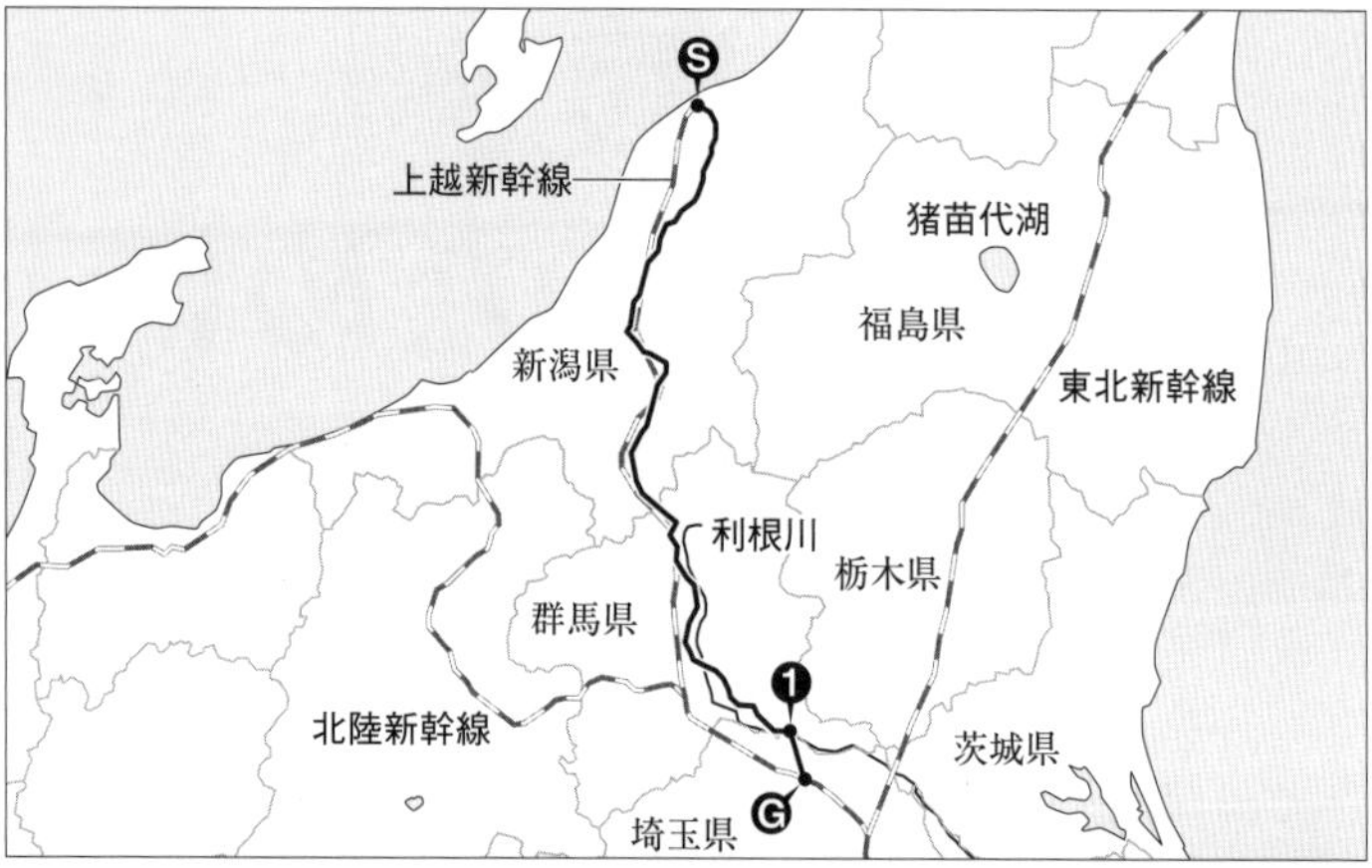

S（スタート）JR 新潟駅（新潟市）　1群馬県立がんセンター（太田市）
G（ゴール）JR 熊谷駅（埼玉県）

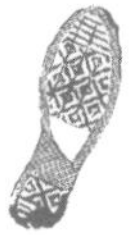

4月24日、25日
スマホが動かなくなった！

越後平野を吹き抜ける風が強い。あいにくの雨。雨脚は大したことないが、傘をさすのはかえって危険なので、ゴアテックスのレインウエアのフードをかぶり、がんサバイバー支援を訴える幟も短く持つ。

新潟市と長野県松本市を結ぶ国道403号は、このあたりでは新津《にいつ》フラワーロードと呼ばれる。約四キロにわたり、沿道を菜の花と八重桜が彩る。菜の花の目が覚めるような黄色と、ソメイヨシノとはまた違う八重桜のピンク。春の雨に濡れて、何とも言えない味わいである。

国道に並行して、農道が通っていた。舗装されて道幅も広く、トラクターが落とした泥が目につく。周囲は田んぼや畑ばかり。「こういうところでおいしいお米や農作物ができるのだ」と改めて思う。

今日、四月二十四日から第五弾である。午前七時東京発の上越新幹線の二階席から風景を楽しみ、新潟駅で信越本線に乗り継いで三駅、荻川《おぎかわ》から歩きはじめた。

十日間の日程のうち、訪問するのは、九日目の群馬県立がんセンターのみ。今まで

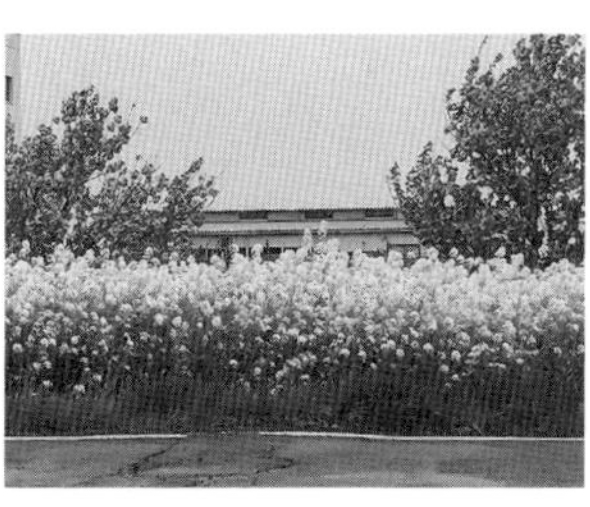

第五弾。雨の新潟を歩く（4月24日）

とは違うウォークになる予感がする。しかも今回は、思い切って、地図を切り取って持参するのをやめた。道案内はすべて、スマホのカーナビアプリに委ねている。

本日のゴールは南蒲原《みなみかんばら》郡田上《たがみ》町の湯田上《ゆたがみ》温泉。近くなったころ、男女数人の高齢者と出会った。一人の男性が声をかけてきた。

「垣添先生ですよね？　先々週、新潟県立がんセンターから新潟駅まで歩いたときに私もいました」

何という偶然。ウォーク第四弾の最終日に同行した人と再会したのだ。聞けば、みなさんは「新潟歩く会」のメンバーだという。

こんな出会いもあった。お昼に国道沿いで見つけた和食店に入ったところ、店員の女性が「雨の中を大変だったでしょう」とタオルを持ってきて私を拭いてくれた。私には「新潟の女性は働き者」という印象がある。そういえば、国立がんセンター時代も、新潟出身の看護師さんに大いに助けられた。揚げたての天ぷらまで付いているサバの塩焼き定食をいただきながら、そんなことを思い浮かべた。


翌朝も雨だった。

四月二十五日。最寄りの信越本線田上駅まで宿の車で送っていただき、電車で二駅、加茂《かも》で降りた。国道４０３号を進む。十キロ行っても、誰にも会わない。食事をでき

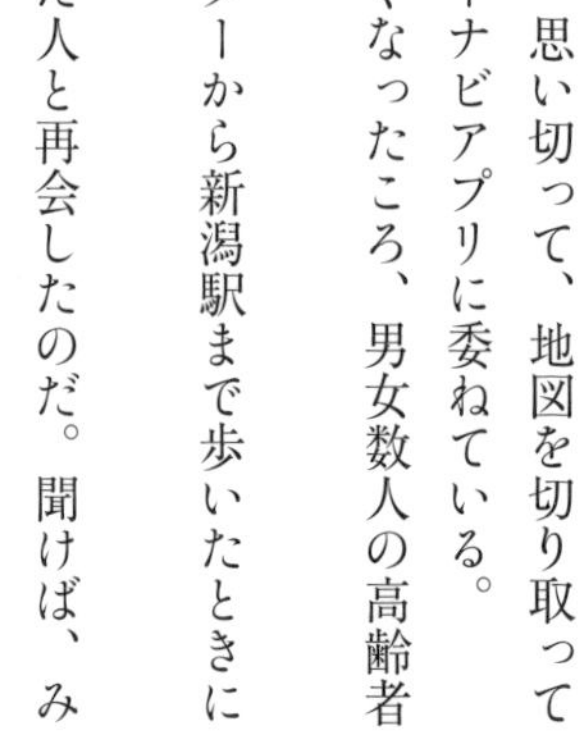

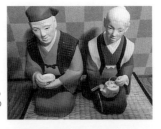

湯田上温泉の旅館に飾ってある人形。こういうの良いな（4月24日）

る店もない。さすがに孤独を感じた。しかも、いったんやんだ雨が、午後から大粒になった。横殴りの風が強く、傘もさせない。

午後三時ごろ、ようやく人に会った。国道沿いの田んぼで、トラクターを操っている四十代ぐらいの男性だ。兼業農家だという。やはり目に付くのだろう。

「何の幟ですか？」

と聞かれたので、ウォークの趣旨を説明すると、

「それは素晴らしい。誰にでもできることではありません。ぜひ、お体を大事にしてがんばってください」

と励ましてくれた。寂しく歩いてきた後だけに、本当にうれしかった！

ふと思い立って、トラクターでどのように田んぼを整えるのか聞いてみた。最初は、前年の切り株ごと田を掘っくり返す。それによって田んぼに酸素も入るし、切り株も栄養になる（田起こし）。次に水路から水を入れてかき混ぜて、泥状になったところをローラーで平坦にする（代掻き）。水を貯めて三日ぐらい経ったら、いよいよ田植えだ。ちなみに、秋の収獲の季節には、トラクターの前に付けるブレード（刃）の種類を替えるのだという。

案外知らないものである。とても興味深かった。この男性は東京にもよく来るそうで、「防衛省の近くに行きつけの店があるから今度行きましょう」と誘ってくれた。

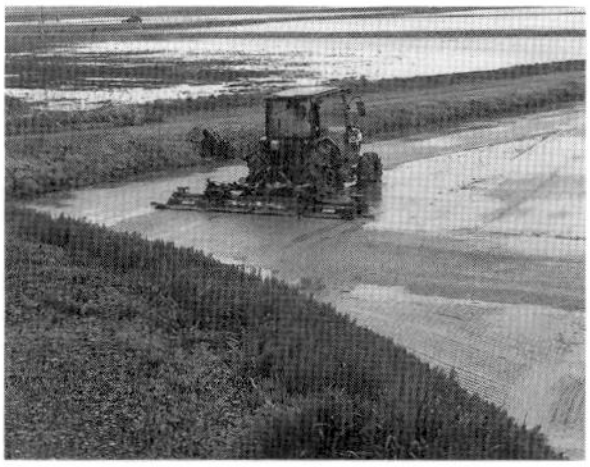
苗代の最終段階。さすが米の名産地（4月25日）

私のウォークに欠かせないのは、スマートフォンである。インスタに上げる写真の撮影はもちろん、カーナビのアプリも強い味方になっている。ところが、雨の中で操作しているときに水が入ってしまったのだろうか。三十キロ以上歩いて、見附《みつけ》市の英国風の庭園に立つ英国調のホテルにたどり着いたころには、動かなくなってしまった。

さてこの先、どうするか？　写真が撮れないとインスタにも上げられない。運の悪いことに、紙の地図はない。そして何より、通信手段を失ってしまう……。

4月26日「あ、先生だ！」

四月二十六日の朝になってもスマホの機嫌は直らない。充電もされないし、画面に変なシミがある。パスコードも認識してくれない。どうやら完全にアウトのようだ。ホテルのフロントで地元のドコモショップを調べてもらい、チェックアウトした。

「あ、先生だ！」

玄関から入っていくと、女将の弾んだ声が聞こえた。

本来なら昨日の二十五日に泊まるはずだった早川屋旅館を、ぶらりと訪ねたのだ。

八部屋しかない小さな旅館である。女将の大屋雅子さんは四十代後半。二〇一六年十一月に義母を大腸がんで、二〇一五年十月に実父をすい臓がんで亡くしている。自動車整備工場を経営していて「家族よりお客さん」だった実父は、ステージ4で見つかったが、医師の見立てより一年ぐらい長く生きられた。

そんなこともあって、私に会うことをずっと楽しみにしていたという。ところが、手違いで部屋が空いておらず、泊まれなかったのだ。

雅子さんによると、義母の桂子さんは十代のころから約六十年、旅館を引っ張ってきた。骨董品が好きで、館内に伊万里焼のお皿など素敵な品々が飾られている。

桂子さんは両足がパンパンに腫れて、総合病院を訪ねたところ、最初は整形外科、次は心臓内科で「異常なし」と診断された。しかし、具合がよくならない。やがて、明るく出かけるのが好きな性格だったのに、ふさぎ込んでしまった。

そこで地元の心療内科にかかり、血液検査をしたところ、「すぐに大きな病院へ行ってください」と助言されて、再び最初の総合病院で検査して、大腸がんだとわかった。肝臓も三分の二ぐらい機能しなくなっていた。それから一カ月ほど。ご自宅で静かに旅立ったという。ネットであれこれ調べるうちに、私の名前も知ったそうだ。

おそらく、体に異変を感じた時点で、すでに腹水がたまっていたのだろう。しかし、すぐに大腸がんだとわかっていれば、原因不明な状況に悩まれることはなかったかも

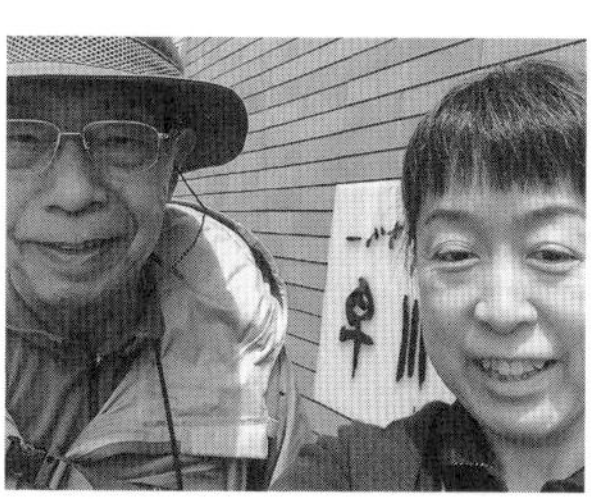

残念ながら泊まれなかった早川屋旅館の女将さんと(4月26日)

しれない。残された時間の過ごし方も違う形になっていたはずだ。

全国どこでも同じ水準の治療が受けられるという「がん医療の均てん化」は、日本のがん対策の大きなテーマである。

二〇〇六年に成立したがん対策基本法(二〇〇七年施行)では、基本理念として、「がん患者がその居住する地域にかかわらず等しく科学的知見に基づく適切ながんに係る医療を受けることができるようにすること」が挙げられている(第二条)。二〇一六年に法改正されても、この条文は変わっていない。

私が座長を務めた国の第一期がん対策推進協議会が二〇〇七年に策定した第一期がん対策推進基本計画でも、「がん医療の均てん化の促進」を重点目標に掲げた。それから十年以上経つが、実現は道遠しだ。地域間格差、病院間格差は否めない。

東京なら、国立がん研究センター、がん研有明病院などの専門病院がある。症例を積み重ねており、診断、治療ともに知見が蓄積されている。患者が臨床試験を受けるチャンスも多い。総合病院や大学病院もたくさんあり、患者は選択できる。

ところが、地方ではそうはいかない。厚生労働省は、全国にがん診療連携拠点病院を四百一、地域がん診療病院を三十六、指定している(二〇一八年四月一日現在)。そう聞けば、津々浦々までカバーしているように見えるが、必ずしも自宅から通える距離にあるとは限らない。語弊を恐れずに言えば、医師の質量ともに東京には及ばない。

医師の偏在は、がんに限った話ではない。二〇〇四年度に政府が新臨床研修制度を導入してから、医師が自由に研修先を選べるようになり、若手が都市部に流れた。対策として地域枠が広がっている。地域枠とは、医師になった後に一定期間、大学の地域内で勤務することを条件に、医学部に入学しやすい枠を設けたりすることだ（二〇一八年七月には、地方の医師不足解消を目指した改正医療法・医師法も成立）。

地域医療に携わることが医師のキャリア形成で不利にならず、魅力的になるような仕組みをつくっていくことが求められる。

雅子さんは、地元の小学校で発達障害の児童の支援をしていたが、桂子さんの跡を継ぐように、旅館の女将となった。私の旅程をご存じだったので、前日は心配して、雨の中を国道などを見回ってくださったという。私にとっても貴重な出会いとなった。

早川屋旅館にリュックサックを置かせてもらってドコモショップに行ったが、スマホは結局、復活しなかった。保険で新しいスマホを東京の対がん協会に届けてくれるという。それを、秘書の森田幸子に旅先まで送ってもらうほかない。

スマホがないと、写真が撮れない。宿泊先の小千谷《おぢや》市のホテルに着くまでの間、信濃川の上を飛ぶツバメたち、「小千谷市錦鯉の里」で優雅に悠々と泳ぐ鮮やかな錦鯉、雪山を背景にした苗代など絵になる風景を前にしても、ただ眺めているだけだった。

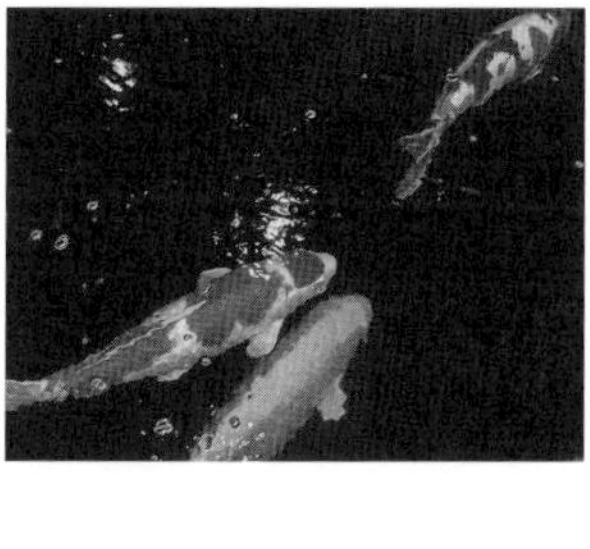

小千谷の錦鯉。赤、白、黒、金色、銀色と多彩だ（4月27日）

そこで私は、気持ちを切り替えた。

「健康問題でウォークが中止になったわけではないのだから、いいではないか！」

それからグッと楽になった。

森田が地元のパソコンショップ「マッハパソコンハウス」に電話をかけて、デジタルカメラのレンタルか購入を相談したところ、なんと無料で貸してくれることになった。しかも、新しいスマホが東京から届くまでの間、社長の平澤智さんが夕方、私の宿までいらして、代わりに写真を送ってくれるという。なんだか勇気が百倍になった。

曹洞宗の開祖・道元の言葉「放てば手にみてり」を実感した。

4月27日、28日 こんな親切な人は見たことがない

平澤さんは、二〇一六年三月にお母さんを肺がんで亡くしている。七十八歳だった。お母さんは前年の七月、急に立てなくなり、病院で検査を受けたら、肺がんのステージ4とわかった。脳に転移していた。

ネットで調べて私のウォークについて理解したとき、お母さんに「役に立つことしれや」と呼びかけられた気がしたそうだ。もっとも、最初に森田から「デジカメがほ

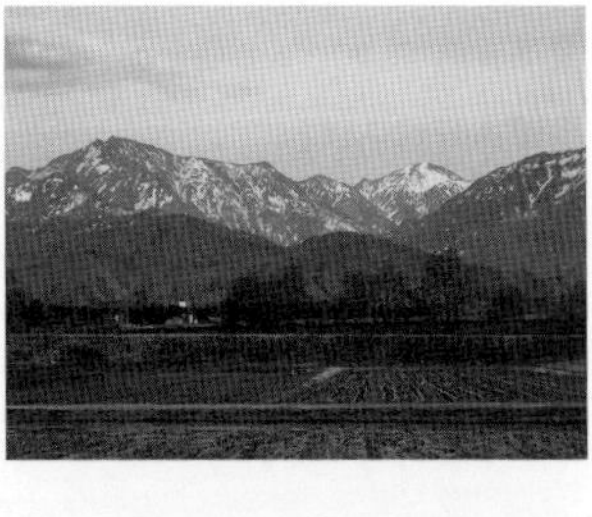

魚沼三山あるいは越後三山。右から八海山、中ノ岳、駒ケ岳（4月27日）

しい」と電話があったときには、「なんで東京の人からこんな電話がかかってくるのか？　何かの詐欺ではないか」と心配になったらしい。

四月二十七日朝、そんな平澤さんにお借りしたデジカメを持って、前日のリベンジで錦鯉を撮影できた。

錦鯉は江戸時代の文化文政期（十九世紀前半）に小千谷市で発祥した。食用に飼われていた鯉の突然変異らしい。それから品種改良が続けられた。今では世界三十数カ国に輸出されているという。特徴は、おとなしくて争わないこと。平和主義なのだ。リーダーもいない。そして人なつこい。

国道17号（中山道）をひたすら南下する。二〇〇四年十月の新潟県中越地震で大きな被害が出た一帯である。

雨と雪解けで、信濃川の水量は多く、濁流になっている。川の上をツバメが何羽も飛んでいる。八海山、中ノ岳、越後駒ケ岳の魚沼三山（越後三山）のすばらしい眺望も楽しみ、いずれもデジカメで写真に収めた。

一人で歩いていると、風景や地名に触発されて、妻をはじめ、友人、患者さん、自分の過去などが頭をよぎる。小出《こいで》を通ったときには、ここから銀山湖（奥只見湖《おくただみ》）まで妻と紅葉を見に行った思い出が浮かんだ。

南魚沼市に入ると、合併前の南魚沼郡だったころの患者さんの記憶がよみがえった。

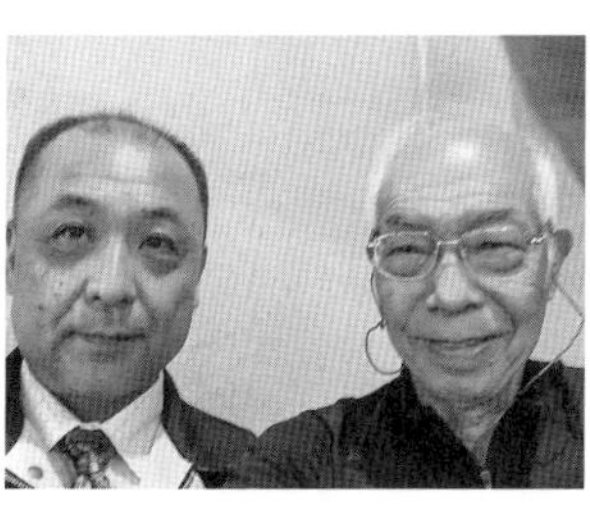
私のスマホが壊れたとき、まるで地獄に仏のように助けていただいた、マッハパソコンハウスの平澤智さん（4月28日）

この方は、進行した精巣腫瘍だったが、抗がん剤のシスプラチンがよく効いて、残った腫瘍も、手術で取り除けた。

それから約二十年、亡くなる前年まで、毎年コシヒカリを送ってくださった。「こんなにおいしいお米を食べている人とそうでない人では、人生に差が出る」と本気で思うほどであった。

宿泊は浦佐《うらさ》駅からすぐのビジネスホテル。ホテルの夕食では、地酒の鶴齢をぬる燗にして、コシヒカリをいただいた。これまた飛びきりの味だった。

四月二十八日は越後湯沢まで。

浦佐駅前の田中角栄元首相の像、『北越雪譜《ほくえつせっぷ》』を著した江戸時代の商人・文人の鈴木牧之《ぼくし》生誕地の碑、美しい新緑、桃の木の向こうに見える谷川連峰……。

平澤さんのおかげで、インスタへのアップは途切れずにすんだ。三日間にわたり、夕刻に私の宿まで来て、デジカメの写真をUSBメモリーに移してオフィスに戻り、対がん協会のスタッフへ送信してくださった。最後は、私にデジカメのSDカードまで渡してくれる念の入れようである。

平澤さんは、添乗員の資格も持っている。地元商店街の組合で、毎年春にお得意様の参加を募り、東京ツアーを実施する。二〇一七年は両国国技館で相撲観戦。二〇一

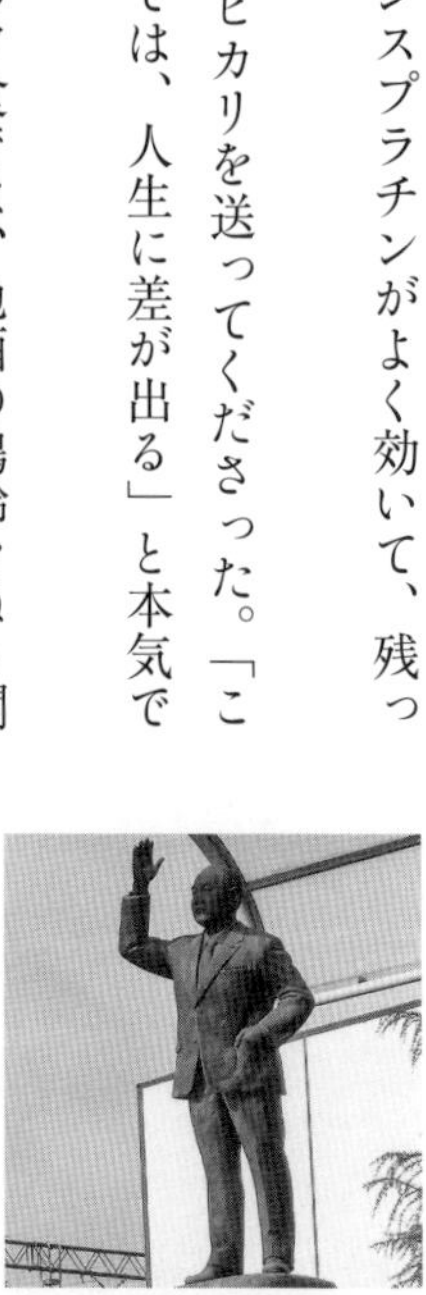

浦佐駅前に立っている田中角栄氏の像（4月28日）

八年は三月に新橋演舞場で演劇を鑑賞。毎年企画からツアー催行まで実施しているというが、平澤さんなら、参加者も安心して旅を楽しめるだろう。

これほど親切な人は、見たことがない。丁重にお礼を申し上げたが、

「困ったときはお互いさまです」

と受け流す。押しつけがましくないのだ。

宿泊する越後湯沢駅前の温泉付きビジネスホテルに、東京から新しいスマホが届いていた。さっそく平澤さんと自撮りで記念撮影をした。

4月29日、30日
イノシシが飛び出した

——国境の長いトンネルを抜けると雪国であった。

四月二十九日は川端康成の『雪国』の主人公とは反対方面から、長いトンネル（清水トンネル）を通過して、群馬県に入った。上越線を水上《みなかみ》駅で降り、沼田まで約二十五キロをゆっくりと歩いた。

新緑に魅せられる。雪をかぶった谷川連峰がよく見える。沿道では、九輪草《くりんそう》が紫色の花を気持ちよさそうに咲かせている。利根川の清流が陽の光にキラキラしている。

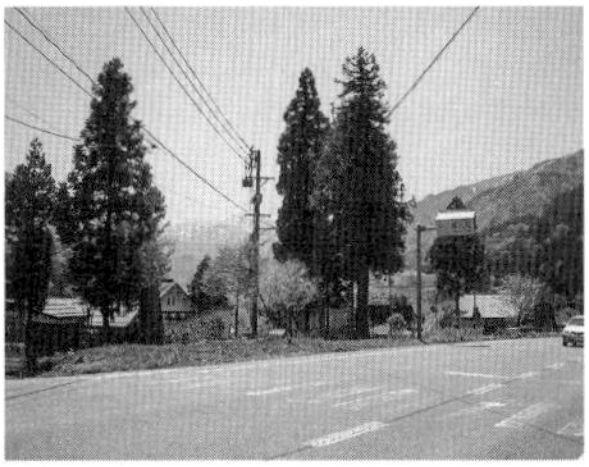
湯沢町。桃の花越しに谷川連峰が見える（4月28日）

ラフティングのメッカでもあり、ゴムボートで水しぶきをあげて下っている人もいた。

ウグイスやカエルの鳴き声がにぎやかだ。キジが飛ぶのも見た。

四月三十日。朝、二人の同行者が沼田市のホテルまで迎えに来てくれた。

リレーぐんまの実行委員長の大島主好《ちかよし》さん、副実行委員長の狩野太郎さんだ。狩野さんは、群馬県立県民健康科学大学（前橋市）の看護学部教授でもある。なんと三本のたすきを用意していた。片面に「がんサバイバー支援」、もう片面に「希望と共に生きる　がんサバイバー・クラブ」の文字。サプライズに感動する。

途中、国道のトンネルを避けるため、岩本駅から津久田《つくだ》駅まで、一駅だけ電車に乗った。その津久田駅で、対がん協会群馬県支部（公益財団法人群馬県健康づくり財団）前専務理事の新木惠一さんとも合流した。

男四人で、国道17号を南へ向かう。利根川沿いの竹やぶの暗がりから、ゴソゴソという音が聞こえてきた。「野生動物かな」という声が上がると、なんとイノシシが飛び出した。あっと思いスマホを取り出しているうちにいなくなってしまった。タケノコでも食べに来たのだろうか。動きは素早かった。

畑の中にあった東屋で一息入れる。狩野さん手製の野菜のぬか漬け、デコポンが疲れた体に染み入っていく。利根川をはさんで、左に赤城山、右に榛名《はるな》山。大好きな矢

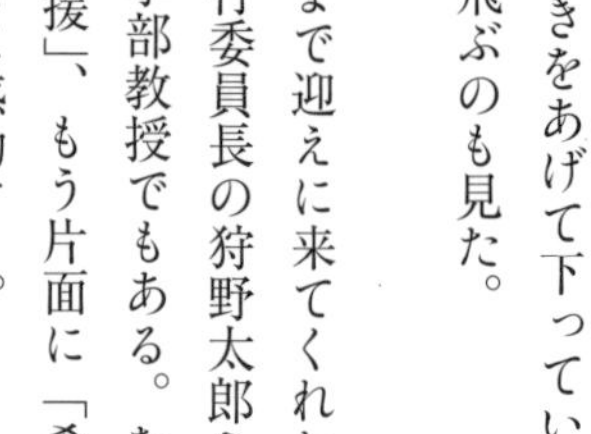

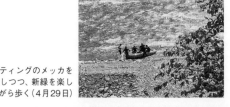

ラフティングのメッカを通過しつつ、新緑を楽しみながら歩く（4月29日）

車草が群生していて、青い花を満喫した。

畑に帯状に何本もビニールが張ってあることが気になっていたので、兼業農家でもある新木さんに聞いてみると、「レタスなどを植える前に、防虫措置を施したビニールをトラクターで張るのです」と教えてくれた。

渋川の市街地が近づき、室町時代に起源をもつ白井宿の土蔵造りの町並みを通っていると、幟やたすきに気づいた中年のご夫婦に声をかけられた。私の代わりに狩野さんがウォークの説明をすると、「すごいですねえ」と感服された。たすきの効用である。

5月1日 安かろう、悪かろうでは困る

五月に入った。五月晴れである。

朝、群馬県支部の戸塚俊輔・専務理事らが、車で渋川のホテルまで迎えに来てくれた。まずは、前橋市の広大な公園の一角にあるリレーぐんまの会場へ。赤城山、榛名山なども望める。ここで、横断幕とともに、支部のみなさんが出迎えてくれた。

その後、戸塚専務らと五人で歩き、狩野さんが教授を務める群馬県立県民健康科学大学へ向かう。道中、ニセアカシアの木を彩る乳白色の花々の向こうに、榛名山がく

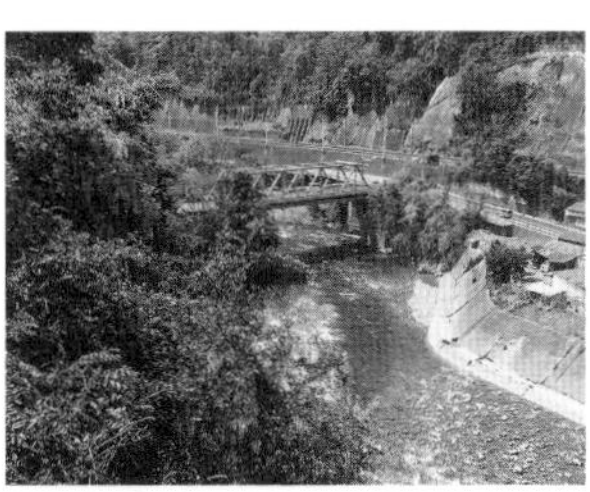
利根川の上流。清らかな水が流れている（4月30日）

っきり見える。その手前では、新緑と風力発電の風車の白が鮮やかな対比をなす。途中から、高田邦昭学長も参加した。解剖学が専門で、群馬大学の学長だった人だ。県立県民健康科学大学のキャンパスでも、若い人たちを中心に三十人ぐらいで歓迎してくれた。狩野さんから、キュウリ、ニンジン、レタスなどの手作りぬか漬けもいただく。ぬか床に鰹節を混ぜているのがおいしさの秘密なのだという。なぜか昆布だと、この味は出ないそうだ。

大学を後にして群馬県支部へ。支部は、リレーの事務局も担っている。支部の広い駐車場には、検診車がずらりと並ぶ。壮観といっていい。ところが、この検診事業が、危機に直面しているという。群馬県に限った話ではない。

〝検診屋〟とでも呼べばいいのだろうか。簡単に言えば、精度の高い検診をとても望めない格安価格で検診を請け負う業者が増えているのだ。たとえば、複数の医師で読影(レントゲンで撮ったエックス線画像を読み取ること)すべきところを一人で読影しているとか。そうした業者が淘汰されればよいが、現状は逆のようだ。

以前、こんな噂を聞いたことがある。検診でがんが見つかるのはおおむね千人に一人。それを悪用して、検診結果を精査せず、受診者全員に「異常なし」と通知している業者がいる、と。安かろう悪かろう、の検診でがんを見落とされたら大変な問題である(二〇一八年七月には、東京都杉並区で、肺がんを見落とされた四十代の女性が亡くなる痛

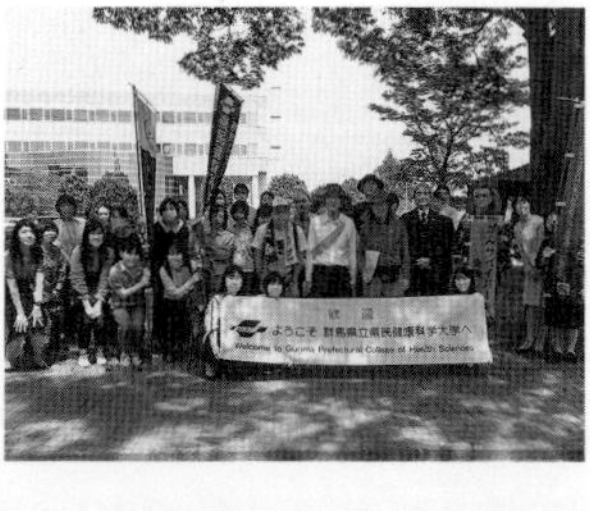

群馬県立県民健康科学大学のみなさんと(5月1日)

ましい事案が発覚した）。まっとうな検診機関の財政が悪化すれば、事業縮小になる恐れもある。まさに、悪貨が良貨を駆逐する事態になりかねないのだ。

対がん協会の全国の支部が二〇一六年度に実施したがん検診の受診者は、延べ約千百五十万人で、前年度より約二十四万人、減少した。

早急に全国で実態調査をして、対策を考えるときに来ている。

5月2日、3日
「なんでそんなにお元気なんですか？」

今日は、今回のウォークで唯一の病院訪問である。

ホテルから車で二十分ほど、太田市の世良田東照宮から支部の人たちと歩きはじめた。この地域は徳川家発祥の地とも言われている。一時間ほど歩き、カフェ尾島という元は呉服屋だったカフェで一休みした。戸塚さんがすかさず、リレーの案内をすると、女性店主が「私は毎年、参加しています」と笑顔を見せた。

さらに歩くと、旧中島家住宅が見えてきた。中島飛行機（後の富士重工＝現・スバルの前身）の創立者・中島知《ち》久《く》平《へい》が、昭和初期に両親のために築いた、敷地一万平方メートルの近代和風邸宅で、二〇一六年に国の重要文化財に指定されている。

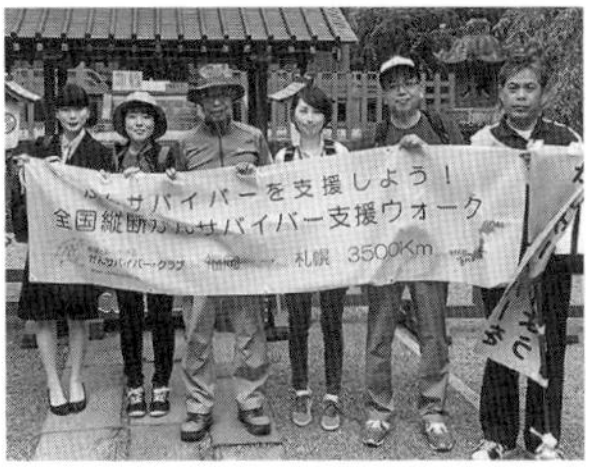

世良田東照宮にて。本日、群馬県立がんセンターに向かう（5月2日）

玄関先から中を覗いただけで先を急ぎ、途中、ウナギ、珍しいナマズのてんぷらの昼食を食べてから、目的地の群馬県立がんセンターに着いた。ざっと五十人が集まった交流会には、入院中の患者なのだろうか、パジャマ姿の人も複数いる。聞けば、私の来訪を館内放送で二度も流してくれたという。さりげない心遣いである。

ほかにも、病院でボランティアをされているサバイバー、平日は院内、休日は院外の集まりやすい場所でピアサポーター養成のカフェを開いている乳がんの女性らも見えた。ピアサポートとは、がん経験者やその家族らが、仲間として患者や家族を支援することである。その活動をする人をピアサポーターという。対がん協会も以前、厚生労働省の委託でピアサポーター養成事業に取り組み、プログラムを作ったことがある。思いを共感できるピアサポートは、サバイバー支援に力を発揮する。

会議室には、狩野さんも来ていた。

「垣添先生はなんでそんなにお元気なのですか？」

「私は家で妻を看取り、幸せに亡くなったと思っています。私も家で最期を迎えたいと考えています。高齢者の単独世帯なので、しっかり体を鍛えているのです。毎朝腹筋を五百回、スクワットを百回……」

と答えたところで、「ウォー」と驚きの声が上がった。

私は、もし体が不自由になったらベッドから遠隔操作で玄関を開け閉めできるよう

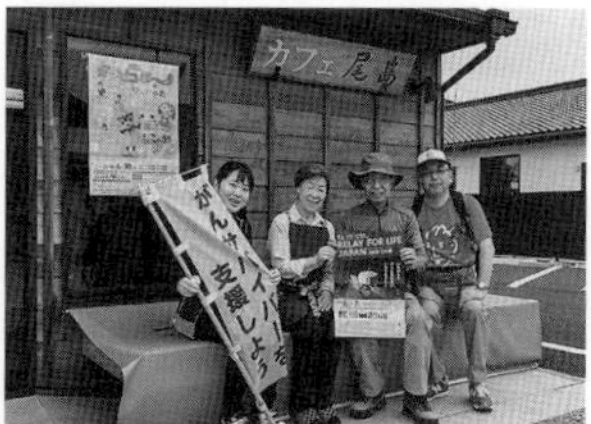

休憩に寄ったカフェ尾島の主人は、リレーぐんまに毎年参加されている（5月2日）

にして、訪問看護を受けたいと考えている。最後の旅立ちは、誰にも看取られずに一人でもいい。遺骨は、妻との思い出の場所に散骨してもらう心づもりである。

実はこのことは、狩野さんにはウォークの最中に話していた。狩野さんはすべてご存じで、場の空気を盛り上げるために、聞いてくれたのだ。

深刻な訴えは出なかったが、心温まる雰囲気で交流会は進んだ。柔らかい印象の鹿沼達哉院長の人柄も影響しているのであろう。病院を出て、再び歩く。利根川を渡り、埼玉県へ入る。今日の宿泊は熊谷。私にとっては思い出深い街である。

私は泌尿器科の外科医だが、若いころ、「専門外の腹部外科で修業したい」と母校・東京大学医学部の医局に申し出た。泌尿器科医が見る腎臓や膀胱は、胃や腸を覆う腹膜の裏側にある。そこで、「腸などおなかの中も自在に扱いたい」と考えたのだ。「ゲルマン民族の大移動」とさえ呼ばれた医局の人事構想に外れるので渋られたが、「それなら辞めて行きます」と強く出ると、最後は認められた。

修業先の藤間病院が、熊谷市にあるのだ。藤間兄弟が始めた個人病院なのに、コバルト治療機器を日本で初めて導入するなど先進的であった。

弟の藤間弘行先生が副院長で外科部長。藤間先生の針さばきは、まさに精妙であった。最後におなかを閉じるとき、「垣添君、筋肉ではなく、(筋肉を覆う)筋膜の前と後

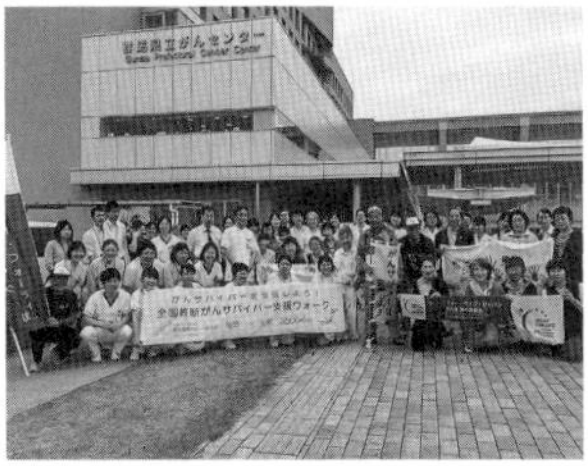

群馬県立がんセンターを訪問。充実した時間を過ごせた(5月2日)

ろ（前葉と後葉）を合わせるのです」と教えながら、針をかける際、筋膜を大きく引っかけて筋肉を少しだけ引っかける。見事だった。

私が胆のうなどの手術をしたときには、藤間先生が「前立ち」という第一助手の役割をしながら指導してくださった。私が手術しやすいように、大きな手で、覆いかぶさっている腸をどけてくれる（「視野を展開する」と言う）。手術が簡単にできて、腕が上がった気がしたものだ。

熊谷には妻も同行した。国道17号（中山道）を走って、東京の家へも何度も往復した。猛烈に働いたけれど、一生分の収穫を得た。それだけに、ウォークのついでに藤間病院に寄ろうかとも考えたが、代も替わっているので遠慮した。

五月三日朝、私が住んでいたころとは様変わりした熊谷駅前の風景に驚嘆しつつ、湘南新宿ラインで東京へ戻った。

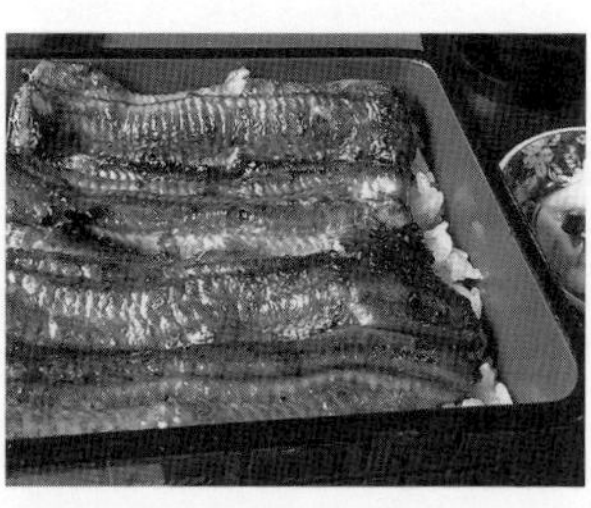
体力消耗につき、ウナギで栄養補給（5月2日）

第六歩

命のバトン

2018年5月14日〜18日

埼玉・東京・千葉

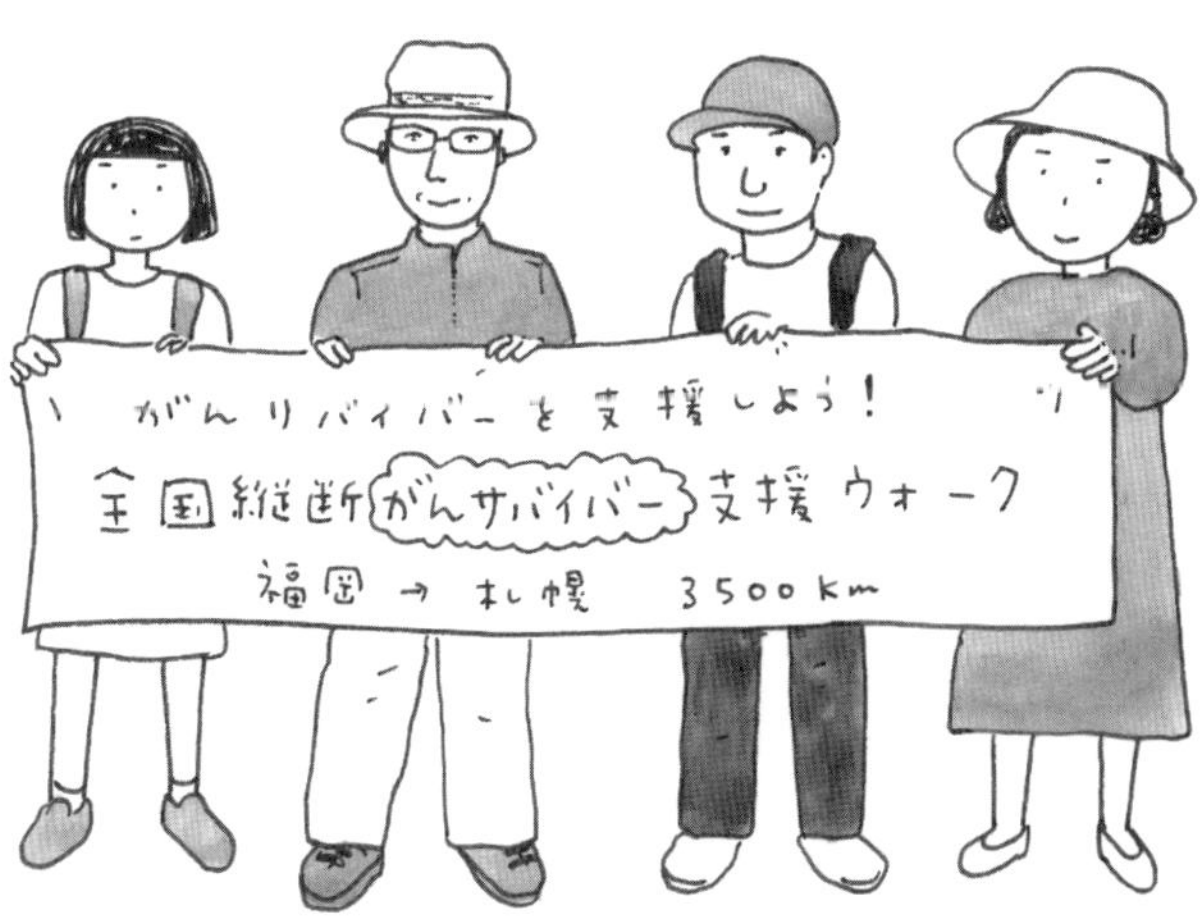

【第６弾前半のルート】埼玉・東京・千葉

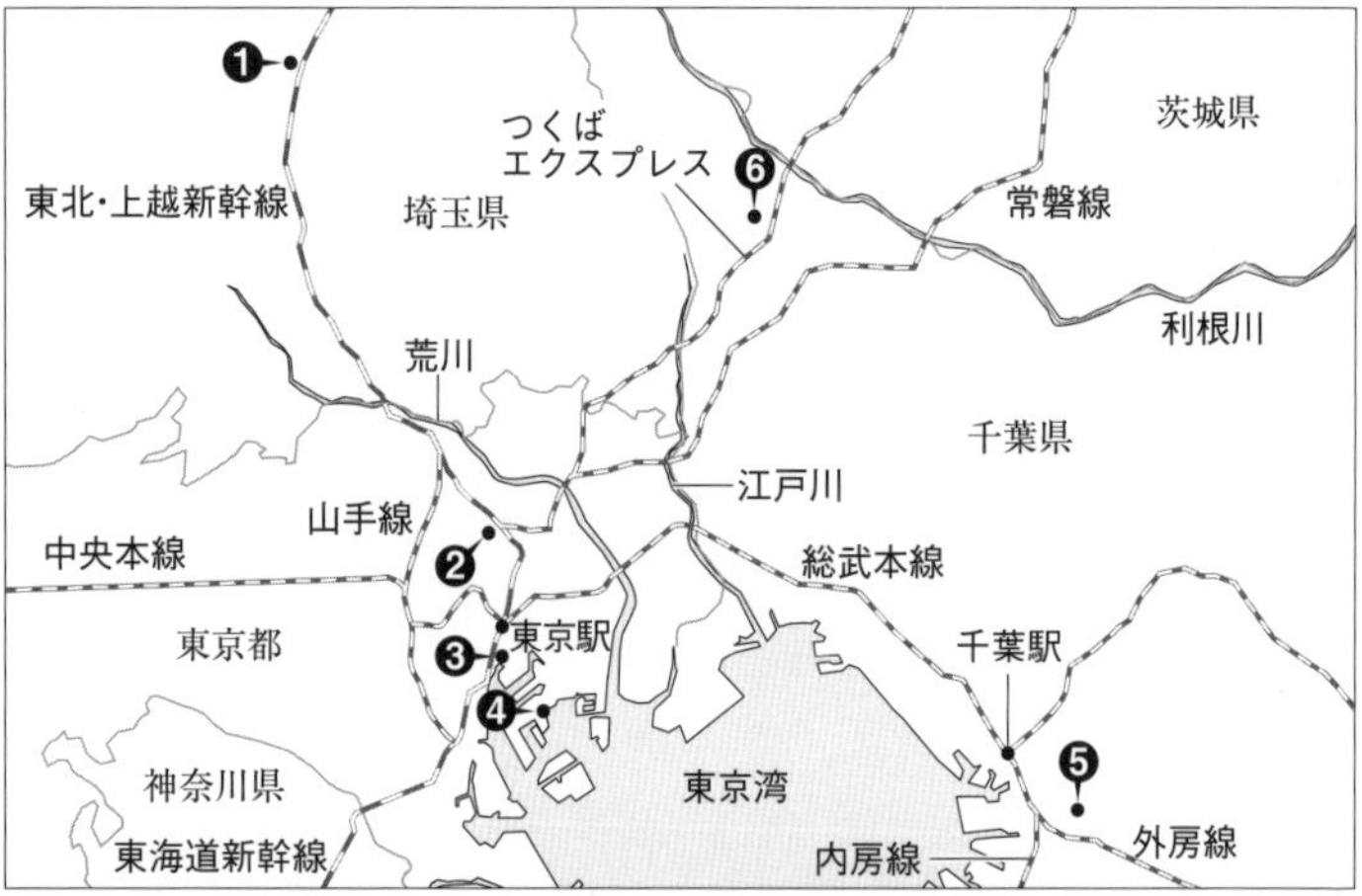

❶埼玉県立がんセンター（北足立郡伊奈町）　❷東京都立駒込病院（文京区）　❸国立がん研究センター（中央区）　❹がん研有明病院（江東区）　❺千葉県がんセンター（千葉市）　❻国立がん研究センター東病院（千葉県柏市）

5月14日

泌尿器科医、尿閉になる

異変に気づいたのは、五月九日ごろだった。尿意があるのに、尿が出ない。おかしいな、と思っていたが、十日には、フランスから長年の友人（泌尿器科医の仲間）が日本人の夫人と来られていたので、夕食を楽しみながらお酒も嗜《たしな》んでしまった。

それもあって、症状がさらに顕在化した。翌朝、国立がん研究センター泌尿器・後《こう》腹膜腫瘍《ふくまくしゅよう》科の藤元博行科長に電話をかけて説明すると、こんな言葉が出た。

「先生、尿閉でしょう」

ピンときた。尿閉とは、膀胱内にたまった尿をうまく外に出せない状態である。もともと、前立腺肥大の傾向があるのでそれが原因かもしれない。「紺屋《こうや》の白袴」とはよく言ったもので、私は専門医でありながら、自分のことは後回しにしてしまうというか、自己診断はかくも難しいものなのである。

自分で導尿したが、失敗して前立腺部が出血した。藤元先生のもとを訪れ、カテーテルで八百ミリリットル、導尿してもらう。カテーテルをそのまま膀胱に留め置いているので、違和感があり、長時間歩くことはできない。

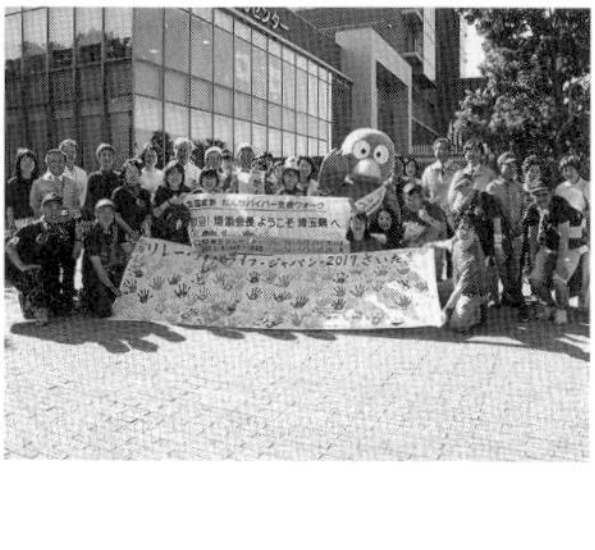

今日から第六弾。埼玉県立がんセンターに到着（5月14日）

今日、五月十四日から第六弾。

いよいよ首都圏を回るというのに、なんという不運！　新潟でスマホが故障したときには「健康問題でウォークが中止になったわけではないのだから、いいではないか！」と気持ちを切り替えたが、まさにその健康問題が生じたのである……。

当初の予定では、高崎線北鴻巣駅《きたこうのす》（第五弾の熊谷の三駅手前）で対がん協会埼玉県支部（公益財団法人埼玉県健康づくり事業団）のみなさんと落ち合い、伊奈《いな》町にある埼玉県立がんセンターまで約二十キロの道のりを一緒に歩くはずだった。

しかし、急遽、予定を変更。私は杉並区の自宅からタクシーで病院の八百メートル手前のコンビニまで行った。そこで、リレーさいたまのニックネーム・さらら♪さん、埼玉県支部、対がん協会本部のリレー担当らと合流した。支部の二人は、私の代わりに北鴻巣駅から歩いてきてくれた。

午後二時半、埼玉県立がんセンターに到着した。交流会を開いた部屋の周囲には、リレーの会場のようにルミナリエ（2月5日のページ参照）が置かれていた。坂本裕彦院長をはじめ職員のみなさんが毎年、リレーに参加されているという。

会場は満席だ。リレーさいたま、リレー川越、サバイバーのみなさん、病院スタッフ、埼玉県支部など百人ぐらいは参加している。座席には二枚の資料が配られている。一枚は、ウォークとリレーの説明。もう一枚は、ここの地域連携・相談支援センタ

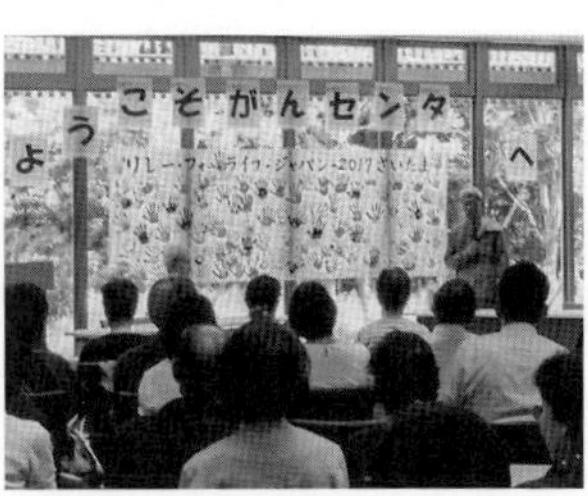

埼玉県立がんセンターに集まったみなさんと（5月14日）

ーの説明。支援センターは、看護師や医療ソーシャルワーカーをそろえた態勢だ。院外の患者、家族、医療者も含めて、年間延べ二万五千件もの相談を受けている(二〇一六年度はうち電話が約四千件)。ハローワークやファイナンシャルプランナーとも連携している。

交流会では、活発な意見が出た。

「日本対がん協会の無料電話相談は、大変ありがたい。しかし、夜が本当につらい。夜の相談はできませんか」(乳がんのサバイバーだという女性)

私は以前、米国・アトランタで、米国対がん協会(ACS)の無料電話相談の現場を見学したことがある。夜にかかってくる電話は、数は少ないものの深刻な内容が多い。「電話をつないだまま警察に連絡して警察官に自宅へ行ってもらい、自殺を食い止めたこともある」と、ACSのスタッフから聞いた。

日本のサバイバーが置かれている状況も大差ないはずであろう。私は、

「日本対がん協会も、二十四時間三百六十五日を目指しています。財政的なこともありますので、ご支援よろしくお願いします」

と申し上げた。ほかにも、

「AYA《アヤ》世代のケアをもっと充実させてほしい」(三十年ほど前にがんを経験された女性)

「病院内のケアは充実しているが、病院の外へ出ると何もない。院外で患者支援をす

るカフェを開きたい」(サバイバーとみられる女性)などの声が続いた。どちらも、当事者が声を上げたり自ら動いたりすることで光が当たり、道が開けていく。

AYA世代とは、十代半ば～三十代(思春期から若年成人)にかけてを指す。この世代のサバイバーには、就職、結婚、生殖機能の温存など、中高年とはまた違う課題が生じている。がんが治ればいいというわけではなく、人生のステージを見据えた長期間のフォローが求められる。国のがん対策推進基本計画でも、二〇一七年に策定された第三期になってようやく、AYA世代への対策が明記された。逆に言えば、本格的な対応はまだこれからだ。

終わりのほうで、私も種明かしをした。

「私は泌尿器科医なのに尿閉になってしまいました。カテーテルが入っています。今日はズルして車で来て、八百メートルだけ歩きました」

ズルして、のところで、会場が笑いに包まれた。

訪問の前日、リレーさいたまのメンバーたちが寄せ書きを書いてくれていた。「同行できないサバイバーの想いをお伝えください」、「700万人のサバイバーのためにおひとりで……いえ!! 先生おひとりではありません!! 私たちがここにいます」などとある。お遍路の同行二人《どうぎょうににん》の心境である。

5月16日（その1）

命のバトン

五月十五日はオフにした。カテーテルは挿入したままで、自宅で静養。

そして今日、五月十六日。まだカテーテルを入れている。本来私が歩くはずだった、都立駒込病院（文京区）↓永田町の国会前↓国立がん研究センター（中央区）↓がん研有明病院（江東区）のコースは、対がん協会の本部スタッフらに任せて、協会の後藤尚雄理事長と車で移動した。

文京区の動坂下《どうざかした》で下車して、都立駒込病院まで少し歩く。鳶巣《とびす》賢一院長らに、あたかもウォークをしてきたかのように出迎えてもらうと、照れくさい。

交流会を行った講堂には、正面左手に、「医療を通して人がその人らしく生き抜くことを支援する」という病院の理念が大きく掲げられていた。鳶巣院長が、

「この理念は、サバイバーシップそのものです。体の問題、心の問題、お金の問題。すべてに私たちで精いっぱいの対応ができないか。これから先はそこに高齢化が加わってきます。それらをカバーできる組織を作るしかない」

と語った。まさにその通りである。

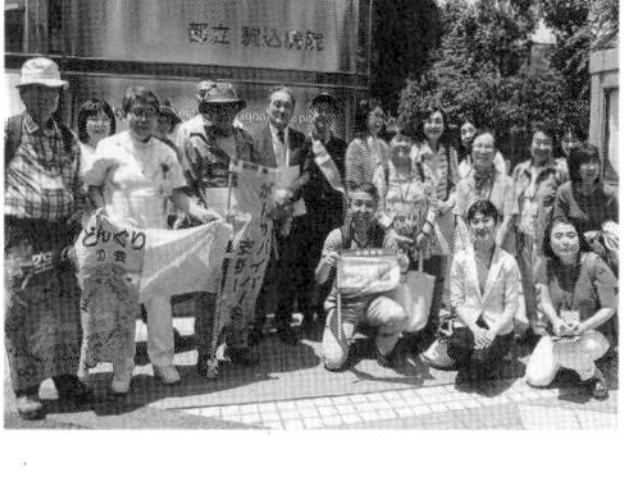

いよいよ東京。都立駒込病院からスタート（5月16日）

駒込病院では、二〇一七年三月、「患者支援センター」を「患者サポートセンター」に組織変更し、設置場所を、病院の玄関入ってすぐ、会計の隣に移した。すると、それまでは月に数十件だった利用件数が一気に千三百件に伸びた。

社会福祉士、看護師、臨床心理士などスタッフは総勢三十四人。ハローワークの職員も週に一回来て、相談を受ける。がんとわかってもすぐに会社をやめないように、という取り組みに力を入れていくという。ピアサポートも行っている。病気に関する書籍の閲覧などもできる。全体に手厚さを感じた。

消化器外科医でもある出江《いずみ》洋介センター長が発言した。

「病院の理念の『その人らしく生き抜く』は、レット・イット・ビーってことかな、と思っています。鳶巣院長も、人生の応援歌だと言っています。センターは、この理念を実現するためのエンジンになろうと思っています」

交流会には、駒込病院にかかわっている患者会、遺族会の方たち八十人ほどが集まっていた。2月14日の大分県立病院訪問の際にも触れた坂下千瑞子さんもいる。東京医科歯科大学血液内科の医師で、二〇〇五年に背骨にがんが見つかり、腫瘍脊椎骨を全て摘出する手術を受け、二度にわたる再発なども乗り越えたサバイバーだ。

イスを車座にして交流が始まった。ＮＰＯ法人「がん患者団体支援機構」の方が、「駒込病院の院内での活動はうまくいっているが、地元の県では、病院内に患者サロンを設置することも難しい（場所を提供してもらえない）。議員を通して訴えかけてもなかなか開催できないのです」

と現実の厳しさを訴えた。私はこう申し上げた。

「新しい活動を始めるのは、常に困難を伴います。とにかく声を上げることです」

私自身、一九九二年から国立がんセンターの院長を十年間、総長を五年間務めた期間中、「がん対策は法律に根差すべきだ」と訴えたが、なかなか取り合ってもらえなかった。

二〇〇〇年ごろから、「日本のがん医療はおかしいのではないか」という患者の声が上がるようになった。中でも、島根県の山陰放送のカメラマンだった佐藤均さんの声は強烈だった。佐藤さんは二〇〇一年に大腸がんとわかった。島根県で手術を受けたあとの抗がん剤治療に苦しんだ。二〇〇三年からは東京まで通った。

「島根県で抗がん剤治療を受けると毎回、吐いて苦痛そのものだった。それが東京で受けたら、吐くこともなく苦痛の程度が違った。いったいなぜと思い、調べたら、島根には抗がん剤治療の専門家が一人もいなかった」

そんなことを話していた。佐藤さんは奥様と二人でがん治療改善を求める運動をはじめ、「癌と共に生きる会」の代表として、腫瘍専門医の育成や、海外に比べて薬の承認が遅い状況の改善などを訴えた。「地方のがん医療を向上させてほしい」と厚生労働大臣に直談判したこともある。

佐藤さんは二〇〇五年六月に五十六歳で亡くなったが、やがて運動は全国に広がった。それが、法律制定の機運の盛り上がりにもつながった。二〇〇六年五月、民主党の山本孝史参議院議員が、国会で自身の胸腺がんについて発言したことが最後の一押しとなり、「がん対策基本法」が成立した。

「言い続けて、言い続けて十数年。声を上げ続けることが世の中を動かします」

会場には、山本孝史さんの夫人の山本ゆきさんの姿もあった。ゆきさんは二年ほど前に、孝史さんと同じ胸腺がんの患者会を立ち上げた。こう語った。

「胸腺がんは希少がんで、患者さんと出会うことも難しい。本当に、声を上げていかないと、なかなか社会や医療者の理解を得られません。いま、患者会の会員は全国で百三十人ぐらいいます。治療法が確立されていないので、自分たちがどういう治療を受けてどういう生活をしているか、情報交換をしています」

ほかにも、患者がヨーロッパアルプス最高峰のモンブランに登ったことで知られる、がん患者と家族でつくる「どんぐりの会」(遺族の会として「青空の会」も)、院内外で活動されているNPO法人「血液患者コミュニティ　ももの木」、駒込病院血液内科の患者と家族でつくる「つつじの会」などの方から気持ちのこもったお話を伺えた。

私たちは次に永田町を目指した。

みなさんがそろうと、国会議事堂と道路を挟んだ衆議院議員会館の前に、駒込病院からウォークに同行いただいた「どんぐりの会・青空の会」の旗と、「がんサバイバーを支援しよう」の横断幕を掲げた。患者会や駒込病院・患者サポートセンターの出江センター長、対がん協会のスタッフらが私の代わりに歩いてくれた。

外科医で、在宅の緩和ケアにも携わっている中島克仁衆議院議員（山梨1区、民進党出身で今は無所属）が顔を出して、

「これからも超党派で、がん対策のあり方、サバイバーのみなさんのご支援を一歩でも二歩でも進めていきます」

と力強く語った。駒込病院から来てくれた山本ゆきさんも続く。

「二〇一六年にがん対策基本法が改正されて、希少がんや難治性がんにも光が当たるようになりました。山本孝史が議員のみなさんに託した思いは、がん対策基本法は患者の尊厳法ということです」

がん医療はがん患者のためにある。これが、私の信念だ。ゆきさんが口にした「尊厳法」という言葉は実に的確である。山本孝史さんが国会で、声高ではなく訴えた言葉がよみがえる。

「あえて自らがん患者と申し上げましたのも、がん対策基本法の与党案と民主党案を

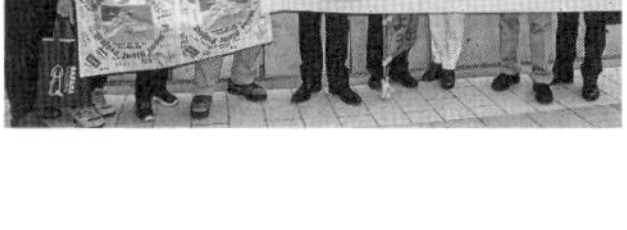

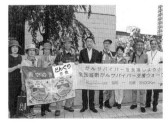

衆議院第二議員会館の前でアピール（5月16日）

一本化し、今国会で成立させることが日本の本格的ながん対策の第一歩となると確信するからです」

それから十二年。日本のがん医療は、患者本位に向けて大きく変わった。

二〇一六年に改正された基本法では、基本理念として「がん患者が尊厳を保ちながら安心して暮らせる」「がん患者が、適切な医療のみならず、福祉的支援、教育的支援、その他必要な支援が受けられる」社会の構築などを掲げた。

また、新たに事業主が、がんになっても雇用を継続できるよう配慮することを明記した。国や地方公共団体にも、事業主に対し、がん患者の雇用の継続や円滑な就労に関する啓発を求めている。国民にも、「がん患者に関する理解を深めるよう努めなければならない」とした。むろん、がん医療の均てん化など、課題は今もたくさんあるが、着実に前進している。

山本孝史さんは大阪出身。五歳のときに兄を交通事故で亡くし、若いころは交通遺児育英会で働いていた。二〇〇七年十二月に五十八歳で亡くなる少し前、病室に見舞った、精巣腫瘍のサバイバーでもある朝日新聞の記者に「闘いはった先輩たちから命のバトンを受け取り、できることをやってきたんですわ」と話したという。

先輩の一人が、島根県の佐藤均さんである。私も佐藤さんと面識があった。二〇〇七年、夫人の愛子さんらに頼まれて、島根県で開かれた「がんをいっしょに考える集い」に参加した。そのときの講演のテーマは「均てん化の推進と国立がんセンターの役割」であった。私もまた、命のバトンを受け取り、次の人へ渡していく。

5月16日（その2）この質問を待っていた！

続いて訪れた国立がん研究センターは、言うまでもなく、私の古巣である。

中釜斉《なかがまひとし》理事長、西田俊朗中央病院院長をはじめ、多くのみなさんに歓迎していただいた。私の飲み友達や、中学・高校と過ごした桐朋の同級生の顔も見える。

「国立がん研究センターも、最近は、がんサバイバー支援に力を入れています。私自身は、就労、仕事の継続の研究や活動を行っています」

と西田院長。さらに全人的なケアを「患者サポート研究開発センター」で展開し、効果があれば全国に広げていきたいという構想を持っている。ただ、保険適用外なので、経済基盤が不安定で、このほどクラウドファンディングを始めたという。

「病院で完結するのではなく、社会全体で患者さんを支えていく。逆に、社会も患者さんに支えられる。そういう社会を築きたいという志を持っています」

同センターは、病院棟八階にある。窓を大きく取り、海のほうまでよく見える。鏡

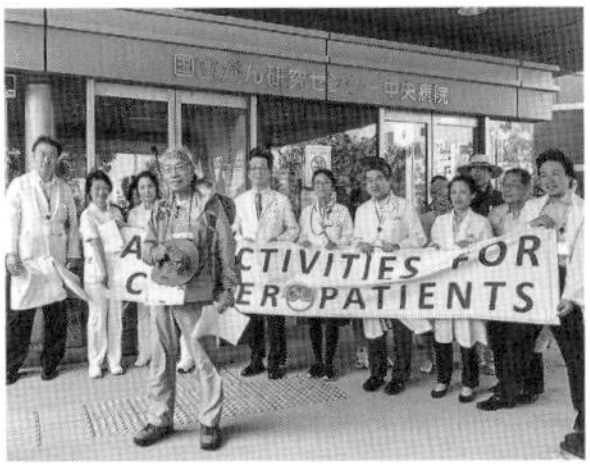

古巣の国立がん研究センターで（5月16日）

を設置することで、空間を広く感じられるように工夫している。シャガールの絵まで飾ってある。ここでは、看護相談、薬剤師外来、栄養相談、緩和医療相談などのほか、リンパ浮腫ケア、抗がん剤治療、患者教室も開いている。

化学療法が専門である朴成和センター長は「『病院に来ているのに病院でない空間』がコンセプトです」と説明する。なるほど、とうなずける。朴先生によると、大切なのは「半歩先」を行くこと。十歩前だと、視察に来た人も「自分のところでは無理」と判断してしまう。

「患者の待合室も、テーブルを置くだけで全然違ってくるんですよ」

さほどお金をかけなくてもできることがある。大切な視点だろう。

この日、最後の訪問先のがん研有明病院に到着したのは、午後四時ごろであった。一階の適度な広さの部屋で交流会が開かれた。「がんサバイバー支援　垣添先生と語り合う会　inがん研究会有明病院」という文字の横にかわいらしいカニの絵が描かれたシンプルな横断幕が張り出されている。

山口俊晴院長、私などが集まったみなさんと向き合う、教室のような配置となったが、どことなくアットホームな雰囲気である。そのためか、積極的な発言が続いた。

ご主人がすい臓がんで、残念ながら最近再発されてしまったという方が、

「五大がんの六番目にすい臓がんも入れてもらえないでしょうか。すい臓がんが仲間外れになっているみたいな気がします」

と訴えた。五大がんとは、肺がん、大腸がん、胃がん、乳がん、子宮がん。すい臓がんは入っていない。すい臓は胃の後ろ、体の奥深くにあるから、がんの早期発見が簡単ではない。しかも初期症状が出にくい。難しいがんであることは事実だ。私は、

「五大がんは象徴としての言い方です。みなさんが声を上げ続けておられると変わります。研究を応援する意味でも、ありがたいです」

とお伝えした。横に座る山口院長も、

「すい臓がんは重要な病気です。ここ五年ぐらいの間に、いい抗がん剤が出てきました。今も新しい薬がどんどん開発されています。決して希望を失わないでください。必ず克服される日が来ます」

とフォローした。同感である。すい臓がんでも長く生きている人は少なくない。

七年前に前立腺がんでステージ4だったが、がん研有明病院で放射線治療を受けて治ったという男性からは、

「禁煙だけでなく、お酒のほうはどうなのか?」

という質問が出た。お酒が好きな私は、ちょっぴりドキッとする。

「私はアルコールには比較的寛容ですが、飲み過ぎず、食事がおいしく召し上がれる

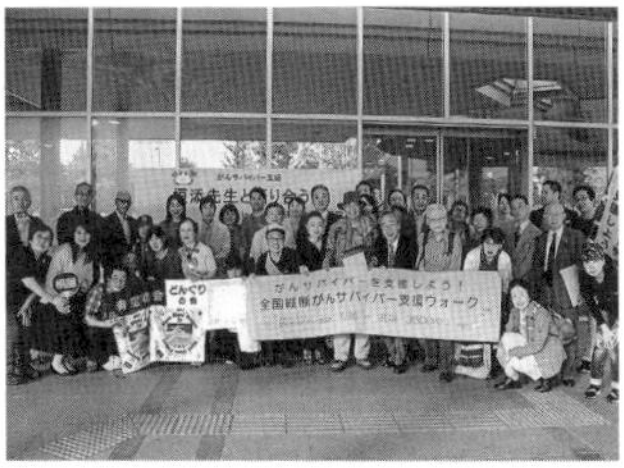
がんサバイバーを支援しよう!
全国縦断がんサバイバー支援ウォーク
がん研有明病院へ。多くのサバイバーや関係者とじっくり交流（5月16日）

ぐらいがいいと思います。あんまりたくさん飲むのはよくないです」

この男性は今、スキー大会に出たりテニスやゴルフを楽しんだりしているという。

「運動はすごく大事です。がんの治療後に運動する人としない人で生存率が違うという論文もあります。生活が豊かになり、食事がおいしく感じます」

交流会の中盤で、最前列の女性がすくっと立ち上がった。

「中山みともです。八年前に母がスキルス胃がんで、亡くなってしまいました。おしどり夫婦だったので父が落ち込んでしまい、私までがんで死んだらまずいと思い、一年後に胃の内視鏡検査を受けたら、なんと胃の中に四センチのがんが見つかりました」

四十三歳。検診を受けた病院では「手術はできない」と言われたが、がん研有明病院で手術を受けたという。

「美人薄命と言えないぐらい、こんなに元気になりました。若い元がん患者が、みなさんにできることは何でしょうか?」

この質問を待っていた！　と思ったほどであった。

「ご自分の体験をできるだけみなさんに伝えていただきたい。がんが治って元気になった方がたくさんおられます。それが伝われば、『がん＝死』というイメージが、じわじわと変わっていきます」

続いて、隣にいた父の中山良一さんが立ち上がった。

「親です。家庭内で支援しています。胃袋が三分の二ないのに、毎日酔っ払って帰ってきます。社会にはまだ偏見が多く、がんと言いづらいところもあるようです。偏見をなくす活動が盛んになればいいなと思います」

ユーモラスなお父さんの話しぶりに、父娘の仲の良さ、信頼関係の厚さが浮かぶ。ほかにも、がん検診やリレーのことが話題に上ったり、山口院長が「禁煙しない患者には『手術をしない』って言っている」と語ったりした。

山口院長からは、変化球の質問も出た。

「垣添先生は、前から歩いていたのですか?」

お遍路の最中にさまざまなアイデアが湧いたこと、日頃から筋トレや居合道などで体を鍛えていること、妻と北海道や奥日光などで楽しんだ趣味のカヌーのことまで話した。そんなサイドストーリーも含めて、あっという間に時間が過ぎた。

5月17日

命より税収を重んじる国に未来はない

続いていた血尿が、やっと止まった。

秘書の森田幸子が差し入れてくれた砂肝のコンフィやハム、クロワッサンなどでたっぷり朝食を取った。電車を乗り継いで、千葉駅へ。対がん協会千葉県支部（公益財団法人ちば県民保健予防財団）の幹部や本部の職員らと合流し、千葉県支部まで行く。理事長も一緒になって、車で千葉市の千葉県がんセンターへと向かった。ウォークは八百メートルぐらい。すぐ近くの千葉東病院から歩いた。

千葉県がんセンターでは、ポスターまで作って歓迎してくれた。驚いたことに、愛媛県の四国がんセンターを訪問したときにいらした先生が、人事異動で千葉県がんセンターに移り、もう一度私を迎えてくれた。手術を終えたばかりなのだろう、帽子とマスクを外しながら駆けつける医師たちの姿もあった。

そんな中で目立ったのは、黄色いTシャツを着た人たちだ。優に十人は超えている。千葉県内の十の患者会が、がん種を越えて集まった「千葉県がん患者団体連絡協議会」のみなさんである。二〇〇八年の設立後、「がん患者大集合」などで横のつながりに力を入れてきたが、近年は医療機関との連携も充実させている。

がん患者団体連絡協議会からは、県内のがん医療機関らで構成する「千葉県がん診療連携協議会」の専門部会に委員を送っている。会長の五十嵐昭子さんもその一人である。がん診療連携協議会と一緒に、患者と医療者のコミュニケーションギャップを解決するためにワークショップを開いている。「インフォームド・コンセント」などがテーマだ。また毎月、千葉県がんセンターで、がん診療連携協議会の会長補佐でも

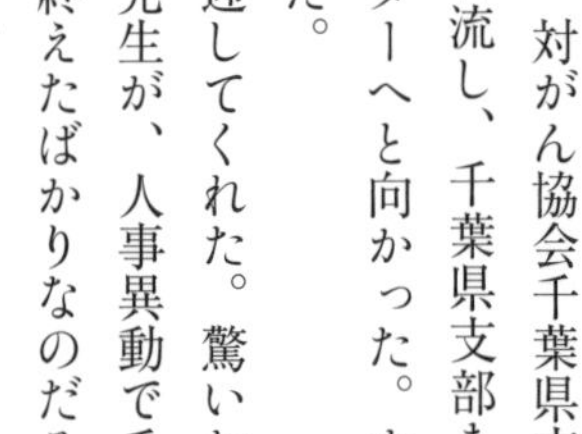

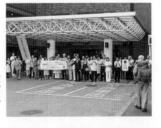

千葉県がんセンター。交流会には手術を終えたばかりのドクターも駆けつけてくれた（5月17日）

ある浜野公明副院長や看護師二人と、がん患者団体連絡協議会のメンバーによる定例の会議も行う。

築いてきた信頼関係の厚さを感じる。貴重な成功モデルになるだろう。だからこそ私は、もう一歩踏み込んでお願いした。

「すばらしい動きですね。みなさん方がさらに勉強されて、千葉県のがん対策について提言するまでの力を付けてください」

交流会では、肺がんのサバイバーの男性から、こんな相談があった。

「私は受動喫煙で肺がんになったと思います。だから周囲にたばこをやめるように言うと、嫌な顔をされます。もう言うのをやめようかと悩んでいます」

受動喫煙の被害を受けているほうが遠慮してしまう。たばこをめぐって、しばしば起こっている現象である。職場で、家庭内で。サバイバーに対しても気遣わずに喫煙することは、犯罪行為に近い。

厚生労働省研究班の推計値では、日本では毎年、一万五千人が、受動喫煙が原因で亡くなるとみられている。東日本大震災の犠牲者に近い数字である。このうち約八千人が脳卒中、約四千五百人が虚血性心疾患、約二千五百人が肺がんである。喫煙に関連する病気で亡くなる人だと、約十三万人に跳ね上がる。

たばこが影響するがんは肺がんだけ、と思っている人がいまだに少なくない。しかし、男性の場合、喫煙によるリスク（がんになったり死亡したりする危険性）は、喉頭がんで五・五倍、肺がんで四・八倍、食道がんで三・四倍、すい臓がんで一・八倍などとなっている。女性の子宮頸がんも二・三倍だ。

受動喫煙の場合は、望んでいないのに、喫煙者が吸い込む煙と同じぐらい有害な煙を吸い込んでしまう。たとえば、家庭内で親が吸っていたら、子どもは逃れられない。私はきっぱりと申し上げた。

「私は四月八日付の読売新聞の『地球を読む』という欄で、受動喫煙対策に力を入れない国にオリンピック・パラリンピックを開催する資格があるのか、と書きました。人の命より（たばこによる）税収を重んじる国に未来はありません。私はいつもこういう発言をしているので、駅で並ぶときには最前列にならないようにしています。やむを得ず最前列になった場合は、後ろの気配に気を付けています」

最後はドッと笑いが起きたが、本当のことである。

二〇一八年七月に成立した改正健康増進法（二〇二〇年四月に全面施行）は、「望まない受動喫煙をなくす」という考え方のもとに、事務所や飲食店など多くの人が集まる施設は原則屋内禁煙、学校や病院などは敷地内禁煙、としたものの、抜け穴が多い。

また、最近急激に増えている、アイコスやプルーム・テック、グローといった新型たばこ（加熱式たばこ）の安全性は、どこからも科学的に証明されていない。

「飲食店を全面禁煙にすると、客足が落ちて売上が減る」という反対運動が起こる。しかし、世界の先行研究では、屋内全面禁煙により非喫煙者や家族連れが増えて、増収の店もあるという。今や喫煙者は少数派なのだから、うなずける。世界保健機関（WHO）の下部機関・国際がん研究機関によると、たばこ産業と関係のない六十六の論文のうち六十三本は「屋内禁煙としても収入は減らなかった」としているのに対し、たばこ産業と関係のある十五論文のうち十四本は「減収があった」と結論づけている。私たちがたばこ対策で声を上げるのは、これからが正念場なのだ。

話を千葉県がんセンターの交流会に戻す。別の男性からは、

「検診への疑問もありますが」

という問いかけを受けた。検診は無意味だ。それどころかかえって有害だ。たしかにそういう声はある。しかし、検診による早期発見は、禁煙による予防と並ぶ重要ながん対策である。今度もきっぱりと言った。

「検診は大事です。ぜひ受け続けてください」

五月十六日の都立駒込病院にいらしていた女性が、顔を出していた。乳がん体験者の会「アイビー千葉」代表の齋藤とし子さんだ。

「千葉県がんセンターで乳がん患者サロンの活動をしています。院外にも広げたい」

院内では医療者の羽根に守られている患者さんが、ひとたび退院すると、いきなり

大海に投げ出されたような不安を覚える。これもよく聞く話である。

それゆえ、医療の外側、院外での活動が大切になってくる。サバイバーのケアでは、どこまで視野を広げても、広げすぎるということはない。

5月18日
戸塚洋二さんを思う

起きてすぐにカテーテルを抜いた。よく洗って、リュックサックに入れた。食欲もある。今日からまた、旅になる。快晴。暑いぐらいだ。

つくばエクスプレスの流山《ながれやま》おおたかの森駅で、テルモ東関東支店の方二人、リレーの郷州葉子さん、千葉県支部や本部の職員の合計七人で歩きはじめた。郷州さんのご両親とは2月20日、山口県立総合医療センターを訪問したときに会っている。目指すは、国立がん研究センター東病院(千葉県柏市)。久しぶりに約五キロのウォークである。

東病院は、一九九二年七月に設立された。私が国立がんセンター病院の院長だったときだ。院長やがんセンターの総長をしていたころには、よく訪問していた。

それ以上に、ここには思い入れがある。妻が肺がんになったときに、陽子線治療を受けるために約一カ月、入院したのだ。

結果として治癒には至らなかったが、それでも私は、妻と私の選択はよかったと思っている。それだけに、ウォークで訪問して、横断幕と花束の歓迎を受けて院内に入ると、「懐かしい東病院に戻ってきた」という気持ちになった。

訪問を通じて東病院に対して確信したのは、私の信念と重なるこんな姿勢である。

「がん医療はがん患者のためにある」

ここでは、二十五室ある緩和ケア病棟のどの部屋からも、扉を開ければそのまま広い庭に出られるようになっている。大津敦院長とその庭を歩いた。ボランティアのみなさんが手入れをしてくださっている庭は、私の知らない十数年の間に、様変わりしている。樹木は順調に生長して、シャクヤクが白い花を咲かせていた。庭の成熟ぶりが、誕生して二十六年という歳月を感じさせる。

大津院長によると、病院の敷地内に、ある会社がホテルを建てるそうだ。抗がん剤も通院が増えた時代、患者さんが長期滞在しながら治療を受ける、お見舞いのご家族が滞在するなどさまざまな利用が考えられる。米国で広がっている方式で、日本では「ホスピタルイン獨協医科大学」(栃木県壬生《みぶ》町)の例があるが、先進的な試みだ。

交流会では、三つの患者会の方が集まってくれた。NPO法人「パンキャンジャパン」(すい臓がん、本部はロサンゼルス)、NPO法人「GISTERS」(GIST《ジスト》と呼ばれる消化管間質腫瘍、希少がんの一つ)、認定NPO法人「希望の会」(スキルス胃がん)である。

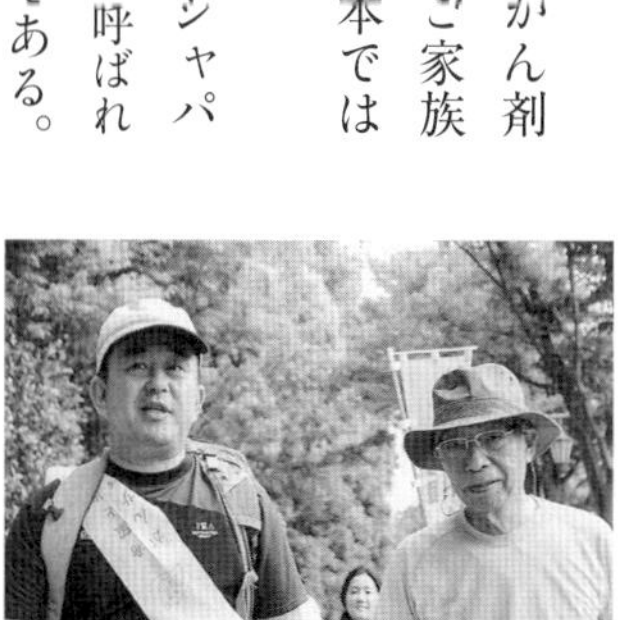

国立がん研究センター東病院に向かう(5月18日)

まず、大津先生が挨拶した。

「生涯に二人に一人ががんになる時代で、我々も、サバイバーシップのサポートを精力的にやっています。今日は、日頃お世話になっている患者会のみなさんにもおいでいただきました。医療者では見えない部分もたくさんあるので、いろんなご意見をいただいて、診療やサポーティブケアセンターの活動に生かして行ければと思います」

この言葉からも、患者との信頼関係を大切にしていることがよくわかる。私を迎えた横断幕には、三つの患者会の名前が、東病院と同じ大きさで記されている。

続いて、患者会のみなさんが発言した。

「二〇二〇年に向けて、すい臓がんの生存率を二倍にしようという目標を持っています。早期発見に向けて血液検査の試験がスタートしています。すい臓がんも、少しずつ良くなっている。私はすい臓がん六年のサバイバーですが、元気な顔を見せることが希望につながると思います」（パンキャンジャパンの眞島喜行理事長）

「妻が九年前にＧＩＳＴで亡くなりました。最後に土井先生（土井俊彦副院長）にご意見をいただいたり、その縁で東病院でＧＩＳＴＥＲＳの講習会を開かせていただいたりしました。ＧＩＳＴは薬に頼る部分が大きく、海外ベンチャーが開発する薬を日本に入れなければならず、また先生方に相談させていただきたいと思います」（ＧＩＳＴＥＲＳの西舘澄人理事長）

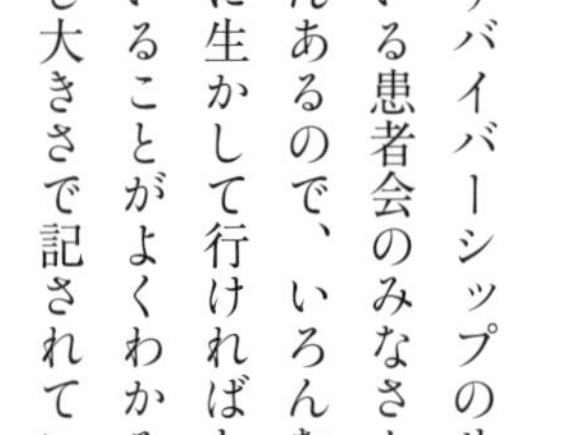

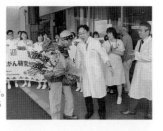

思い出深い東病院に到着。横断幕と花束の歓迎（5月18日）

「ここにいらっしゃる先生方にお世話になり、またメディアに取り上げられたことで、スキルス胃がんの認知度も上がりました。若い患者さんが多く、残されたお子さんたちも多い。そのため、定款に『リレー・フォー・ライフに参加して遺族も含めた患者家族が集まってお互いに力になること』と挙げています。先生のウォークもみんな見ていて、励みになっています」（希望の会の轟浩美理事長）

それから、土井副院長をはじめ医師や看護師のみなさんのお話があり、さらにしばらく歓談を楽しんだ。その中で、ある県では、新たな研修医として内科医が十人、外科医が五、六人と、医師になる人自体が少ないことが話題に上った。医師の偏在は、がん医療の均てん化以前の課題である。

サプライズは、帰り際に起こった。

玄関を出たところで、戸塚洋二さんの奥様の裕子さんに会ったのである。

戸塚さんは、東大空手部で私の一年先輩だった物理学者である。私は一浪なので年齢は同じで、学生時代から親しかった。副主将で、練習熱心。威力とスピードを付けるため、足に帯で鉄下駄をくくりつけて蹴りの練習をしていた。物理学者になってからも、「空手をやっていてよかった」と言うのを何度か耳にした。次々と技を繰り出す練習が、次々と手を打つ研究に通じていたらしい。

戸塚さんをリーダーとする研究グループが、素粒子ニュートリノに質量があること

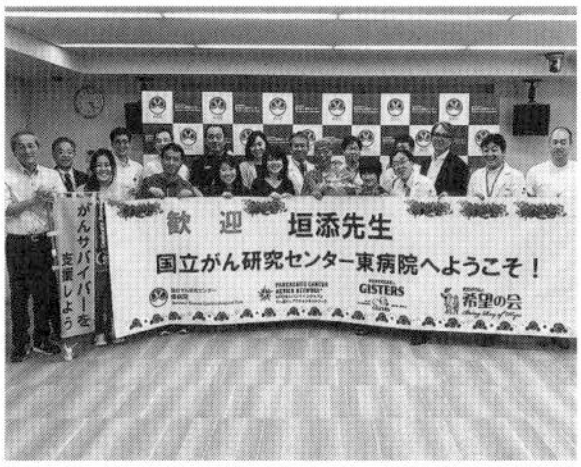
歓迎　垣添先生
国立がん研究センター東病院へようこそ！
がんサバイバーを支援しよう
GISTERS
希望の会

東病院で「がん医療は、がん患者のためにある」と確信した（5月18日）

を証明し、戸塚さんはノーベル賞確実とも言われていた。ところが、二〇〇〇年に発覚した大腸がんで、二〇〇八年に亡くなった。

戸塚さんは治療においても、医師と相談しながら次々と手を打った。そして、自分のがんを、専門家でもなかなかまねできないほど緻密に記録した。たとえば、胸骨の長さを測定し、それを基準にしたときの腫瘍の大きさの変化を追跡する。さらに抗がん剤治療との関係も評価する。あるいは、自覚できる副作用だけでなく、データに表れる白血球の減少なども考慮して、抗がん剤の効果を分析する。

科学者らしく、さまざまな局面で、詳細なグラフや表を作成して思考を助けている。同時に、周囲に対する細やかな配慮も最後まで持ち続けていた。

戸塚さんは二〇〇七年からブログで発信していた。治療のみならず、人生、教育、自然、宗教など話題は多岐にわたり、そのどれもが深い。ブログは『がんと闘った科学者の記録』(戸塚洋二著、立花隆編、文春文庫)にまとめられ、私は解説を書いた。

戸塚さんは生前、私にこんなことを託した。

「がん患者は自分と似た病態の人が、どんな治療を受け、どうなったか、という記録があると大変な参考になるのです。垣添さん、作ってよ」

戸塚さんと同じようなデータを他の患者についても収集して、データベースを作成し、公開すべきだというのだ。それが実現すれば、がんになった人が、自分の病歴と似た人の治療法を探して、治療の選択肢や今後の生活などの参考にできる。

戸塚さんの言葉は、私の中にずっと渦巻いている。

がんになった人がどんな治療を受けて、どうなったか。年齢や性別、がん種、ステージなども踏まえてがんに関する基本的な情報を集める仕組みを「がん登録」という。私はがん登録を国家事業としてやるべきだと国に働きかけてきた。

がん登録推進法がようやく成立したのは、二〇一三年十二月で、二〇一六年一月に施行された。国立がん研究センターのがん登録センターで、国内外の機関と協力しつつ、がん登録を進めて、がん統計情報を作成・発信している。

裕子さんとは今も、年に一回ぐらい、銀座で食事をする。妻や戸塚さんとの別れを通して、私の人生観も変わった。いまの課題の一つは、グリーフケアと在宅医療を社会や医療のシステムの中に取り入れることである。

裕子さんは東病院で、抗がん剤の副作用で髪が抜けた患者さん向けに毛糸の帽子を作るなどのボランティアをされている。ボランティアのおかげで「少し元気になりました」という手紙をいただいたこともある。

今日は、私が来ることをご存じだったそうだ。ウォークの疲れを癒やすように、という意味であろう。梅干しをいただいた。

再会とお心遣いのうれしさで、景色がぼやけてきた。

第七歩

自分を責めることはありません

2018年5月19日〜31日

関東〜東北地方

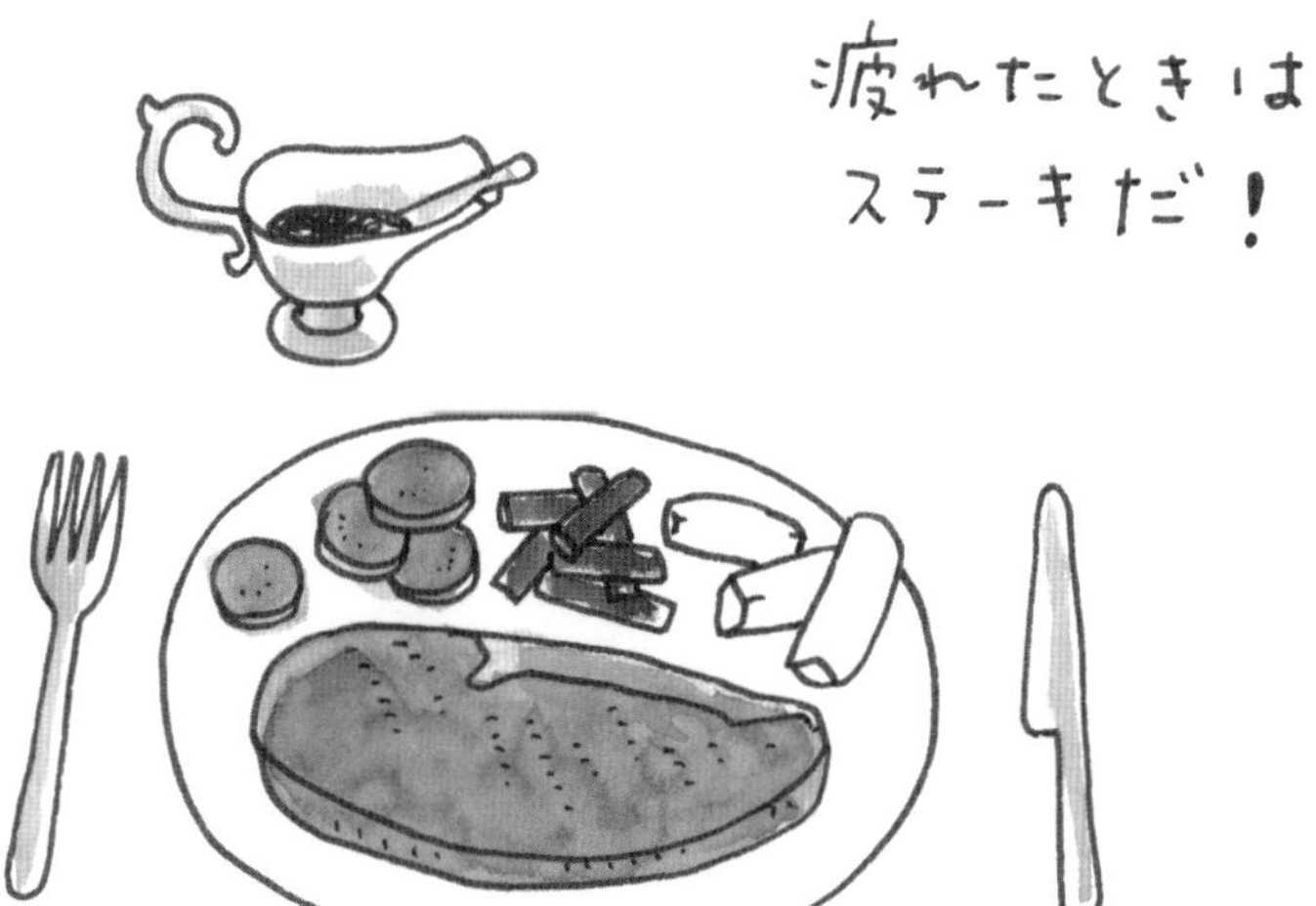

【第 6 弾後半のルート】関東〜東北地方

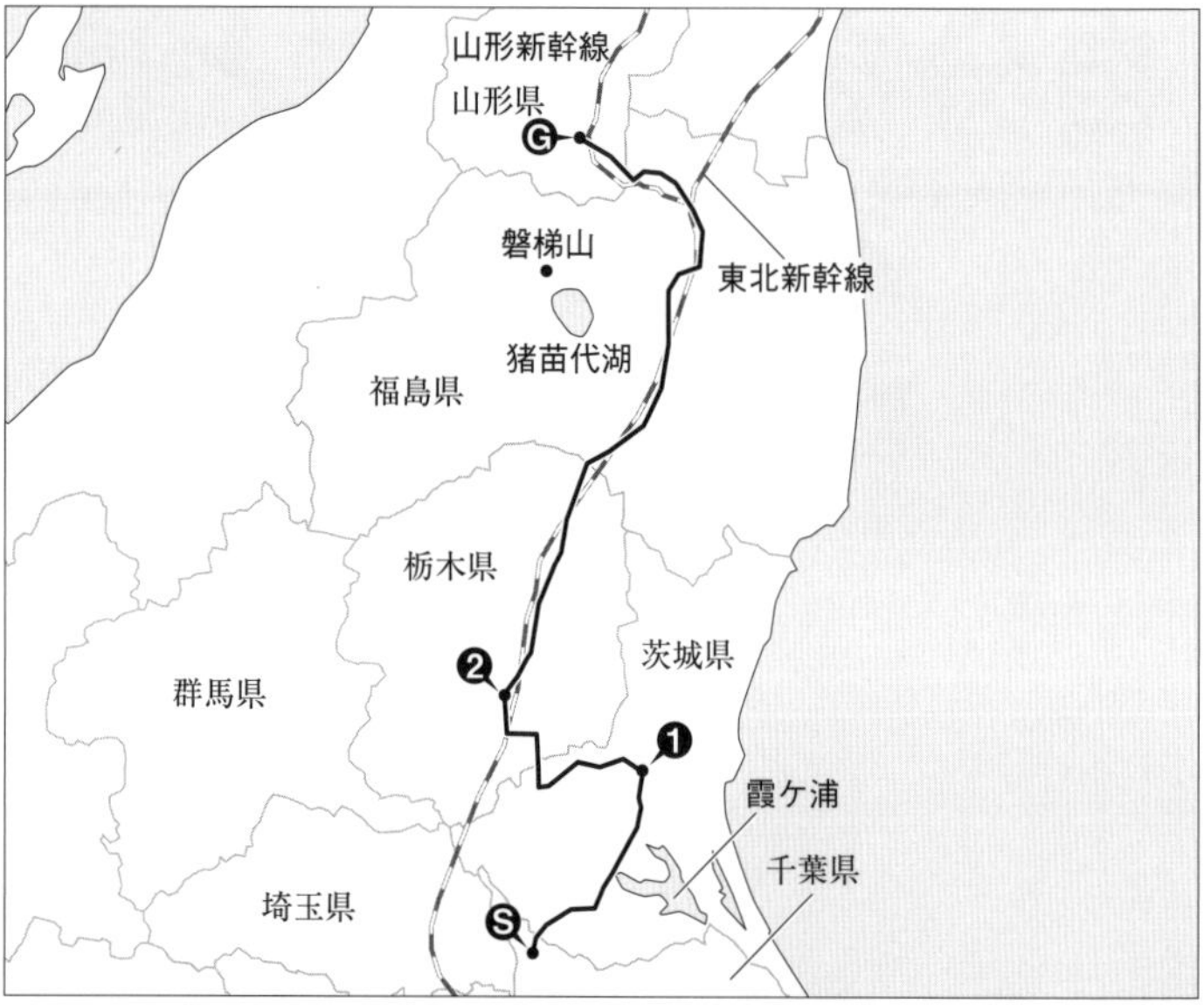

Ⓢ（スタート）つくばエクスプレス柏の葉キャンパス駅（千葉県）　❶茨城県立中央病院・茨城県地域がんセンター（笠間市）　❷栃木県立がんセンター（宇都宮市）　Ⓖ（ゴール）JR 米沢駅（山形県）

5月19日、20日

Tボーンステーキ四百グラム

とうとう、およそ五キロ。

歩行距離ではない。二月にウォークを始めてから減った体重である。私はこまめに体重計に乗っているが、開始前の六十六キロ台から六十一キロ台に突入した。日頃から鍛錬しているため、筋肉量もそれなりに豊富で、身長の割には体重があった。それがひそかな自慢でもあったのだが、残念なことに、太もももほっそりしてきた。

だから、意図的にたくさん食べるようにしている。五月十八日の夜は、国立がん研究センター東病院訪問後に、つくばエクスプレス柏の葉キャンパス駅前のシティーホテルで、Tボーンステーキ四百グラム(!)とトマトの冷製パスタを平らげた。お酒はまだ我慢。水でステーキを食べたのは、私には前代未聞のことである。

駅前広場を眺めていると、若い人や子ども連れが多い。二〇〇五年のつくばエクスプレス開業に合わせて開発が進んだ若い街であることを、改めて思った。

五月十九日の朝、チェックアウトする前に、藤岡知昭・岩手医科大学名誉教授に電話を入れた。同じ泌尿器科医で、長年の友人だ。藤岡君と呼んでいる。ウォークで盛岡

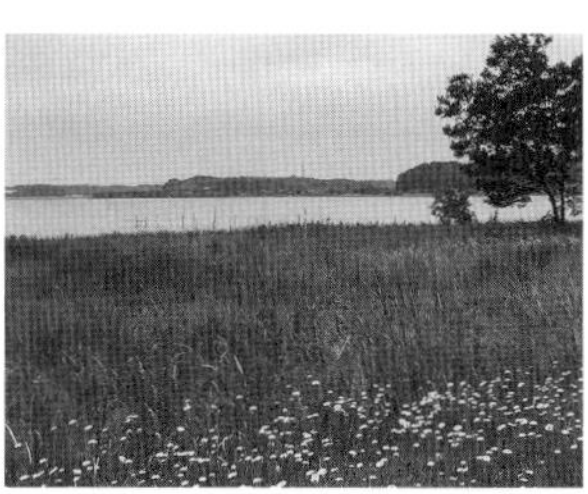

牛久沼。体調は回復してきつつある(5月19日)

を訪れる際にも会う予定になっている。そのうえ、藤岡君も尿閉になった経験がある。

症状を説明してアドバイスを求めると、尿道を緩めて排尿しやすくする薬の服用を勧められた。「カテーテルを抜いても、すぐに元に戻るわけではありません」とも教えられて、気分がグッと楽になった。

柏の葉キャンパスで電車に乗る。利根川を渡って茨城県に入った。二駅先の守谷《もりや》で下車。タクシーで十キロほど走ってもらった。四十代後半に見える運転手さんは、元競輪選手。二十六歳のときに東京から京都まで、自転車でわずか四日間で走ったことがあるという。降車した際、「先は長いからしっかり頑張ってください」と励まされ、ガッチリ握手を交わした。

牛久沼《うしくぬま》を眺めたり、田んぼの上を飛び交うツバメに見惚《みと》れたりしながら、常磐線のひたち野うしく駅まで歩いた。

体調は戻ってきた。放尿すると、少しずつ放物線を描くようになってきた。膀胱に尿が三百ミリリットルぐらいたまると尿意を感じて、収縮して放尿し、また緩む。何も意識せず行っている排尿が、実は高度な機能だと、今さらながら実感した。

夜、ビールを小ジョッキで一杯、恐る恐る飲んだ。「冷やしてはいけない」という藤岡君の助言にしたがい、ホテルでたっぷり半身浴をした。

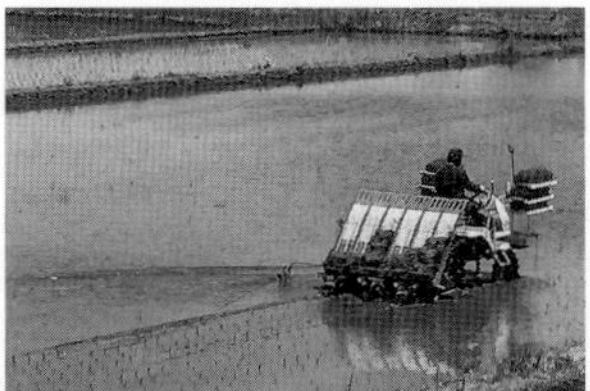

快晴！　田植え作業を見ながら順調にウォーク（5月20日）

一日に二十キロ、三十キロ歩くにはまだ早い。五月二十日は、常磐線で、ひたち野うしくから二駅、土浦《つちうら》まで乗った。タクシーで二キロほど進んだ。国道6号を、石岡へ向かって歩き出す。約十二キロ。さほど長くないので、気ままな単独行だ。

晴天のもと、緑はいよいよ濃くなり、沿道では苗代づくりが盛んに行われている。ところどころ田植えも始まっている。果樹園が多い。巨峰、梨、いちご……栗の木も多く、白いしだれ状の花が満開である。アザミやムラサキツユクサも咲いている。私には、桐朋中学一年のとき、顕微鏡でムラサキツユクサの細胞分裂を観察し、植物の生長を実感した記憶がインプットされている。この体験が、大好きな蝶とともに、生物に対する関心を呼び覚ましてくれた。

東京から七十八キロ。石岡市南部を流れる恋瀬《こいせ》川にかかる恋瀬橋から、薄青い筑波山の優雅な姿が見えた。

5月21日、22日
患者会は小異を捨てて大同に

どうやら、お酒は少し早かったようだ。

五月二十日の夜に、尿の出がまた悪くなった。放物線とはほど遠い。温浴しても効

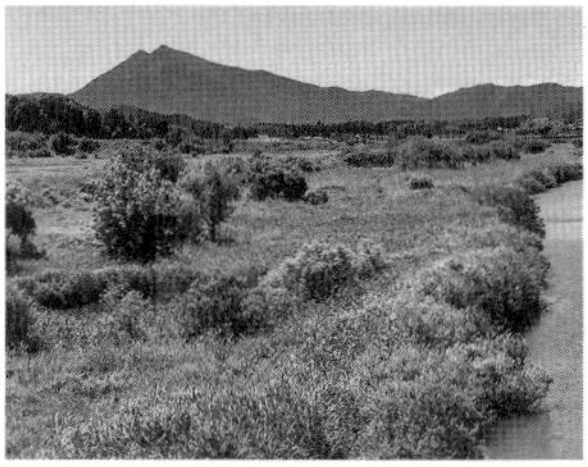

空の青と草木の緑、奥には筑波山。自然の色に初夏を感じる（5月20日）

果がない。仕方なく、夜中にカテーテルを再装置した。三十分ぐらいで百ミリリットルほど導尿してから抜いたが、痛かった。

五月二十一日は、常磐線で一駅、羽鳥《はとり》で降りた。テルモ東関東支店、対がん協会茨城県支部（公益財団法人茨城県総合健診協会）の方たちと、笠間《かさま》市の茨城県立中央病院・茨城県地域がんセンターに向けて歩きはじめた。

支部の四人は、おそろいの明るい緑色のTシャツを着ている。胸元には、シンボルマークのハートの聴診器。支部の愛称は「けんこうリンク」で、健康に関する課題を共有することで、健康診断を受ける方と支部が「つながっている」という意味を込めている。

途中、時間調整も兼ねて、筑波海軍航空隊記念館に寄った。戦時中の司令部庁舎や号令台などが残っている旧海軍基地で、映画「永遠の0《ゼロ》」のロケ地でもある。旧司令部庁舎などの戦争遺構、特殊攻撃機「桜花」の翼の破片などの展示を見ていると、胸が痛む。私は一九四一（昭和十六）年四月生まれなので、いくらか戦争の記憶がある。

父は東京商科大学（現・一橋大学）を出て、安田銀行（のちの富士銀行、現・みずほ銀行）に勤めていた。私は父が大阪勤務のときに生まれて、戦争が激しくなると、素封家の娘だった母の実家がある岐阜県の飛騨《ひだ》古川《ふるかわ》に疎開した。父は軍に徴用されたり銀行の仕事だったりで、年に何回かしか会えなかった。

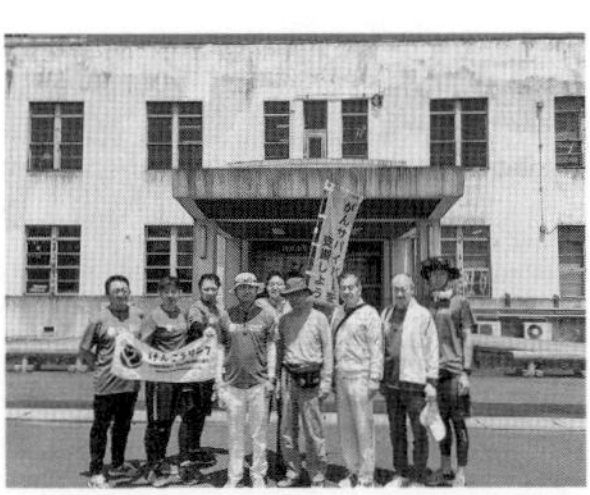

茨城県立中央病院に向かう途中、筑波海軍航空隊記念館を訪問（5月21日）

疎開中は、いつもお腹をすかせていた。食卓には、麦や雑穀、芋すら満足にない。ところが、母について親戚の家に行くと、私と同じぐらいの男の子が山盛りのごはんを食べている。野菜もたっぷりある。男の子が四人いた我が家への分け前はなく、子ども心に「この人たちを許さない」と誓った。

飛驒では空を飛ぶ戦闘機の腹を見た。〽銀翼連ねて南の前線……という歌詞の「ラバウル海軍航空隊」という歌があり、心を躍らせる私に、兄が「日本の飛行機だ。アメリカのじゃないぞ」と教えてくれた。

やがて八月十五日。唯一ラジオのあった醬油工場に母と出かけた。周囲の大人たちはただならぬ雰囲気で泣きだす人もいたが、私には内容はさっぱりわからなかった。ただ、あまりの暑さで、帰り道にひきつけを起こして田んぼの中に倒れこんだ。

そんな程度でも、幼いながらにも、あの時代の空気を吸っているかどうかの違いは大きい。きな臭さには敏感になるのである。

道すがら、両側が栗林という場面があった。茨城県支部の加藤勝義常務理事が「茨城は栗の生産量が日本一なんですよ」と教えてくれた。メロンやレンコンも日本一で、干し芋に至っては全国の生産量の九割を占めるという。

茨城県立中央病院・茨城県地域がんセンターの交流会では、医師や看護師、相談支援センターのスタッフ、NPO法人「茨城県がん地域医療を考える会」のみなさんに

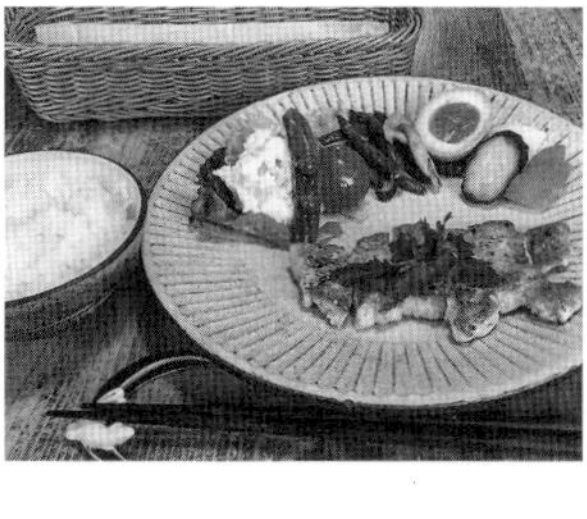

体調は回復傾向、しかしまだ用心。健康的な食事が大切（5月21日）

対して、私が扇の要に座るような位置でお話しした。

「お金と就労の問題にどう取り組めばいいのでしょうか」

という質問が出た。魔法のような解決手段はなく、周囲に問題の所在を知ってもらうことが第一歩だ。地域医療を考える会の後藤睦子さんがこう発言した。

「若い世代が、働きながら治療できるような仕組みをつくることを国に働きかけていただきたいです」

後藤さんは七十六歳。六年前に肺がんとわかった。夫婦でサバイバーだという。しかし、自分ではなく若者のことを気にかけていた。それだけ就労の問題、「がん＝死」のイメージの打破は切実なのだ。

地域医療を考える会は、病院の内外でサロンを開き、専門医と一緒に小中学校を訪ねて、がん教育を行っている。幅広い活動だ。私はこんなエールも送った。

「患者会は、小異を捨てて大同につき、勉強をされて、政策提言できるぐらいになっていただきたいと思います」

泊まったのは、笠間芸術の森公園のすぐ向かいの丘に立つ、緑に囲まれたしゃれたホテル。すぐ近くのカフェに夕食を取りに出かけると、ホトトギスが鳴いていた。幼鳥なのだろう、鳴き方があまり上手ではない。そこがまた、愛らしかった。

今日の歩行距離は二十キロ。うすい血尿が残るものの、体調は戻ってきた。

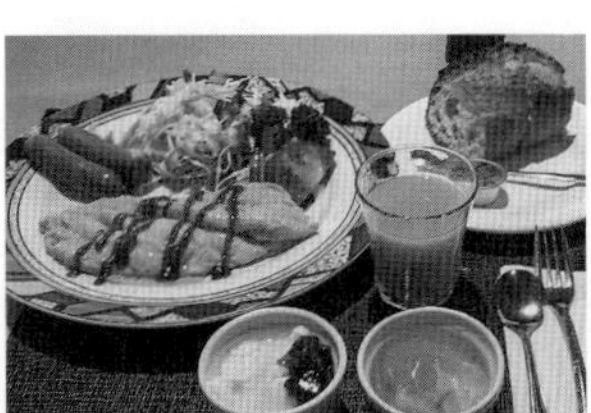
森の中をイメージした朝食会場でめずらしく洋食を（5月22日）

五月二十二日。朝、ホテルを出ると、焼き物の街らしく、笠間駅への道にはギャラリーが点在している。笠間焼のみならず、ガラス工芸品の店も見かけた。

笠間から水戸線で下館まで行き、私鉄の真《も》岡《おか》鐵道に乗り換えて、ひぐち駅で下車。無人駅だ。そこから十キロほど、栃木県真岡市まで歩いた。妻が好きだった矢車草がたくさん咲いていた。青い花のアップを写真に収めて、インスタに上げた。

5月23日

「五つのZero」

真岡鐵道は、蒸気機関車が走る。ＳＬをかたどった真岡駅から、バスで東北本線の石橋駅まで行き、薄曇りの中を十五キロのウォーク。約束の時間に遅れてはいけないと、一人で一生懸命に急いだら、午後一時の予定より十五分も早く、宇都宮市の栃木県立がんセンターに着いた。

病院スタッフ、「あけぼの会」「たんぽぽの会～がん患者と家族の会～」などの患者会、ボランティア、リレーとちぎ、対がん協会栃木県支部（公益財団法人栃木県保健衛生事業団）など百人ぐらいの方が歓迎してくれた。

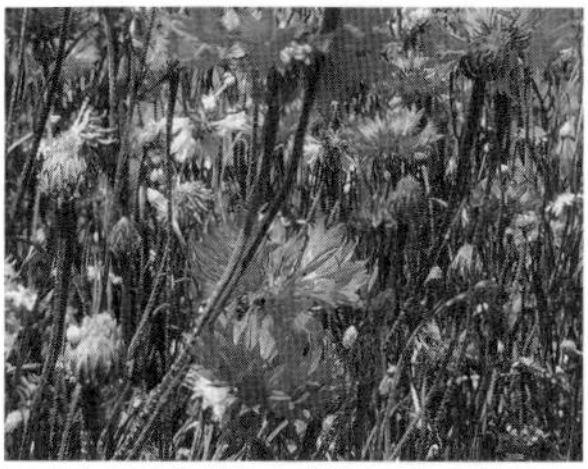
妻が好きだった矢車草を撮る（5月22日）

清水秀昭先生、小山靖夫先生といった歴代のトップもおられる。小山先生は今も、栃木県立がんセンター内で「こやまカフェ」を開いている。

広いセミナールームで交流会が開かれた。ロの字形に囲んだテーブルで、質問に対して私が答えるというより、誰かの発言に別の誰かが触発されて発言する。野球の内野手のボール回しのように言葉が飛び交った。

呼吸器内科医で禁煙治療にも携わる神山《かみやま》由香理医師が問題提起をした。

「主に小学校で喫煙防止教育をやっていると、喫煙は、格差の問題とも密接な関係があると思います。収入の低い家庭の親御さんのほうがよくたばこを吸う、という論文もあります。東京と地方の差も感じます。垣添先生はどう思われますか?」

同感である。街中でも、裕福そうでない人がたばこをくわえる姿をよく見る。

「たばこは一番安い娯楽なのです。両親がたばこを吸っていると、子どもも、吸うようになってしまいます。受動喫煙の問題だけではありません」

と答えた。これを受けるように、リレーとちぎの村井邦彦実行委員長から、

「子どもの教育に力を入れることが大切です」

という指摘が出た。村井さんは地元で村井クリニックを開業し、整形外科、内科、ペインクリニック、在宅医療などを手がけている。臨床現場で、がんだけでなく生活習慣病、予防や検診への意識付けなど小学校からの健康教育の重要性を痛感するとい

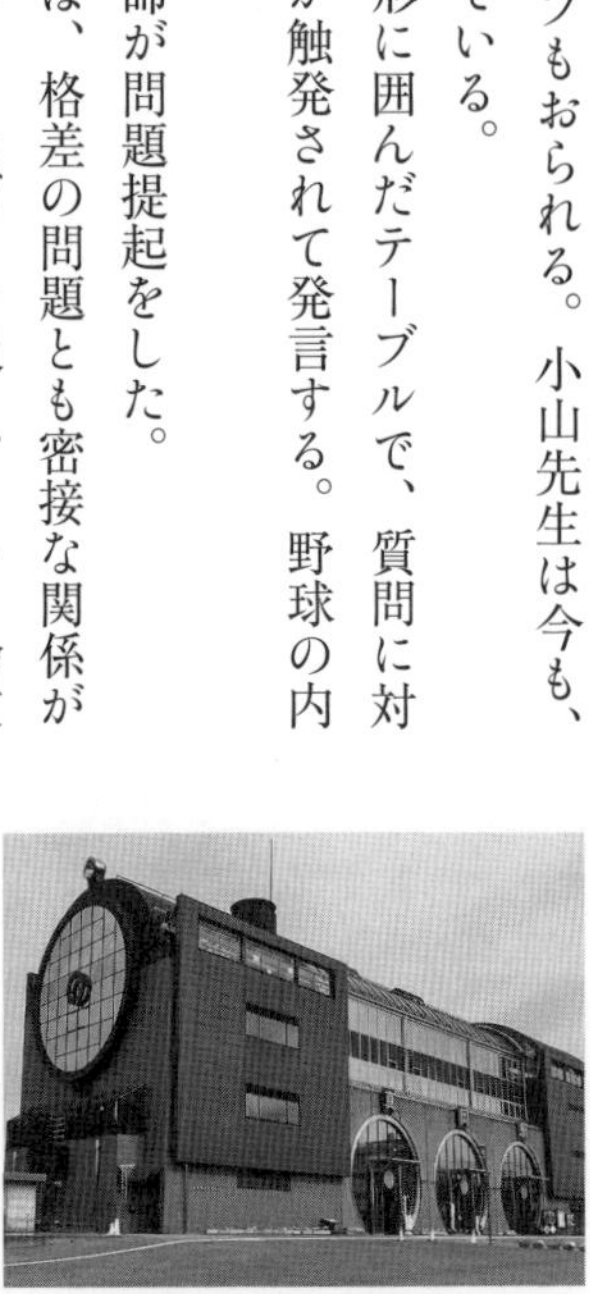

真岡駅はなんと駅舎までSL。今日は栃木県立がんセンターへ（5月23日）

う。健康リテラシーが高ければ、怪しい情報にも引っかからない。子どもは家で親や祖父母に報告するから、教育の波及効果もある。

同感である。偏見をなくすという意味でも、教育の力は大きい。私も発言した。

「アメリカでは、小さいときにきちんと教育を受けた子どもは、成長した後、健康面でも成功している、という調査があります」

村井さんは宗教と医療についても関心が高い。医療と宗教が結びつくことで、「人はどう生きてどう死ぬか」などを考えるきっかけになるというのだ。

「病院に、宗教家が入ることについて、どう思いますか？」

実際に院内を僧侶が闊歩していたら、「縁起でもない」と反感を買うかもしれない。病院側も「時期尚早」という見解のようだ。一方で、病院でボランティア活動をしていて、四度のがん体験があるという女性によると、終末期の患者さんに引退した牧師を紹介したところ、穏やかに実にいい顔で旅立てたという。

宗教家が病院で活動するのは、布教活動ではない。その意味では、熱意あふれる人よりも、よく傾聴する人のほうがふさわしいのではないか。私はそんな考えを述べた。

乳がんの患者会「あけぼの会」の方は、長年活動しているのに知名度が上がらないという悩みを投げかけた。またある医師は、患者がネット検索でたどり着いた間違った情報を正しいと思い込んでしまう、という懸念を表明した。「患者の心の問題にも

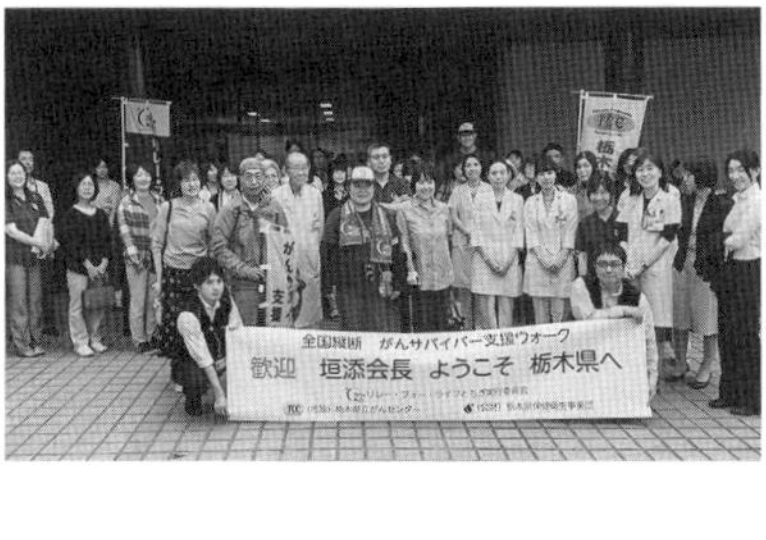
全国縦断　がんサバイバー支援ウォーク
歓迎　垣添会長　ようこそ　栃木県へ

栃木県立がんセンターでは100名近くの方々に集まってもらえた（5月23日）

っと配慮すべきだ」と話した医師もいた。

対がん協会栃木県支部で検診を担当している女性医師からはこんな意見が出た。

「二次予防も、一次予防も大切ではないですか。一次予防は禁煙。たばこの害は明らかです。オリンピックを開くのに受動喫煙対策が不十分な日本は、たばこ対策では後進国です」

予防の一丁目一番地は禁煙である。しかし、道は平坦ではない。

たばこ産業の資金の豊富さも話題に上った。優秀なコピーライターがついているのだろう。JTがつくるCMは、たとえば「吸う人も、吸わない人も、ここちよい世の中へ。」は、寛容性のある社会を築こうというメッセージに見えるが、喫煙・喫煙者の権利の尊重という本音がさりげなくにじみ出ている。「ひとつずつですが、未来へ。」も同様で、新型たばこを通じて新しい社会が生まれるかのような印象を与える。

たばこが体に悪いとわかっているのにやめられないのは、ニコチン依存症になるからである。その結果、脳卒中や心筋梗塞、がんなどのリスクを上げる。

それでも、日本では健康より税収が優先されている。たばこ事業法は財務省の所管であり、厚生労働省ではない。第一条に「我が国たばこ産業の健全な発展を図り、もつて財政収入の安定的確保及び国民経済の健全な発展に資することを目的とする」と書かれている。健康の視点はどこにもないのだ。

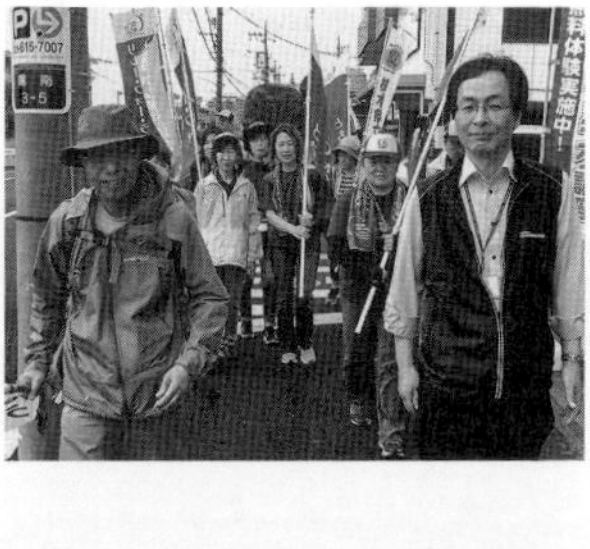
交流後は栃木県立がんセンターから東武宇都宮駅周辺まで一緒にウォーク（5月23日）

一方、世界では、二〇〇三年の世界保健機関（WHO）の総会で全会一致で採択され、二〇〇五年に発効した「たばこ規制枠組条約」で、禁煙への流れが加速している。国際オリンピック委員会（IOC）は二〇一〇年、WHOと「たばこのない五輪」を目指すとの協定に調印した。最近オリンピックを開催したカナダ、イギリス、ロシア、ブラジルでは屋内完全禁煙。公共施設、職場、飲食店などを禁煙にする国が相次いでおり、世界五十五カ国で屋内全面禁煙を法制化している（二〇一七年現在）。

たばこの売り方も大きい。欧米では、たばこのパッケージに「喫煙は心臓発作の原因です」といった警告が書かれ、健康被害に苦しむリアルな写真が印刷されている。「それでも吸いますか」と言わんばかりである。一箱二千円を超える国もある。日本でも、一箱千円を超えれば喫煙者は大幅に減るはずだ。

日本の現状を鑑《かんが》みると、国やたばこ産業の巨大な力に対抗していくには、喫煙とは無縁で感受性が柔らかい子どもの教育も大切だとわかるだろう。

対がん協会も、禁煙推進に力を入れている。

対がん協会は二〇一八年三月に中期計画を策定し、「三本の柱」を立てた。

①科学的根拠にもとづくがん予防・がん検診の推進
②がん患者・家族の支援
③がんの正しい知識の普及啓発

禁煙推進は、①の中心にある。対がん協会では、米国の禁煙推進団体「グローバルブリッジ」と協定を結び、公募・審査によって選ばれた国内外十六団体の禁煙推進活動を支援している。また、「タバコフリーキッズ」と題して、小学生を対象に、児童たちが自ら学び、考え、提言するワークショップを開催している。二〇一八年九月には「タバコゼロ宣言」を公表。①喫煙者をなくす、②受動喫煙をなくす、③喫煙開始をなくす、④タバコ産業との利害をなくす、⑤新型タバコをなくす、の「5つのZero」を掲げた。

医療の進歩によりがんが普通の病気の一つになることは喜ばしい。と同時に、高額の医療費が国庫を圧迫し、日本が世界に誇る国民皆保険制度に暗雲が立ち込めかねない。であればこそ、国民皆保険制度を守るためにも、まずは「がんにならない」こと、簡単にできる「予防」に取り組むことが、国民にも求められる。

宇都宮は餃子の街。夜は、ラーメンと餃子で一息入れた。

5月24日～26日
声をかけられ続けて

第六弾の病院訪問は、五月二十三日の栃木県立がんセンターで終わった。だが、旅は続く。一週間かけて、山形県米沢市まで行く。

五月二十四日は、東武宇都宮駅近くのホテルから宇都宮駅まで、一・五キロ近くを一人で歩く。駅の近くまで来てふと気づいた。帽子を忘れてる！　ホテルまで取りに戻り、再び駅へ向かっていたら、突然、女性に声をかけられた。

「あら、先生！」

なんと、四月九日に富山県立中央病院で会った臨床検査技師の山谷明子さんである。モンブラン登頂を目指したという方だ。日本輸血・細胞治療学会に参加されていたという。さっそく自撮りをした。

無理をしないで電車に四駅乗り、東北本線の蒲須坂《かますさか》で降りた。午前中は涼しくてよかったが、午後から気温が上がってくる。コンビニに寄ったら、また女性に声をかけられた。

「ＮＨＫのテレビで見ました。まさかこんなところで会えるとは思いませんでした。一人で歩いていらっしゃるとは驚きました！」

六十代で、乳がんのサバイバーだという。私と会えたことをとても喜んでくださり、「何かごちそうしましょうか」と誘ってくれた。気持ちだけ受け取った。

雨が降ってきた。すると、後ろから来た車が停まった。先ほどの女性である。

「車でお送りしましょうか」

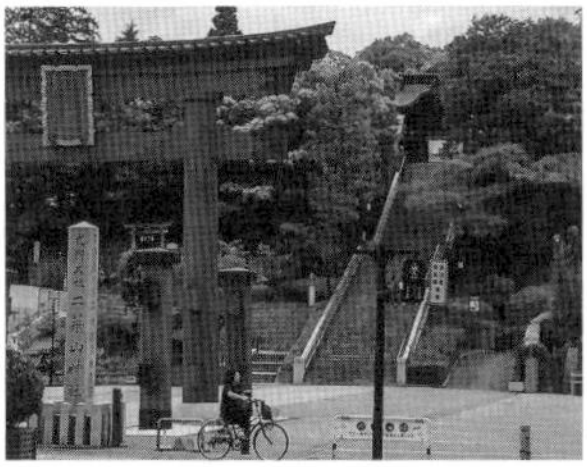
山形を目指して、今日は
矢板まで。宇都宮駅近く
に二荒山（ふたらさん）
神社がある（5月24日）

雨脚がさほど強くなかったので、これまたお気持ちに感謝しつつ、歩いた。

ほかにも、国道4号で信号待ちをしていたら、ガソリンスタンドの人に励まされた。声をかけられるのは、うれしいものだ。それだけで、足を前へ送る力が湧いてくる。


五月二十五日もまた、声をかけられた一日であった。

矢板から那須塩原まで、約二十五キロのウォーク。朝、ホテルを出てすぐに、六十代ぐらいの女性二人に会った。散歩中とお見受けした。

「テレビで見ました！　がんばってください」

カーナビのアプリが道を間違えて、国道4号に出そびれて迷っていると、前方に停まった軽トラックから、頭に白いタオルを巻いた中年の男性が降りてきた。

「新聞で読みました。先生がこのへんを歩かれているようなので、会えるかなと思って待っていました」

がんの疑いを持たれたが、晴れたという。ただ、仲間にはがんの方がたくさんいるとのこと。ご寄付までいただいた。もし私が道を間違えなければ会えなかった……。そう思うと、この男性の「野性の勘」に舌を巻いた。

ムラサキツユクサや、かつて登ったことがある那須岳（たぶん）の写真を撮りながら、マイペースで歩いた。暑いので何度もコンビニに入り、飲むヨーグルトやカルピスな

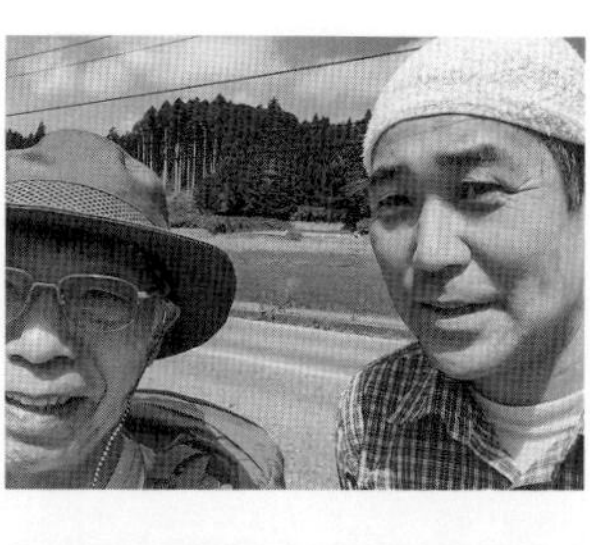
那須塩原に向かう途中、旧道で会った男性と自撮り。「新聞で読んだ」と寄付をいただいた（5月25日）

どで体を癒やした。路上に長さ一メートルぐらいのアオダイショウがいたので、一睨《ひとにら》みしたら、一目散に逃げて行った。

国道4号を北へ歩くのは、私だけではない。

五月二十六日、自動販売機で水分補給をしていたら、若い男性の三人組に声をかけられた。二日前にもコンビニで私を見かけたという。

じいさんが一人で何しているんだろう？　そう思って話しかけてくれたのだろう。

三人は、北海道の最北端・宗谷岬まで歩いている最中だった。一日約二十キロ。夜は公園でテントを張っている。テントをかつぎ、カートを転がしている。カートにはソーラーパネルが付いている。発電した電気をスマホの充電などに使うらしい。宗谷岬には七月上旬に到着する予定とのことだ。

私はウォークの趣旨を説明して、お互いに写真を取り合った。彼らは麦わら帽子をかぶり、「#歩いて北海道」と目立つようにプリントしたTシャツを着ている。幟も持っていて、白地に黒で「毎日配信中」とある。

「インスタに上げてもいいですか？」

「えっ、インスタやってるんですか？」

白河の関を越えて、福島県へ。いよいよ、みちのくである。新白河で泊まった。

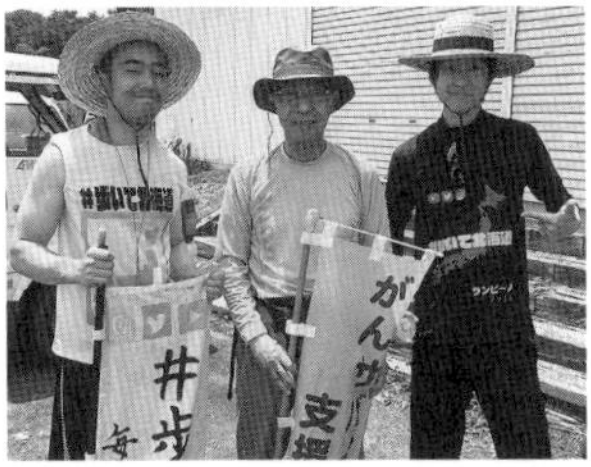

北海道・宗谷岬を目指し
東京から歩いて来た若者
たちと（5月26日）

5月27日、28日

感動のコインランドリー

新白河駅前で松尾芭蕉の銅像を見つけた。

　心もとなき日数重るまゝに白河の関にかゝりて旅心定りぬ

『奥の細道』の一節が書かれている。「白河の関に到着して、旅をする心構えができた」というところだ。私は桐朋中学時代に授業で『奥の細道』を学び、修学旅行も「奥の細道をたどる」という形で、東北地方を回った。芭蕉の言葉がずっと頭に入ってくる。感慨を覚え、ウォークに対する思いも重ねた。

五月二十七日の宿泊地は、福島県須賀川《すかがわ》市。ウルトラマンやウルトラセブン、怪獣たちの人間と等身大の像が目立つ。特撮の神様と言われた円谷《つぶらや》英二さんの故郷なのである。静かな城下町で、風情がある。老舗の和菓子屋、カフェ、フランス料理などのレストランが目に入る。私の持論は、「カフェやレストランが多いところは、街がいい」。須賀川からもそれを感じた。

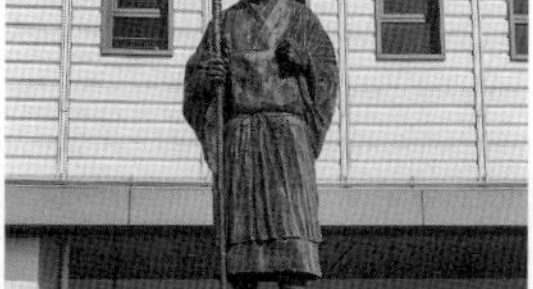

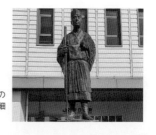

新白河駅前に立つ芭蕉の像。私もこれから奥の細道に入る（5月27日）

しかし、何よりも印象に残ったのが、ホテルのコインランドリーであった。利用前に鍵を渡された。不思議に思って聞くと、洗濯二百円、乾燥百円なのだが、お金の代わりにこの鍵を使うというのだ。鍵を返却するときに、代金を払う仕組みである。

「福島第一原発の事故の後から、工事関係者がたくさん長期に泊まっています。そこで、コインランドリー代を子どもたちへのチャリティーに使うことにしたのです」

なるほど、ちょっと感動的な試みである。洗濯・乾燥の三百円に加えて、五百円の寸志をお渡しした。


翌二十八日の朝、ホテルから須賀川駅まで十五分ほど歩く途中で、カッコウの鳴き声が聞こえてきた。ウォークを始めてからホトトギスの鳴き声はよく聞いたが、カッコウは初めてである。

須賀川駅から東北本線で二駅、郡山《こおりやま》まで乗る。国道4号を北上する。白、濃いピンク、薄紅などのツツジがきれいに咲いている。磐梯山《ばんだいさん》が見えてきた。その手前には安《あ》達太良山《だたらやま》。高村光太郎の詩集『智恵子抄』に収録されている「あどけない話」を思い出す。現在の二本松《にほんまつ》市出身だった智恵子は、「東京には空が無い」という。智恵子が見たがった「ほんとの空」が、安達太良山の上に毎日出ている青い空だ。今、その空が、私にも見えている。

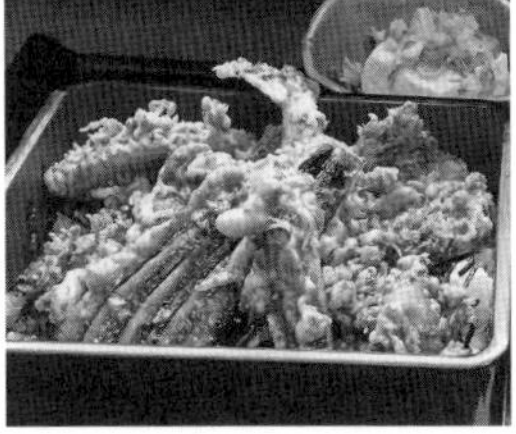
須賀川で天重。飲み物はもちろん水！（5月27日）

5月29日、30日

ルール・オブ・スリー

五月二十九日も国道4号を北上した。

磐梯山、安達太良山、吾妻小富士《あづまこふじ》といった山々を望める。まだ少し雪をかぶっている山もある。東北は米どころ。すでに田植えも終わり、田んぼの水面から稲が少し顔を出して、風に揺れていた。道の駅「安達」で一休みしていたときのことである。キーキー鳴き声が聞こえるので、見上げると、軒下にツバメがいた。フラッシュを焚《た》かないようにしてシャッターを切る。巣も写っていた。

ここ数日、川べりでよく見かけるのが、コヨシキリである。スズメより小さいスズメ目の鳥だ。

〽チャッ、チャッ、チャッ、チャッ、キン、キン、ジリジリジリー

ジャズのアドリブのようにリズミカルで次々と変化する音楽を奏でる。私はこの鳴き声が大好きだ。葦や木の枝の先端に止まっているので、可憐《かれん》で愛らしい姿も楽しめた。

オオヨシキリの鳴き声も茨城県立中央病院・茨城県地域がんセンターへ行く途中で

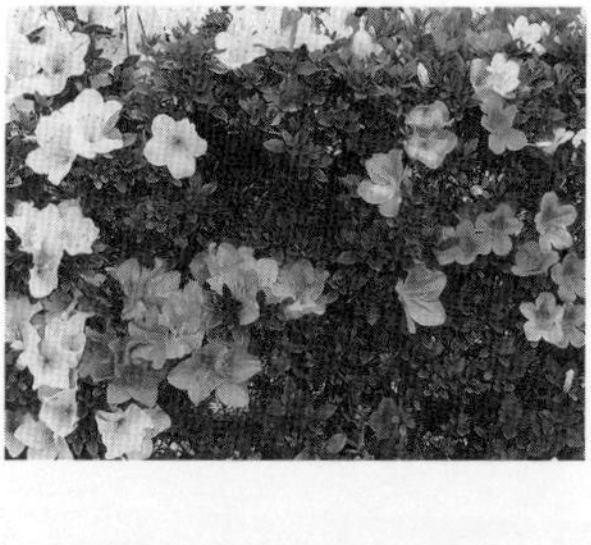

さつきは栃木県が有名だが、ここ福島でもきれいに咲いていた！（5月28日）

聞いた。こちらは「ギョウギョウシイ、ギョウギョウシイ」と鳴く。夏の季語「行々子」にもなっていて、小林一茶が「行々子口から先に生まれたか」と詠んでいる。

鳥の鳴き声がわかると、気持ちが豊かになる。屋外を歩く楽しみが一つ増える。

五月三十日は、福島駅八時五分発の米沢行きに乗ろうと、ホテルから四・五キロの道を急いだが、逃してしまった。奥羽《おうう》本線の時刻表を見ると、次の米沢行きは、なんと十二時五十一分。五時間近くないのだ。さすがに待てないので、タクシーで、山形県米沢市の大沢駅を目指した。ところが、この駅が本当に山の中で、熊と遭遇してもおかしくない。もう一つ先の関根駅まで行ってもらい、米沢の中心部まで歩いた。

山間部のこのあたりは、ちょうど新緑の季節を迎えていた。ニセアカシア、ジャクヤク、アヤメ、カキツバタなどの花が真っ盛り。山形らしく、果樹園ではサクランボを見かける。天気は薄曇りで、蒸し暑いくらいだ。

「ルール・オブ・スリー」という言葉がある。ビジネスの世界では、「ポイントを三つにまとめると整理しやすいし相手にも伝わりやすい」という意味で使われているらしい。しかし、私が知っているこの言葉は、「同じ現象が二つまであるのは偶然だけれども、三つあると、裏で何か原理が働いている」、そんな意味である。

実は前日の二十八日、濃い茶色に白いスジが入った蝶のコミスジが国道4号の歩道

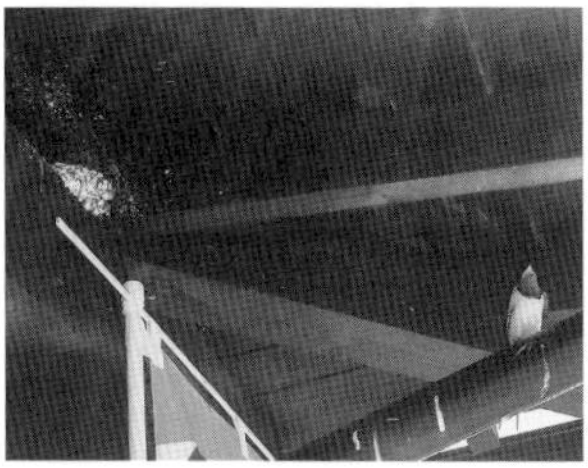

今日も暑くなりそう！
ツバメと交流してのんびりウォーク（5月29日）

で死んでいるのを二回見た。今日、二十九日もコミスジが死んでいるのを見つけたら三回目。何かある。気をつけながら歩いたが、飛んでいるのを見かけただけであった。

この考え方は、がんの症例にもあてはまる。

二十世紀初頭のドイツで、染料工場で働いている工員三人が立て続けに膀胱がんになった。そこから、主治医で外科医のレーンは、いくつかの染料の原料に発がん性があることを突き止めた。職業性膀胱がんと言われ、今は先進国では根絶されている。

十八世紀後半には、イギリスの外科医ポットが、若くして陰嚢《いんのう》がんを発症する患者には、少年時代に煙突の中に入って掃除をしていた人が多いことに気づいた。陰嚢のしわにたまった煤《すす》が原因だった。

米沢は、上杉家ゆかりの地。上杉謙信をまつった上杉神社などの史跡もあるが、疲れがたまっていたので、断念した。代わりに、米沢牛のステーキ定食を食べた。

5月31日
自分を責めることはありません

今日、五月三十一日は第六弾の最終日。東京へ帰る前に、米沢駅近くの喫茶店で、二人の女性と会った。

安藤藤子さんと、小野寺恭子さん。

安藤さんは保育士で、米沢市内の児童センターでセンター長を務めている。

二〇一五年七月十一日、三歳上の夫の修さんを急性心不全で亡くした。この日、修さんは若いころのバンド仲間と飲み会で、安藤さんが車で送っていった。もともと心筋梗塞の持病があり、飲み会の最中に具合が悪くなり、友人が救急車を呼んだ。ところが修さんはそれを断り、安藤さんに迎えに来てもらい、二人で病院へ向かった。行き先は、かかりつけの総合病院の一つ。車内では普通に会話ができた。

「北海道旅行、ダメになっちゃうかなあ」

「大丈夫じゃないかあ」

二人は月末に二泊三日で北海道を旅する計画だったのだ。到着した病院でも、修さんは一人で歩き、診察室へ入った。安藤さんは隣接する待合室で待っていた。

だいぶ待たされた。そのうち、診察室が騒がしくなった。あわてて見に行くと、修さんが心臓マッサージを受けている姿が見えた。中に入れてもらえず、ほどなく、亡くなったことを知らされた。穏やかな顔をしていた。五十九歳の若さであった。

ついさっきまで一人で歩けたのに、なぜ？　動転した安藤さんは、当直医から詳しい説明を聞くことさえできなかった。死因は急性心不全。診察室でどういう状態だったかも、なぜ急変したのかも、病院からきちんと知らされなかった。

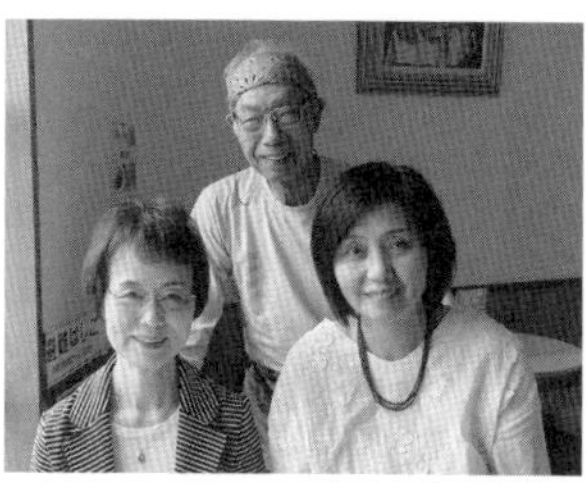
安藤藤子さん（右）、小野寺恭子さんと（5月31日）

そんな経過をかいつまんで説明し、安藤さんはこう語った。

「もしも救急車で行っていれば、もっと早く診察を受けられたでしょう。もしも、別の病院に行っていれば、違う処置を受けられたかもしれません。もしも診察室に付き添っていれば、異変にすぐに気づけたはずです。それなのに、私は、お別れも言えませんでした……」

病院の対応への怒りもあったが、それよりはるかに悲しみが大きかった。結果論とわかってはいても、いくつもの「もしも」が渦巻き、今なお自分を責めているのである。話しながら、ときおり涙をふいていた。

仲の良い夫婦だったという。旅行も、友人同士よりも夫婦で行くほうが楽しく、安藤さんは修さんにすべてを委ねていた。そんな夫を喪った安藤さんは、「自死できないから生きている」という、妻を喪った後の私と同じような状態になった。

しかも、周囲に話せる人がいない。伴侶が健在の友人にはわかってもらえない。独立した二人の子どもでも思いは十分に届かない。そんなとき、ネットで仙台市のNPO法人「仙台グリーフケア研究会」を知り、高速バスで二時間かけて「わかちあいの会」に参加した。二〇一五年九月のことである。

部屋には十人ぐらいの人がいた。ここでは、泣いてもいい。飾らず、素直になれる。安藤さんも泣きながら、寂しさ、つらさ、悲しさ……思いの丈を語った。出来事を話すのではなく、ひたすら気持ちを吐露した。アドバイスがあるわけではない。同じ思いを抱いている人がいて、共有する場がある。それで十分であった。こんな場が山形にあったら……。安藤さんは、研究会の滑川明男理事長に「山形でぜひ開いてほしい」と頼んだ。

その後もわかちあいの会に通い、やがて「グリーフケアの担い手養成講座」も受講するようになった。まずは、誰のためでもなく、自分のグリーフケアである。

グリーフケアとは何か。講座のパンフレットには、

「かけがえのない人との別れ、そして死別による様々な思いや感情は、代わることのできないものです。／死別を体験した人が、その人のペースで体験を受け入れ、心の中に折り合いをつけながら、その人なりの生活が営めるように手助けすること、見守り・寄り添うこと……これがグリーフケアです」

などとある。十回にわたり、専門家から学ぶ。また、「わかちあいの会」にスタッフとして参加しながら、実践を通して学びを深めるという。講座は居心地がよかった。全国から著名な専門家が来て話す。特に「気持ちを語ることで心の奥底が浄化されていく」という水野治太郎・麗澤大学名誉教授の言葉が印象に残った。

研究会の一角に書籍のコーナーがある。安藤さんが眺めていると、そばにいた女性がつぶやくのが聞こえた。

「ああー、垣添先生の本、ここにもないのねえ……」

思わず「私、持ってます」と声をかけた。それが、小野寺さんだった。

仙台市内の老人ホームで看護師をしている小野寺さんもまた、深い喪失体験を抱えていた。

二〇一五年の夏ごろ、夫の三郎さんに、検診で前立腺がんが見つかった。泌尿器科の専門医を訪ねると、内視鏡手術支援ロボットを利用した全摘手術を提案され、それができる病院を紹介された。保険も適用されて安全だという。

ところが三郎さんは、なぜか手術を嫌がった。虫の知らせがあったのだろうか。「手術をしたら死ぬかもしれない」とエンディングノートまで書きはじめた。小野寺さんは、「大丈夫。いまどき手術で死ぬ人なんていないんだから」と手術を勧めた。

二〇一五年十二月。三郎さんは手術を受けた。手術は成功と言われた。しかしその晩、「腰が痛い」と訴えだした。看護師を呼んで痛み止めを点滴で入れる。入れた直後は治まるが、すぐに痛み出す。小野寺さんは体の向きを変えるなどして、少しでも痛みを抑えた。そうやって朝を迎えた。

内視鏡手術なので、翌朝から歩ける。三郎さんは歩きはじめると、胸のあたりに手を当てて「なんか変だ。何かおかしい」といぶかった。小野寺さんは、「一晩中眠れなかったからよ。徐々によくなるから」といたわった。そして午後、「明日また来るからね」と言い残して、仕事のため病院を離れた。

翌朝七時ごろ、病院から電話がかかってきた。

「ご主人が心肺停止で、意識がありません」

娘と駆け付けると、原因不明のくも膜下出血を起こしたという。脳の血管が破裂していた。三郎さんは明け方、自分でナースコールを押して、「頭が痛い。普通じゃない」と訴えたらしい。そんな説明以上に、小野寺さんには、病院側が、手術との関連性がないことを強調していたことが印象に残った。

「どうして手術を勧めてしまったのだろう。前立腺がんは進行もゆるやかなのに……。なんで、主人が死ぬかもしれないと言ったときに、『どうしてそう思うの？』って聞けなかったのだろう。聞けば違った展開になったかもしれないのに……」

小野寺さんの中にも「どうして」「なぜ」が渦巻いている。

三郎さんはゴルフ場の支配人をしていて、自分よりも周囲を優先する優しい人だった。家族の誕生日には花とケーキを買ってきた。二〇〇七年に小野寺さんが大腸がんになったときには、仕事を休んで病院に付き添ってくれた。その恩返しをするはずだったのに、「ありがとう」も言えなかった……。

小野寺さんは三郎さんを喪ったあと、生と死について学んだ。本をたくさん読み、大学の公開講座にも通った。その一つが、仙台グリーフケア研究会のわかちあいの会であった。安藤さんと同じく、気持ちを吐き出し、受け止めてもらう体験を経て、グリーフケアの担い手養成講座も受講したのである。

遺族が悲しみの底から立ち上がるのは、容易ではない。だからこそ、第三者、それも専門家やトレーニングを受けた人によるグリーフケアが、必要になってくるのだ。ところが、グリーフケアは、保険診療の対象になっていない。病院は、患者が生きている間は全力を尽くすが、亡くなると、遺族の悲しみを癒やすための制度はないのだ。遺族の悲しみは医療の外側にある。

悲しみを癒やすには、いくつかの方法がある。

我慢しないで涙を流す。泣いた後には免疫力がアップするという研究報告もある。がん細胞を殺す免疫細胞も活性化する。

言葉にして苦痛を吐き出す。わかちあいの会などで体験や心情を吐露しても、故人の写真に語りかけてもよい。ノートに書きつけることでも、気持ちが整理できる。

一人で苦しまない。「死の哲学」で知られる上智大学グリーフケア研究所のアルフォンス・デーケン名誉教授は「援助の手をすべて拒否する姿勢を取っている人は危険です」とまで述べている。

生活の負担を減らしてしっかり悲しむ。どんなにつらくても、生活はしなければならない。できるだけ仕事や家事の負担を減らし、心ゆくまで悲しむ。悲しみから目をそむけず、無理のない範囲で向き合うことが心の癒やしにつながっていく。

区切りのセレモニーを行う。故人を偲ぶ儀式を行うことで、喪の作業が進み、前を向ける。故人と親しい人たちを招くと、思い出もわかちあえる。

自分なりの死生観を持つ。ドイツ生まれのデーケン先生は欧米の病院やホスピスで多くの看取りに立ち会ってきた。「人間の魂は不滅である」「自分が死んだら、愛する人と再び会える」という確信を持つことが悲嘆の癒やしに貢献する、と述べている。どんな形であれ、自分が納得できる死生観を持つと、悲しみや寂しさが軽減される。

体を動かす。軽い運動でも、頭がすっきりと爽快になる。外を散歩して、新鮮な空気を吸って太陽の光を浴びる。季節の花を愛で、鳥のさえずりを楽しむ。それだけでも、生きている実感を得られる。

そして、故人との新たなつながりを持つ。ノートを用意し、故人に対して、「伝えたいこと」「お礼を言いたいこと」「謝りたいこと」「文句を言いたいこと」をそれぞれ五個なり十個なり書き出す。そんなグリーフワークがある。故人との「大笑いした思い出」「感動した思い出」「かけてくれてうれしかった言葉」などを書き出すというワークもある。メッセージを心の奥から掘り起こすことで、故人との関係を紡ぎなおせる。

グリーフケアの重要性が高まっている背景には、社会の変容もあるだろう。戦後まもなくまでは、死はそれほど特別な存在ではなかった。一九五〇年ごろでも、約八〇パーセントの人が自宅で亡くなっていた。死は身近にあり、子どものころから自然と、死を受容する術を身に付けていけた。しかし、現在は自宅で亡くなる人は約一三パーセント。死が隠されている。もっとも自然な現象のはずなのに、怖いもの、忌むべきもの、受け入れがたいものと位置付けられてしまっている。

安藤さん、小野寺さんとの対話が実現したのは、安藤さんと手紙をやりとりする中で、米沢訪問をお伝えしたからである。小野寺さんは仙台から来てくれた。

二人の気持ちは痛いほどわかる。しかし、人の命は限りあるものなのだ。どんな運命が待っているかは誰にも知りえない。私は、

「自分を責めることはありませんよ。そういう思いはしなくていいです。人は、死ぬときは死ぬんですから」

と言って、トレーニングの話をした。家で死ねるように、腹筋五百回、スクワット百回、背筋百回……に居合道などで体を鍛えていると話すと、安藤さん、小野寺さんともに驚き、そして笑った。

小野寺さんがお持ちの拙著『妻を看取る日』と『巡礼日記』にサインをした。二人はもう一人の仲間と三人で、お遍路に行く計画を立てていた。何度かに分けて、ゆっくり回るらしい。うれしいことに、拙著も後押ししたという。ふと気づけば、一人とも、表情がやわらかく、明るくなっていた。

さて、東京。二週間ぶりのお酒の解禁日である。

特製の野菜スープを作った。茅乃舎《かやのや》のだしを少し利かせて、煮立ててから三十分ほどとろ火にかける。皮を付けたままの新じゃが、新タマネギ、カボチャ、ブロッコリー、トマトをじっくり煮込む。米沢のおみやげにいただいた米沢牛の味噌漬け、二月に鳥取県の境港から取り寄せたカレイの干物の最後の一匹。そして、高知県の珍しい栗焼酎「ダバダ火振《ひぶり》」。以前、高知で泊まったホテルの隣の酒屋で見つけた焼酎で、これが最後の一本である。ロックでいただいた。

「一口口にすると¥&@!?^_^^_^^_^生きてて良かった!」

と、インスタにアップした。

「¥&@!?^_^^_^^_^」は、言葉にできないほどうまい、という意味。かつて開高健が、カニを食べるエッセイで使っていた表現方法を拝借した。

第八歩

私は余命をどう告げてきたか

2018年6月3日〜13日

山形・宮城・岩手

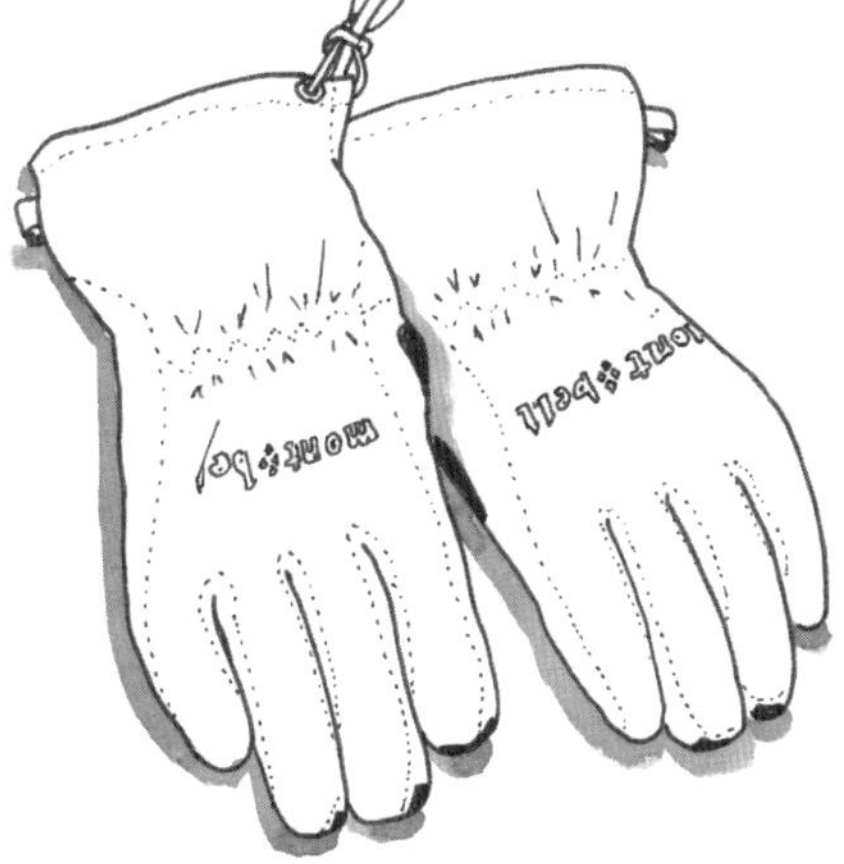

【第７弾のルート】山形・宮城・岩手

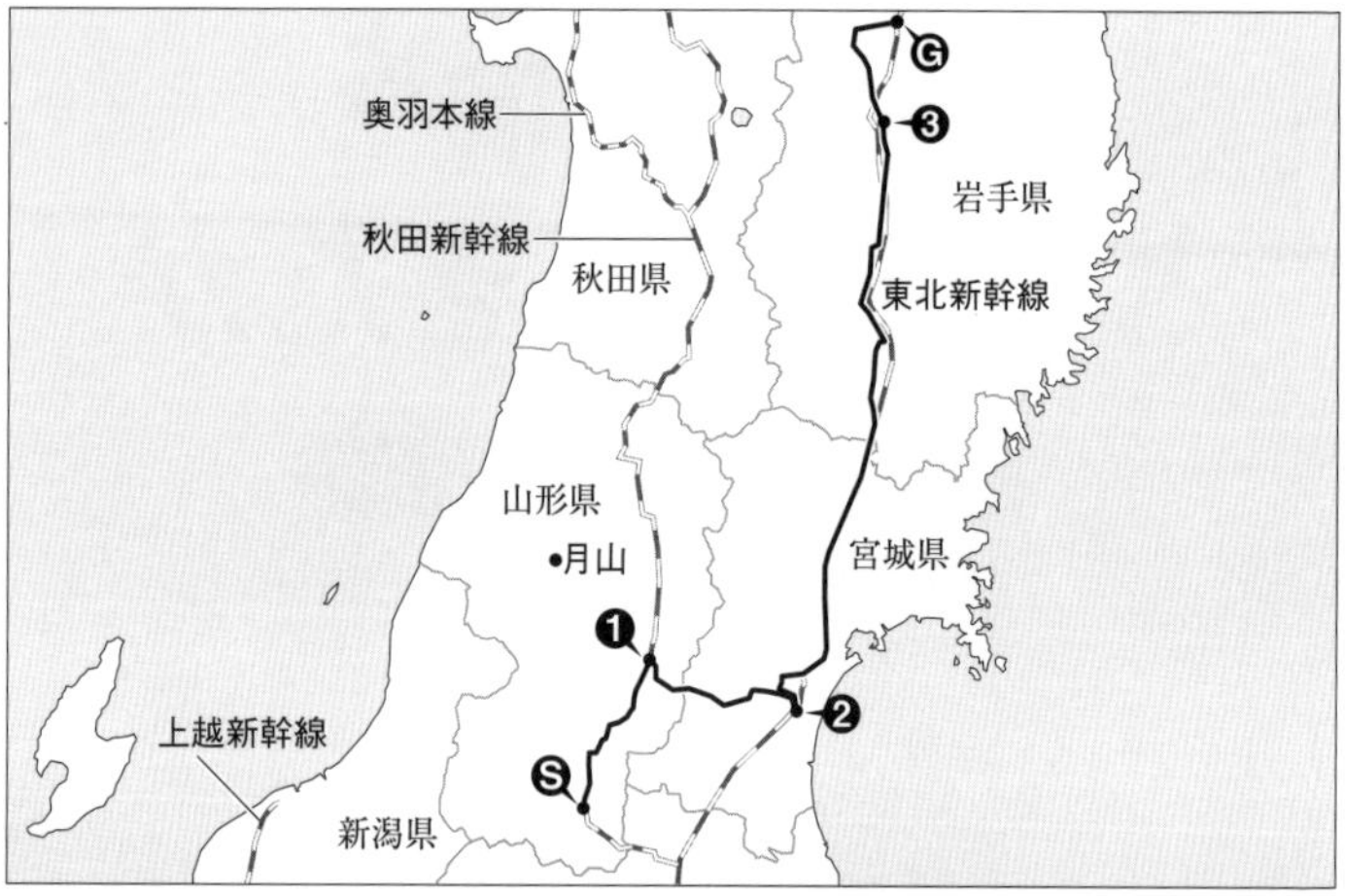

Ⓢ（スタート）JR米沢駅（山形県）　❶山形県立中央病院（山形市）
❷宮城県立がんセンター（名取市）　❸岩手県立中央病院（盛岡市）
Ⓖ（ゴール）JRいわて沼宮内駅（岩手町）

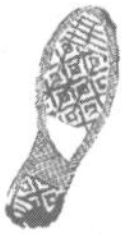

6月3日、4日

深いうなずき

五月三十一日に帰京してから中二日。六月三日早朝、とんぼ返りのように山形新幹線に乗った。ウォーク第七弾の始まりである。米沢から奥羽本線に乗り継ぎ、四つ先の中川で降りた。ニセアカシアの樹木が多く、白いハナミズキも真っ盛りである。

宿泊地は、かみのやま温泉。室町時代の長禄二（一四五八）年、肥前（佐賀県）の月秀上人という僧が、沼地に湧く湯に一羽の鶴が脛《すね》を浸し、傷が癒えて飛び去る姿を見かけた。その場所に温泉が湧き出ているのを発見したのが、始まりだという。

六月四日。今日は第七弾としては最初の病院訪問である。

かみのやま温泉駅から山形駅までは奥羽本線に揺られて、そこから北山形駅まで歩いた。武士が出てきそうな板塀の古民家を何軒も見かける。

北山形駅で、いつもお世話になっているテルモ、対がん協会にご寄付をいただいている山形市の「ハッピージャパン」のみなさん、私の秘書の森田幸子と合流した。テルモからは東京のホスピタルシステム事業の中北香子さん、小山田香さんも見えてい

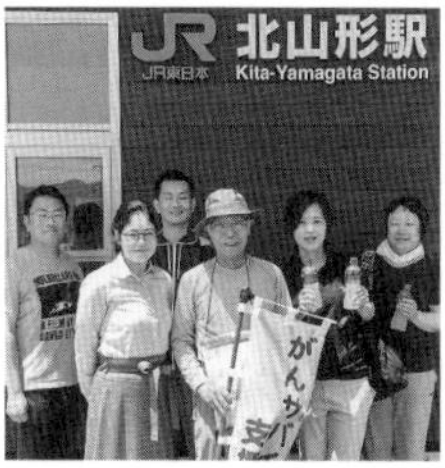

ハッピージャパン、テルモのみなさんと北山形駅で合流（6月4日）

た。二人は三月十二日の静岡がんセンター訪問の際にも顔を出してくれた。小山田さんはがんサバイバーである。会社や家族の支援があって、仕事を続けられているという。復職後、定期検査の前後に会社の衛生管理室の看護師さんから「検査結果はどうでしたか？　具合はどうですか？」といった短いメールが届き、心が温かくなるという。自分にも何かできないかな、と考えていたときに私のウォークを知り、一緒に歩こうと決めたそうだ。

山形県立中央病院の交流会には、一緒に歩いてきたメンバーのほか、細矢貴亮院長ら病院の職員、乳房を切除した患者の会「山形虹の会」、対がん協会山形県支部（公益財団法人やまがた健康推進機構）のみなさんら二十人ほどが参加した。

福島紀雅副院長が「東北の人は控えめですから」と笑いながら言ったが、たしかに発言は多くなかった。そんな中で、山形虹の会代表の佐藤とも子さんが手を挙げた。六十七歳。乳がんになって約二十年で、今もときおり体の不調に悩まされるが、気持ちは前を向いている。佐藤さんは、①二十年前と比べて患者支援や就労支援が進んできたこと、②それでもまだ地域格差があること、などについて語った。

「がんゲノム医療、新しい分子標的薬などの情報がなかなか入ってきません。講演会も、仙台や東京まで行くのは大変です。その結果、患者力も上がりません」

国立がん研究センターのがん情報サービスをはじめ、信頼できるホームページはあ

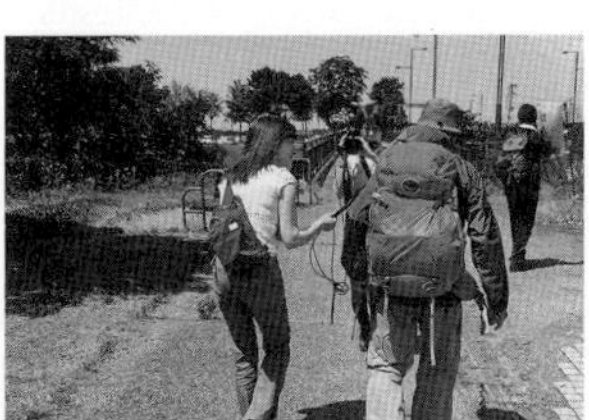
テレビユー山形の取材を受けた（6月4日）

る。だが、ネットを自由に使いこなせない高齢者も少なくない。また、正確さを期すと用語や説明が難しくなってしまう。一方で、うかつに検索すれば、科学的根拠のない療法や食品・サプリメントなどの怪しい情報へ引っ張られる恐れがある。がんと向き合うには、有用な情報は必須だ。最新情報をチラシのような形で院内に置くなど、簡単ではないが、地方のＩＴ弱者にも届ける工夫が求められる。

福島副院長に私の活力の素を聞かれたので、毎朝のトレーニングの話をした。私からも話題を提供した。がん対策基本法の成立前後の思い出、決断したら一人から始めるという哲学、グリーフケアを保険診療の対象にしたいという思い……。みなさん、深くうなずいていた。

6月5日、6日
実益実害を伴わないと改善されないのか

六月五日朝、ホテルの一階に下りたら、来客が見えていた。

竹永哲夫さん。二十年前に大腸がんを経験したが、その後に日本百名山を踏破しているつわものである。患者会の活動もされている。一方で、地元の山形牛などでサラミを作る「サラミ家」の会長でもある。竹永さんは、前日、山形県立中央病院にもい

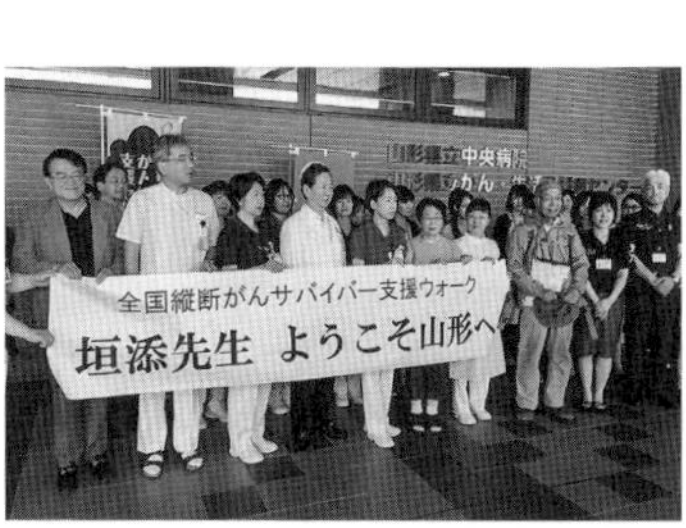
全国縦断がんサバイバー支援ウォーク
垣添先生　ようこそ山形へ
山形県立中央病院に到着。
大歓迎を受ける（6月4日）

らしていた。私が話した「決断したら一人から始める」「人のために働く」といった言葉に刺激を受けたという。

「私もこれからは、人のために働きます。山形市でも、リレーを開催したい」

聞けば、隣県のリレー福島の実行委員で、鈴木牧子さんとも知り合いだという。それならば、話は早い。

「昨日いらしていた患者会の方にも声をかけて、鈴木さんのアドバイスを受けながら、ぜひ、立ち上げてください。そのときには、日程が合えば伺いますから」

と激励した。私は、初開催のリレーには、できるだけ参加するようにしているのだ。

竹永さんと別れてから、宮城県へ向かった。まずはタクシーで、県境の笹谷《ささや》峠の麓《ふもと》へ。そこから国道286号を歩く。奥羽山脈を越えて山形と仙台を結ぶ古いルートで、江戸時代も往来が盛んだった。現在も道は、日光のいろは坂のようにクネクネと曲がっている。

ブナ、トチ、クヌギ、ミズナラ、カツラ、カエデ、サワグルミ、朴《ほお》の木……。豊かな広葉樹林が広がる。頂上の近くでは、山ツツジの群落が山腹を覆っている。

セミの鳴き声がにぎやかだ。カナカナ(ヒグラシ)に似ているが、季節が早い。鳥のさえずりも聞こえてくる。遠くから、ツツドリの「ポポッ、ポポッ、ポポッ、ポポッ」。近くではウグイスの「ホーホケキョ」。それらが、濃い新緑を舞台に入り乱れて、天

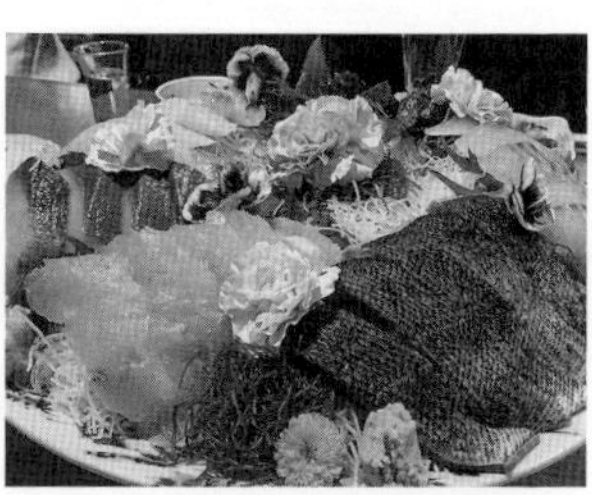

山形市内で。刺身の厚さに感動(6月4日)

然のハーモニーを奏でる。遠くに見える雪をかぶった山は月山《がっさん》か。

体調はいい。一日二十キロぐらい歩いても平気だ。意識的に肉類を食べている。だが、体重はあまり戻らない。六十二キロぐらい。スーツのズボンがゆるいので、東京で背広を着る際には、目立たないように、お腹にタオルを巻いていた。

六月六日の朝、旅館を発つ前に、女将とタクシーの運転手さんに、しきりに鳴いていたセミについて尋ねた。しかし、二人とも怪訝《けげん》な顔をしている。地元の人にとっては、さほど関心がないのかもしれない。私はふと、考え込んでしまった。

セミについての会話は、予防(たばこ対策)や検診の大切さを説いても浸透しないことに通じるかもしれない。日本は国民皆保険なので、日本人は病気に対する認識が甘いのではないか。米国なら、莫大な医療費がかかるので、必死に自分で身を守る。がん検診の受診率も、日米では雲泥の差だ。日本も、「検診で早期発見した人には医療費の自己負担割合を少し優遇する」とか、「喫煙者は保険の加入費を高くする」といった、実益実害を伴わないと、状況は改善されないのではないか……。

タクシーで宮城県の川崎町役場まで行き、そこから歩きはじめる。東北はまだ梅雨入り前。曇っていたものの、雨にはたたられずに済んだ。

とにかく森が豊かで、緑が濃い。

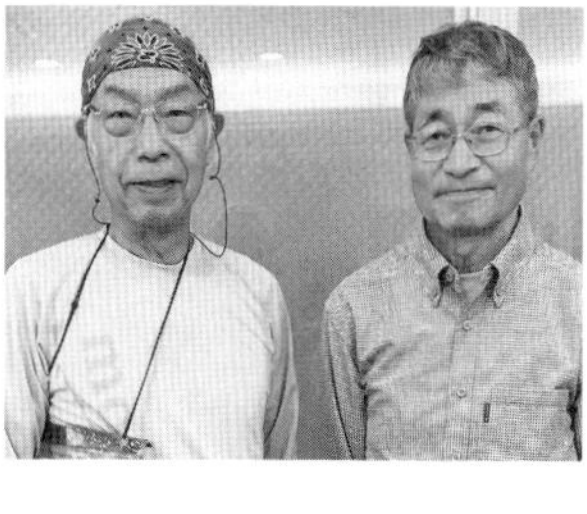

大腸がんサバイバーの竹永さんとともに。山形市でのリレー開催を目指している（6月5日）

――アップアンドダウンヒルズ、スルーフォレスト。

桐朋中学の英語の授業で習った、イギリスの田園風景を歩いている様子の描写を思い出した。まさに、その感じなのだ。回想の翼は広がり、中学の国語の授業で、京都の大徳寺の庭園美を描いた随筆を読んだことを思い出した。

泊まったのは、仙台の奥座敷と言われる秋保《あきう》温泉。ホテルの広々とした展望風呂に一番に入った。

6月7日　がんは総力戦

今朝も展望風呂でリラックスして、ホテルのロビーに下りると、緑色のTシャツを着たテルモ東北支店の方が二人、黄色のTシャツを着た対がん協会宮城県支部（公益財団法人宮城県対がん協会）の職員が六人、迎えにきてくれた。

宮城県対がん協会は、対がん協会の支部の中でも取り分け関係が深い。初代会長の黒川利雄先生は、東北大学医学部長だった一九五三年ごろ、訪米から帰る船で朝日新聞社の笠《りゅう》信太郎論説主幹と出会い、米国対がん協会（ACS）のような協会をつくりたいという考えで一致した。それが、日本対がん協会設立のきっかけとなった。

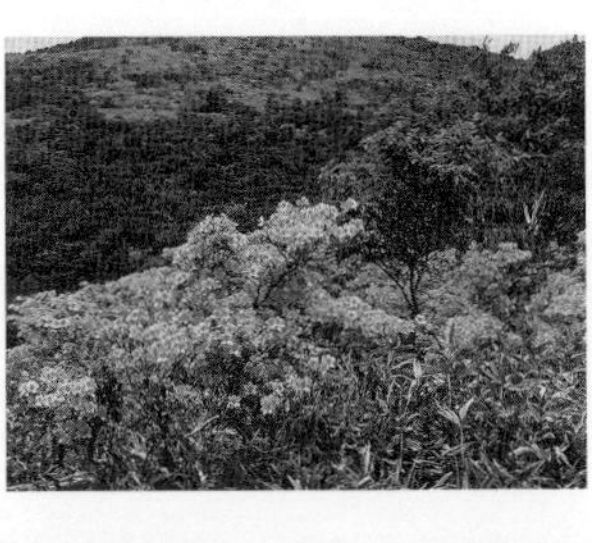

山ツツジが山腹を一面に埋めている（6月5日）

黒川先生はその後、胃がんの集団検診に使えるエックス線装置を開発、対がん協会グループの検診事業に道を開いた。宮城県支部の現在の会長、久道《ひさみち》茂・東北大学名誉教授もまた、がん検診の分野で日本をリードしてきた。

そんな支部とテルモのみなさん、合計九人で、約十六キロ先の宮城県立がんセンター（名取市）へと向かった。地元テレビ局の東日本放送が密着取材していて、私たちが何本かの旗を持って歩いているので、目立つのだろう。道行く人や車から、「何だろう？」という注目を浴びた。緑濃い山からだんだんと市街地へ。不思議なことに、山形ではあれほどにぎやかだったカナカナ（ヒグラシ）に似たセミの鳴き声は、ここ二日ぐらい聞こえない。

訪問する約束の時間まで四時間ほど。快晴で、風が強く、気温三十度近い中を、トイレ休憩ぐらいで昼食も取らない強行軍である。支部の車が伴走し、エネルギー補給ができるゼリー飲料などを差し入れてくれる。これが助かった。病院の手前の〝心臓破りの丘〟を越えて、約束の時刻にゴールした。

病院の玄関で出迎えた人の中で、私たちの様子を見ながら、目頭を熱くしていた女性がいた。吉田久美子さん、六十九歳。県内二十七の団体が加入する「がん患者会・サロン ネットワークみやぎ」の代表だ。拙著『妻を看取る日』を読んでくれていて、緑のバンダナを巻き、緑のジャンパーを着て日焼けした顔で登ってくる姿に「命がけ

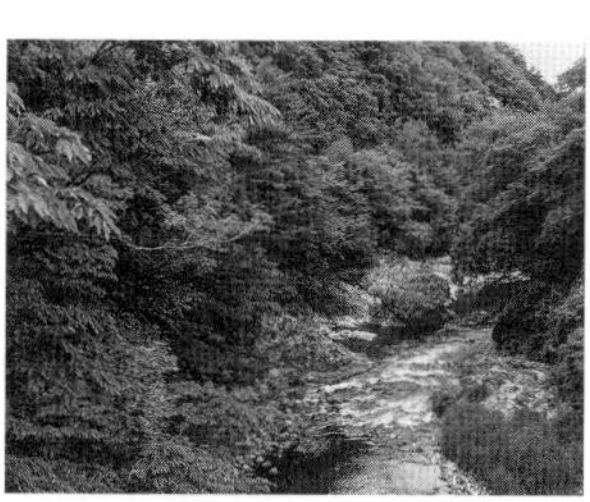

山形から仙台へ向かう山中。この辺り、渓流釣りのメッカらしい（6月6日）

でやっている。半端じゃない覚悟だ」という感動が湧き上がってきたという。

吉田さんは二〇一二年までの四十年間、東北労災病院で看護師をしていた。緩和ケアの担当が長く、看取りにも何度も立ち会った。五十二歳のとき、お風呂で右の乳房にしこりがあることに気づいた。すでにリンパ節に転移していた。「頭が真っ白になるとはこういうことか」と思ったという。右の乳房を全摘して、薬物療法へ。その過程で、経験者にしかわからない気持ちや心の揺れがあること、当事者が発するからこそ届く声があることを知る。乳がんで亡くなった仲間の思いも酌んで、東北労災病院の中にがん種を越えた患者会「四つ葉の会」をつくった。二〇一〇年のことだ。五年後、患者会をつなぐ大切さに気づき、ネットワークみやぎを立ち上げた。

交流会には、荒井陽一総長をはじめ宮城県立がんセンターの職員、ネットワークみやぎ、リレーみやぎ、宮城県支部のみなさんらが、百人ぐらいは集まっていた。

最初に、吉田さんが発言した。私を迎えたときの気持ちを語ってから、東京都の受動喫煙防止条例が、国が健康増進法改正で定める内容よりも厳しいことを取り上げて、「国のたばこ対策をどう思うか」と質問した。私は「人の命より(たばこによる)税収を重んじる国に未来はない」と語った。吉田さんがさらに訴えた。

「日本はまだ、ピアサポーターが手薄だと思います。もっと強化してほしい」

ピアサポーターについてはウォークでもときどき、話題に上った。ピアサポーター

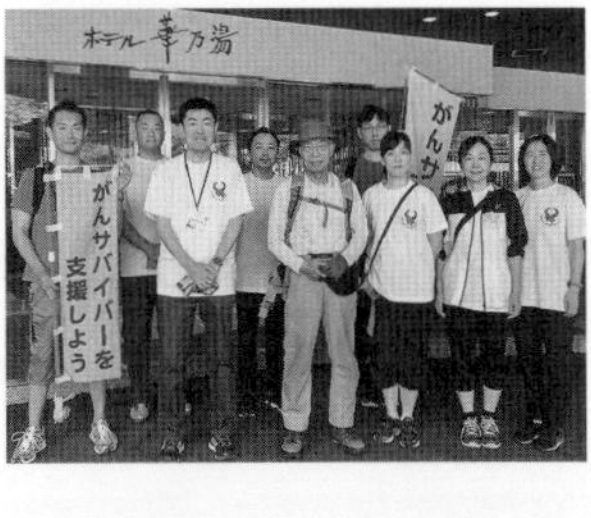

ホテルからテルモ、宮城県対がん協会のみなさんと出発(6月7日)

という言葉も使われていなかった時代から見れば大きく進んだが、地域によってばらつきがあるのが実情だ。全国的な底上げが必要で、声を上げるしかない。

この日、県内でがん相談に携わる相談員が三十数人、集まっていた。宮城県立がんセンターの星真紀子・がん相談支援センター副センター長からメッセージを求められた。

「がん医療は、患者を治すことに必死だった時代から、五年生存率が六〇パーセントを超えて、総力戦の時代に移っています。医療者と同時に、患者、家族、世の中が一丸となって向き合う時代です。大きな学会でも、ここ数年、患者や家族と医療者が一体となった発表があります。共に支え合い、強力なサバイバー支援態勢を築き、一丸となって立ち向かうことで、『がん＝死』のイメージを変えましょう！」

がんは総力戦。社会の総合力が試されている。

6月8日、9日
空は澄み、雲は白く、風は聖らか

六月八日、仙台発八時二分の新幹線で一ノ関まで乗り、東北本線に乗り継いで平泉を目指した。九時六分に到着した。

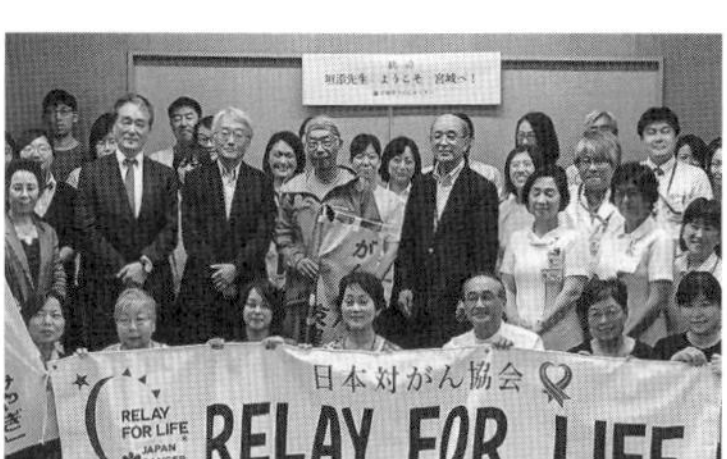

宮城県立がんセンターでは総長をはじめ、リレーみやぎなどたくさんの方と交流（6月7日）

平泉の毛越寺《もうつうじ》や中尊寺は、世界文化遺産に登録されている。後ろ髪を引かれる思いを断ち切り、蒸し暑い中を北上した。目的地は、奥州市である。
遠くに岩手山を眺めながら歩く。稲が刻々と生長している様子が実感できる。国道4号に面した白い洋館風のレストランが目に入った。奮発して、オーストラリア産ではなく、地元の前沢牛のヒレステーキ百五十グラムをいただいた。食べている牧草から違うのではないか、と思うほどの味だった。
この店では、ナイフ、フォーク、コーヒーカップなども美しく、トイレも清潔。女将にウォークの説明をすると、「すごいですね。お体を大事にしてくださいよ」と励ましていただいた。接客も含めて、レストランの総合力の高さを感じた。

詩人の立原道造《たちはらみちぞう》に「アダジオ」という詩がある。

光あれと　ねがふとき
光はここにあった！
鳥はすべてふたたび私の空にかへり
花はふたたび野にみちる
私はなほこの気層にとどまることを好む

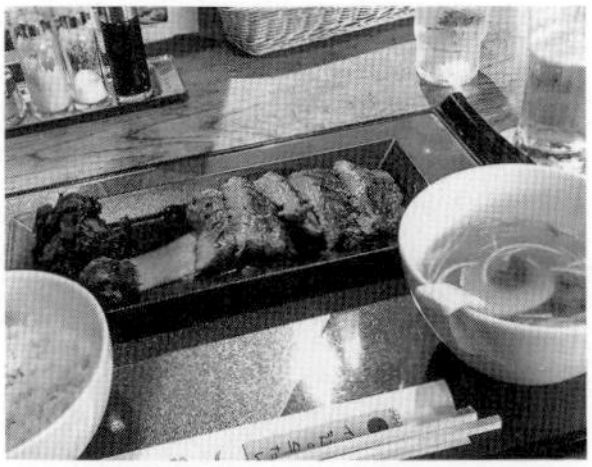
仙台に来たら牛タンでしょう！（6月7日）

空は澄み　雲は白く　風は聖らかだ

立原は、一九三九（昭和十四）年に二十四歳の若さで夭折《ようせつ》した。結核性肋膜炎であった。亡くなる前年の秋、盛岡に一カ月ほど滞在している。この詩はそのときに生まれたものだ。私はこの詩を五、六年前に知った。盛岡グランドホテルでパーティーがあり、ホテルが立つ愛宕《あたご》山をぶらぶら歩いていたら、詩碑を見かけたのだ。「お、これはいいな」と思い、手帳にメモした。

六月九日のウォークは、まさに「空は澄み　雲は白く　風は聖らかだ」の中を進んだ。好天、気温二十四度。湿度が低く、風が心地よく吹いている。カッコウの鳴き声が聞こえる。立原の描く世界に入り込んだようだ。

6月10日
がんを隠さなくてよい社会

六月十日は、朝七時半にホテルを出た。気温十四度。昨日より十度も低い。寒いくらいである。今度は、立原道造の詩に代わって、詩人・童話作家の宮沢賢治の「雨ニモマケズ」が脳裏をよぎった。

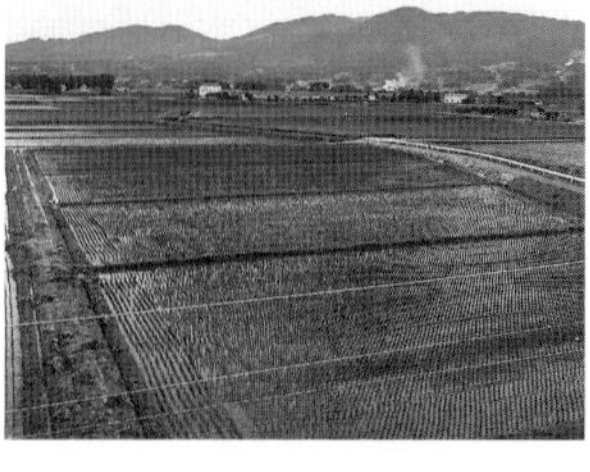

稲がかなりしっかりと生長している。奥州市に向かって歩く（6月8日）

ヒドリノトキハナミダヲナガシ
サムサノナツハオロオロアルキ

寒さの夏、でおろおろするのは、冷害で稲が育たないからである。原因は、やませと呼ばれる、オホーツク海高気圧から吹き出す冷たく湿った東寄りの風だ。やませによる悪天候は、何度も冷害を引き起こしてきた。

冷害は、昭和初期にも起こり、娘の身売りも行われた。花巻で農業指導をしていた賢治が「雨ニモマケズ」を書いた一九三一（昭和六）年もそうだった。昭和恐慌と重なり、飢餓状態を生んだ。

この寒さを体感すると、私でさえも、賢治の気持ちが理解できる気がした。

私は歩くとき、アリを踏まないように注意している。暑い日は、踏まないのが難しいくらいたくさんのアリが走り回っている。今日は、路上のアリは少なく、動きも緩慢だ。これも気温のせいであろう。

国道4号の両側には田んぼが広がる。畦《あぜ》の雑草を刈ったり焼いたりしてある。なぜなのだろう？　収量に影響があるのかな？　ちょうど三十代ぐらいの男性が、歯車が回る機械で除草をしていた。さっそく聞いたところ、農業上の理由ではなく、自分の

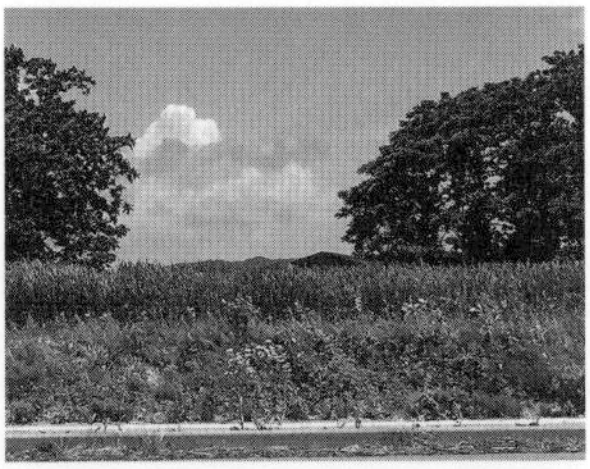

気温24度、ドライで爽やか。カッコウの声が聞こえる（6月9日）

エリアだからきれいにしているそうだ。「ゴミも捨てられないんです」とのこと。私の思考の歯車が回り始めた。景観への関心は、地元への関心でもある。県政と県民、国政と国民。人々の愛着や意識が政治にも反映される。

米国のケネディ大統領の就任演説にこんな一節がある。

Ask not what your country can do for you, ask what you can do for your country.

「国が何をしてくれるかではなく、あなたが国に何をできるかを問うてほしい」とでも訳せるだろうか。民衆の意識、一人一人の勇気が世界を変える。パキスタンのマララ・ユスフザイさんは、女性が教育を受ける権利を訴えただけで、イスラム過激派のタリバンに銃撃され、瀕死の重傷を負った。しかし、英国で手術を受けて回復し、二〇一四年にノーベル平和賞を受賞した。マララさんはずっと声を上げ続けていて、そのことで、世界は変わりつつある。セクハラや性被害でも、勇気を奮って声を上げた人がいて、後に続く人が拡大している。

翻って、がんはどうだろう。ウォークの取材でテレビ局が入ると、映りたくない人を事前に確認する。今の世の中の反応を考えると、気持ちはわからなくもない。

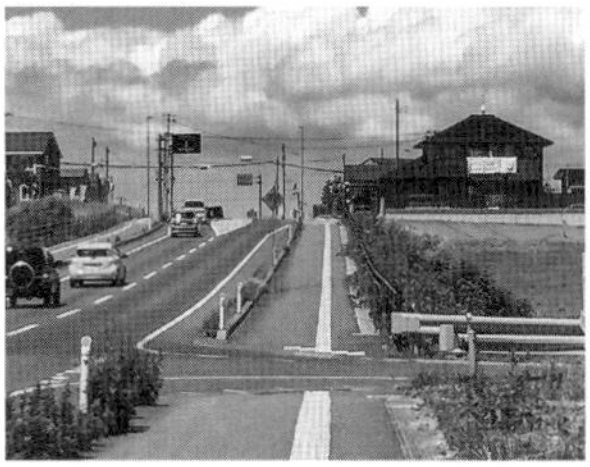

遠くに夏雲がモクモク！
（6月10日）

しかし、無理強いはよくないが、サバイバー一人一人が勇気を持って、がんであることをオープンにしていけば、がんを隠さなくてよい社会が生まれるのではないだろうか。サバイバーに優しい社会は、誰にでも優しい社会につながるはずである。

昼食は、岩手県紫波《しわ》町の「しあわせキッチン」という店で、しょうが焼き定食を食べた。お米は自家製である。ダウン症の若い女性が、一生懸命に料理を運んでいた。トイレには、脚力のない人が立ち上がりやすいように、可動式のとってが付いている。どんな人も、それぞれの力を活かして暮らしていける社会にしたい。そんな思いがにじみ出ていた。

6月11日（その1）私は余命をどう告げて来たか

午前十時、テルモ東北支店や対がん協会岩手県支部（公益財団法人岩手県対がん協会）の方たちと待ち合わせた東北本線岩手《いわて》飯岡《いいおか》駅に行くと、私の剣道・居合道仲間の姫野夫妻の姿が見えるではないか。東京のスタッフが仕掛けたサプライズらしい。夫の純二さんは剣道七段、妻の優子さんは居合道五段の猛者《もさ》である。

岩手県立中央病院までは約八キロ。昨日までの二十キロ前後のウォークと比べると

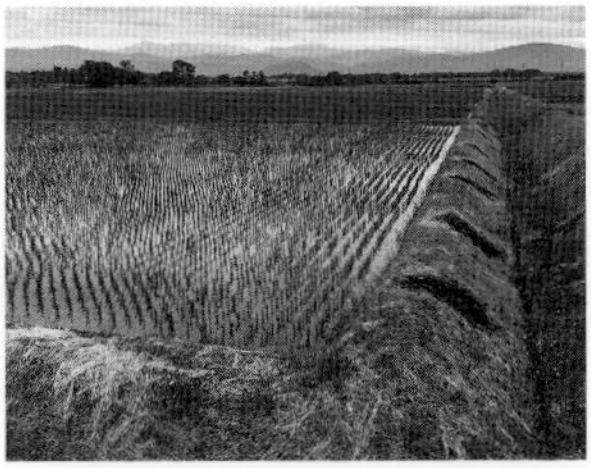

田んぼの畦の草を刈るのはなぜだろう？（6月10日）

短距離であるうえ、午後一時半までに到着すればいいので、ゆとりがある。雨の中、早めに着いた盛岡で、姫野さんご夫妻の希望で盛岡名物の冷麺をいただいた。

約束の時間に岩手県立中央病院を訪れると、白地に赤、青、オレンジ、緑で、

「おでんせ!!　垣添忠生先生　岩手県立中央病院へようこそ」

などの文字に、わんこそばのゆるキャラ「そばっち」をあしらった横断幕が飛び込んできた。

四月に院長に就任されたばかりの宮田剛先生、患者会「盛岡かたくりの会」、「岩手ホスピスの会」、公益社団法人「日本オストミー協会」岩手県支部、「なでしこサロン」、リレーいわて、対がん協会岩手県支部などのみなさんがいらしている。

盛岡かたくりの会は、「がんを悔やんではいけない。悔やむより、今を、明日をよりよく生きることを考えよう!」「病める人も、より病める人へ手を差し伸べよう!」がモットーの患者・家族の会だ。一九九二年に生まれた。「語る会」や講演会、フォーラムを開いている。交流会では、前会長の佐藤康榮さんが、専門医の不足や医師の偏在について取り上げた。

岩手県内にはがん診療連携拠点病院が九カ所あるが、がんの種類によっては手術できない病院がある。また、沿岸部などでは医師の絶対数が少ない。盛岡かたくりの会では、セカンドオピニオンを主治医に渋られた人の相談を受けたこともある。県の北

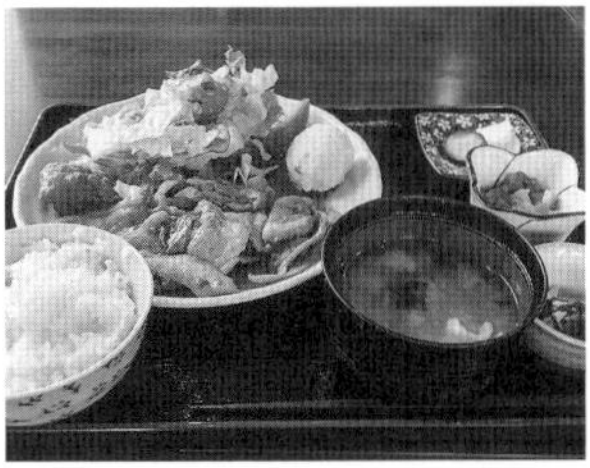
お昼のしょうが焼き。16キロを一気に歩いてさすがに疲れた!(6月10日)

部などでは患者ががんを隠す傾向があり、患者会がない地域もある。

がんであることを一人悩む。医師との相性が悪くても我慢している。時間とお金をかけて遠方の病院で治療を受けている。佐藤さんの話からは、そんなサバイバーの姿も浮かぶ。

深刻な状況だ。セカンドオピニオンという言葉は浸透した。がん医療の均てん化(地域格差の解消)は、ずっと叫ばれている。しかし、まだ道半ばなのだ。

六年前に乳がんになった方は「治療の後遺症も出ているが、医師とうまく話せない」という悩みを明かした。新しく担当になった看護師にうまく対応してもらったという。医師が少ない現状では、こうした工夫を凝らすしかない。

岩手ホスピスの会の川守田裕司代表は、二〇〇二年に家族をがんで失った。それをきっかけに会を立ち上げた。治療の影響で髪の毛が抜けた患者さんにタオルの帽子を贈ったり、電話相談に乗ったり、ボランティア養成講座を開いたりしている。

川守田さんは、二十代の女性から受けた相談について語った。この女性の母は、主治医の話が専門的すぎて理解できず、どうしても信頼できないという。また、抗がん剤の副作用がつらく、「死んだほうがまし」と度々口にしている。

「『母に何と言えば、生きる気力を取り戻してもらえるのか。どうしたらよいか』と聞かれました。先生はどう思われますか」

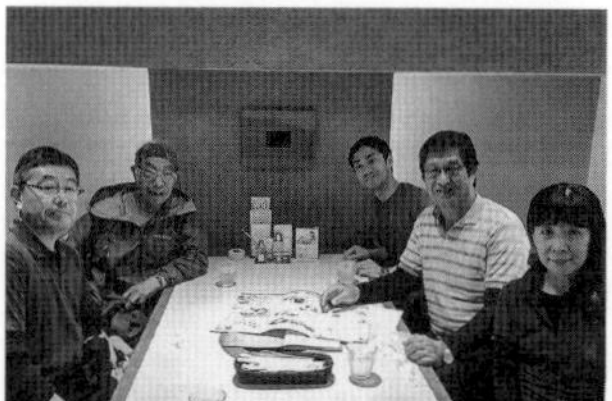
テルモ、対がん協会岩手県支部の方、そして私の居合道仲間の姫野夫妻と(6月11日)

本来なら、患者にわかる説明をするのは医師の責務だ。ただ現状を勘案すれば、診察に誰かが同席するか、難しければ、事前に質問点をメモにしていくという方法もある。二番目の点については、私はこんなふうに答えた。

「一概にこれだという答えはありません。患者さんの個々の苦しみに寄り添い、患者さんの思いを丁寧に聞いていくことが大切だと思います」

趣味や友人との語らいなどで気分転換することも効果があるだろう。同時に、家族の息抜きも大切だ。頑張りすぎて押しつぶされたら、元も子もない。

盛岡かたくりの会の佐藤さんは、余命についても問題提起した。会では、生きる希望を持っていたのに突然余命を告げられた女性の気持ちを三時間ぐらい、傾聴したことがある。佐藤さんが尋ねた。

「本人が望んでいないのに余命を告げることはいかがなものでしょう」

重いテーマである。こう申し上げるほかなかった。

「これは、永遠の課題です。簡単には答えられません。ただ、告げ方に工夫が必要なことは確かです」

私自身は、いわゆる余命宣告はあまりしてこなかった。ただ、告げる場合は、「余命を言うことは、亡くなるまでにやらねばならないことに取り組む時間を伝えること」

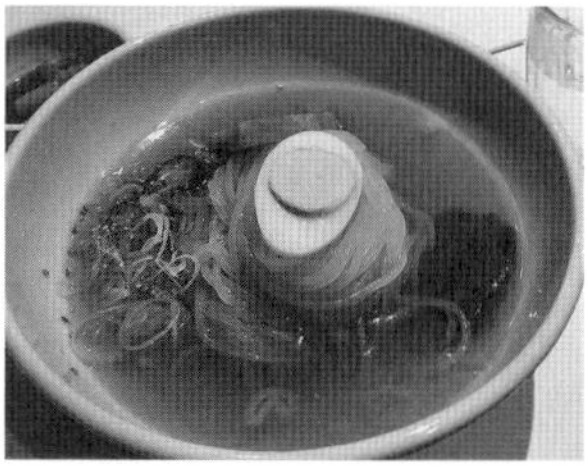

姫野夫妻らと味わった盛岡名物の冷麺（6月11日）

という心づもりで、患者さんの目を正面から見て話した。こんな感じである。

「かなり治療が手詰まりになってきて、先行きが厳しくなってきました。人によって幅はありますが、一年は厳しいかもしれません」

具体的な数字でも、三カ月や半年と、一年は違う。一年と言われると、患者さんは「ああそうか、来年の桜は見られないか」と思うものの、一気に落ち込むことはない。なぜなら、一年あれば、人生の店じまいをする時間も取れるからだ。余命三カ月だろうと判断した場合は、

「かなり追い込まれています。○○と××と△△に異常が出ていて、この先長く生きることは難しいと思います。ご自身のこと、ご家族のこと、仕事のことなどをよく考えたほうがいいと思います」

といった表現をした。三カ月という具体的な数字を出すかどうかは、相手の人柄や生活環境などにもよるので、ケースバイケースであった。大事なのは、心の準備をしてもらうこと。店じまいをきちんとすることは、本人にとっても家族にとっても必要なのである。余命が当たるかどうかは意味はない。

また、余命を告げる場には、できるだけ看護師に同席してもらうようにした。一緒に聞いていれば、患者さんの表情などから受け止め方もわかる。そのほうが、夜勤や宿直の看護師にも適切な申し送りができる。極端な話、落ち込んで自死してしまう恐

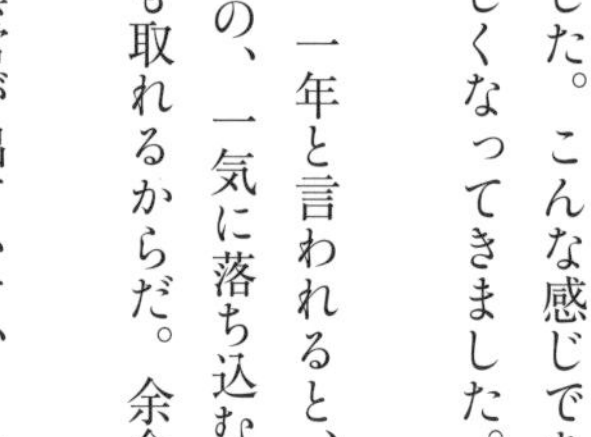

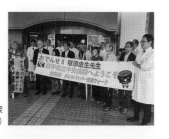

岩手県立中央病院でも深い話ができた（6月11日）

れがあれば、見守りを強化する必要がある。

このように、余命を告げるのは本当に難しい。

身じまいと言えば、二〇一八年八月にすい臓がんで亡くなった石弘光・元一橋大学学長の身じまいも見事であった。

石先生は二〇一六年六月に、すい臓がんのステージ4とわかった。私は雑誌『中央公論』と、がんサバイバー・クラブのサイトで二回、対談させていただいた。

石先生は、がんとわかったときから、まさに心の準備をされていた。闘病記を書く（『末期がんでも元気に生きる』としてブックマン社から出版）。囲碁など趣味を充実させる。分析が得意な経済学者らしく、自らのがんをも研究対象にする。抗がん剤の副作用と見合いながら生活を組み立てる。夜の会合をやめてランチにする。夫婦で情報を共有し、天下国家からその日の食事まで会話を弾ませて、旅行にも行く。

何より、自身が旅立った後の式典についても書き残していた。二〇一八年一月、がんサバイバー・クラブのサイト向けに対談したときにはこう語っていた。

「お線香と、お坊さんと、お香典。三点セットは一切お断り。お別れの会を、一橋大学の如水《じょすい》会館でやります。来られた人がバラやカーネーションを供えてくれればいい。別室に、サンドイッチ程度で歓談する場を設けます。過去の業績は一切抜きです。会費制にもしません。骨も、アルプスの氷河に散骨してもらいたいんです」

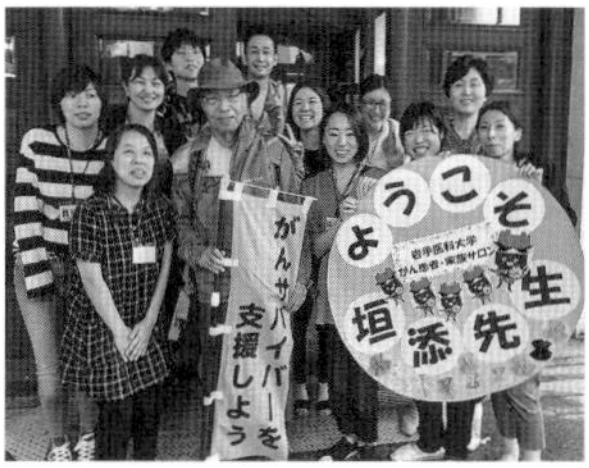
ようこそ
垣添先生
岩手医科大学
がん患者・家族サロン
がんサバイバーを
支援しよう
岩手医科大学前で。緩和ケア講習会を受講した11名の方たちと（6月11日）

さばさばとした口調が印象的であった。

十月初めに東京・千代田区の如水会館で開かれた「お別れの会」には、マレーシアでＵＩＣＣ（国際対がん連合）の会議があり、伺えなかった。参列した対がん協会の職員によれば、生前語っていた通りの会であった。

石先生が、具体的な余命を告げられたかどうかは聞いていない。どちらにしても、大まかなところは意識されていたはずであり、語弊を恐れずに言えば、理想的な身じまいをされたと思う。

6月11日（その2）
がん教育は医療者だけでは回らない

岩手県立中央病院を出て、岩手県支部の車で岩手医科大学へ回った。今回訪ねた病院で唯一、全国がんセンター協議会に加盟していない。ここの藤岡知昭名誉教授は、泌尿器科医で私の親友である。東日本大震災の二カ月後の二〇一一年五月には、一緒に岩手県陸前高田《りくぜんたかた》市と大船渡《おおふなと》市を訪れた。山が好きで、店員が山に登る小さな店で登山靴を買うよう教えてくれた。尿閉患者の先輩でもある。

交流会では、活発な意見交換ができた。がん患者・家族サロンの女性は、胃がん、

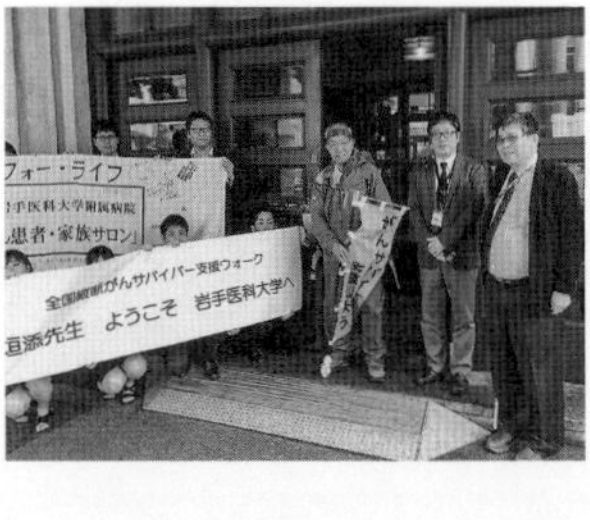

右から私の親友藤岡知昭先生、腫瘍センター長の伊藤薫樹（しげき）先生（6月11日）

子宮頸がん、軟骨肉腫を経験した母親の介護を通じて感じたことを語った。

「交通事故でなくてよかったと思います。順序立てていろいろ考えることができました。がんになっても、決して不幸ではありません」

すい臓がんの母親を自宅で看取ったという女性が、「ボランティアで、中学校で自分の体験を語っている」と話していた。生徒たちが熱心に聞いてくれるという。対がん協会でも「がん教育」に力を入れて、専門医が監修したDVD教材を無償で提供したり、専門医による出前授業を行ったりしているが、体験を聞くことは子どもには深く印象に残るはずだ。原爆や震災の語り部を思い起こすまでもないだろう。すばらしい試みだと思う。

私はこう答えた。

「がん教育は、医療者だけでは無理です。患者さんやご家族が入らないと回りません」

日本オストミー協会岩手県支部の川村正司支部長がこんな問いを投げかけた。

「ストーマ(人工肛門、人口膀胱)を付けたオストメイトは年々増えています。いま、全国に二十万人ぐらいでしょう。しかし、なかなか表に出てきません。手術前の人や術後の人は、経験者の話を聞ければ不安がだいぶ解消すると思います。どうしたら、経験者を引き出せるでしょうか」

ストーマは、便あるいは尿を排泄するための排泄孔である。お腹に付ける。痛みは

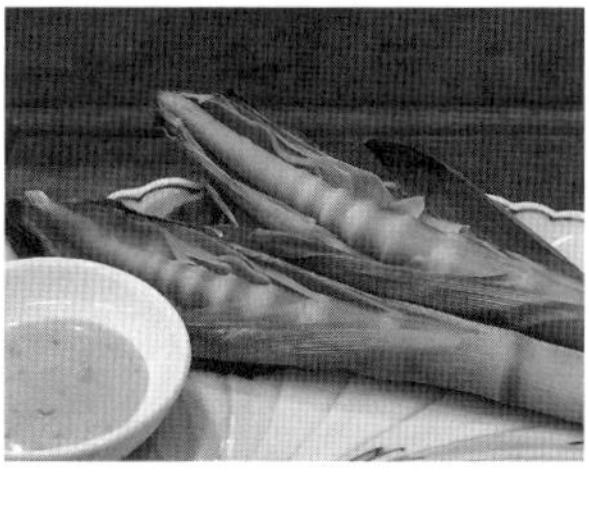
熊と争って食べるといわれる根曲竹の焼き物。素晴らしい!(6月11日)

ないし、お風呂でお湯が入る心配もない。便意や尿意はなく、自分の意識とは無関係に出てしまう。それをためるのが、ストーマ用の袋状の装具(パウチ)で、防臭や防水はしっかりしている。たまったらトイレで流し、装具は週に二、三回交換する。手術の目的によって、一時的なストーマと永久的なストーマがある。

川村さんも、二〇〇〇年に大腸がんの手術を受けてからストーマを付けている。会では、オストメイトからの相談も受ける。川村さんによれば、世間には、ストーマについて「汚い、漏れる、くさい」といった偏見がある。川村さんたちが県や市町村の職員を集めた講習会を開くと、自治体職員でさえ「そうだったんですか」という反応を示すほど、理解が進んでいない。

川村さんは、オストメイトに対して求められる合理的な配慮について語った。

「接客や飲食関係などでの就職差別、公衆浴場への入浴拒否、介護福祉施設への入所拒否といった差別があります。社会の理解や意識改革と同時に、オストメイト用のトイレの普及などが必要です」

新たにストーマを付ける人にとって、経験者の話が有用だとわかる。しかしオストメイトが表に出にくいと、先輩の話を聞く機会も少なくなってしまう。

私は現役時代、ストーマを付けて踊りの師匠をやっている人や、水泳を楽しんでいる人などに、場合によってはボランティアとして来てもらった。患者さんを見舞いな

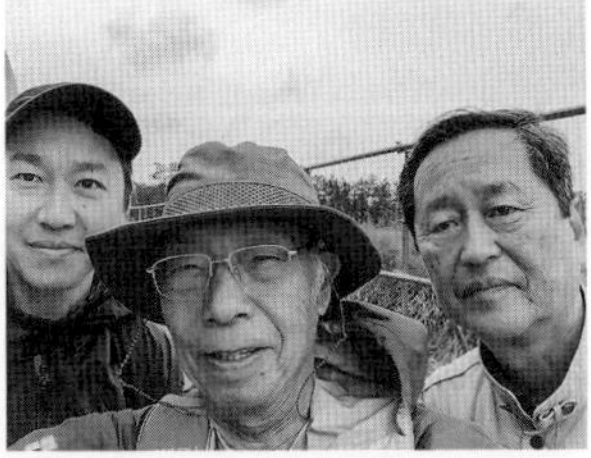

八幡平の麓を目指して歩く。同行してくれた澤田さん、澤田さんのお父様と(6月12日)

がら話してもらうのだ。藤岡君も似たような試みをしているという。

ストーマは、慣れてくれば扱いに習熟し、かなり普通の生活ができる。藤岡君の患者さんの剣道の高段者は、胴着の下に人工膀胱をつけて剣道をやっていたそうだ。不自由はあるかもしれないが、こんなに元気な人がいる。

私はこんなメッセージを発してきた。

「人間は環境に適応していけるのだから、落ち込まないでやりましょう」

経験者が語ることが、後に続く人に希望を灯せる。医療者やオストメイトに理解がある人たちの発信も重要だろう。

6月12日、13日
人間は自然と共にある

盛岡のホテルを出て、八幡平《はちまんたい》を目指した。藤岡君の山荘で過ごすのだ。前にも訪ねたが、山懐に抱かれた自然に囲まれて、空気を吸うだけで気持ちのよいところである。いわて沼宮内《ぬまくない》クリニック（岩手町）の職員、澤田博樹さんが同行した。泌尿器科をほぼ専門とする、藤岡君も診察しているクリニックである。

澤田さんがサバイバー支援を訴える幟を持つ。気温十五度前後、向かい風。澤田さ

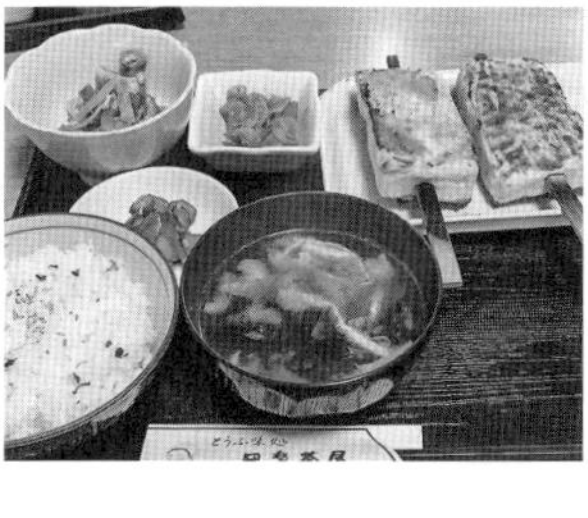

峠の茶屋で食べた豆腐田楽（6月12日）

んはアイスホッケーの経験があり、今は子どもたちに教えている。スポーツマンだが、「最近は歩きなれていないから、先生のスピードについていくのが大変です」と苦笑していた。お昼は、藤岡君お勧めの豆腐田楽茶屋。豆腐屋さんがやっている店で、田楽定食を頼むと、豆腐一丁で一本というボリュームたっぷりの田楽が二本も出てきた。味噌味で、一本は山椒を利かせていた。

八幡平市に入り、道の駅にしねで、車で来た藤岡君と合流。乗せていただいたとたんに、雨が激しくなった。山荘まで歩いたら、大変なことになっていた。

藤岡君は狩猟の免許を持っている。ライフルで百メートル先の的に的中する腕前である。山荘の壁には、自分で撃ったシカのトロフィー（頭部のはく製）やマタギの人が撃った熊のトロフィー、自ら釣った一尺（約三十センチ）を超える大きさのイワナやヒメマス、サクラマスのはく製が飾ってある。

「撃たせてもらった動物はしっかり食べて皮も使わせていただくのが、礼儀です」

命をいただくとは、そういうことなのだろう。意識するかしないか、あるいは意識しないですんでいるか。そこが違うだけで、私たちは、動物、鳥、魚、植物の命をいただいて生きている。

山荘には、狩猟仲間からもらった熊の肉が冷凍してあり、奥様が、熊汁をふるまってくれた。漆器の大きな器でいただいた。野菜もたっぷり入っている。「脂肪がうま

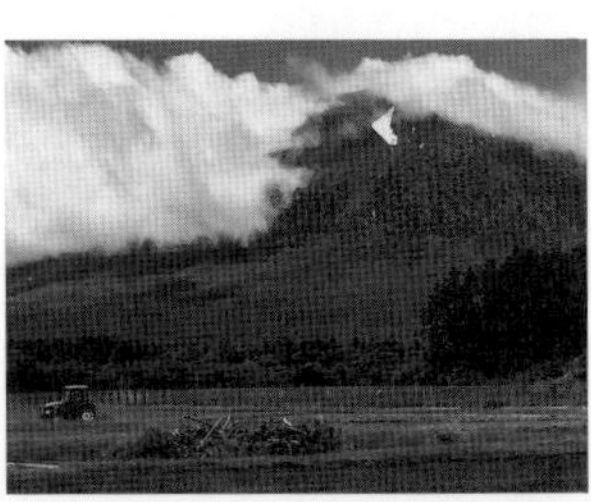

ずっと雲に隠れていた岩手山だったが、一瞬、頂上が見えた！（6月13日）

いんです」と藤岡君が言う通りの味である。藤岡君は山荘の庭で、伐採された木に種菌を植えて、椎茸やなめこも栽培している。なめこの味噌汁もおいしかった。

私たち人間は自然と共にある。生きとし生けるものの命の循環の中に存在している。久々の山荘滞在は、そんなことをも感じさせた。

六月十三日。前日の雨から打って変わって、青い空が広がっている。山荘の周囲の樹木も気持ちよさそうだ。何年か前に訪れたときと比べて、どの木も伸びている。私の好きなカツラの木がそびえていた。こんなに大きなカツラは、見たことがない。

帰途、一瞬だが、岩手山の頂上が見えた。雪をかぶっている。八幡平側からは、よく写真で見る岩手山とは逆からの景色となり、また別の味わいがあった。

昨日、二十キロほど歩いたことで、澤田さんは足が筋肉痛になったという。澤田さんと私は最後だけ歩くことにして、藤岡君の奥様の車で戻った。クリニックの五百メートルぐらい手前で降りて歩いていると、「テレビ見ました。がんばってください！」と四十代ぐらいの女性に声をかけられた。妹が乳がんのサバイバーだという。

栄養ドリンクを差し入れていただき、第七弾のウォークが終了した。

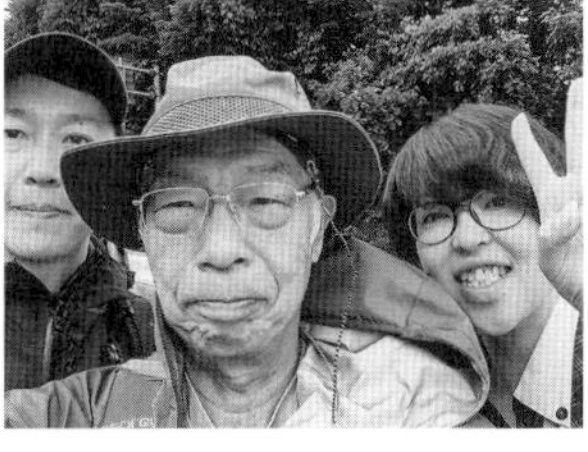

写真の女性から「昨日テレビで見ました。がんばってください」と栄養ドリンクの差し入れ（6月13日）

第九歩

サバイバー支援にゴールはない

2018年6月30日〜7月6日、16日〜23日

岩手・青森・北海道

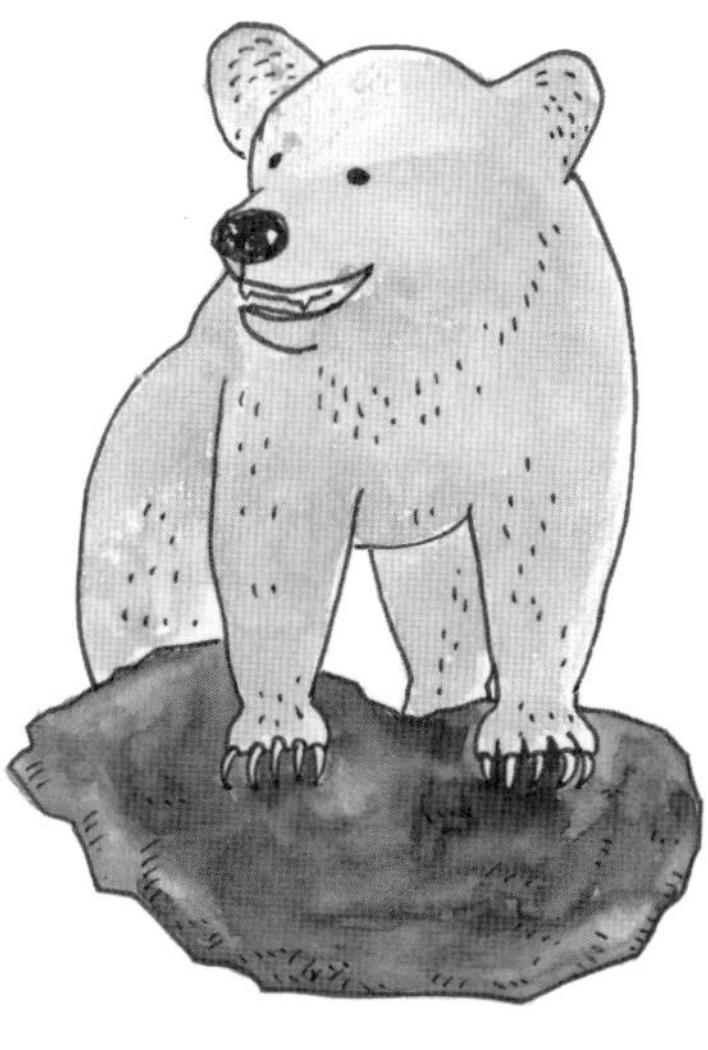

【第８・９弾のルート】岩手・青森・北海道

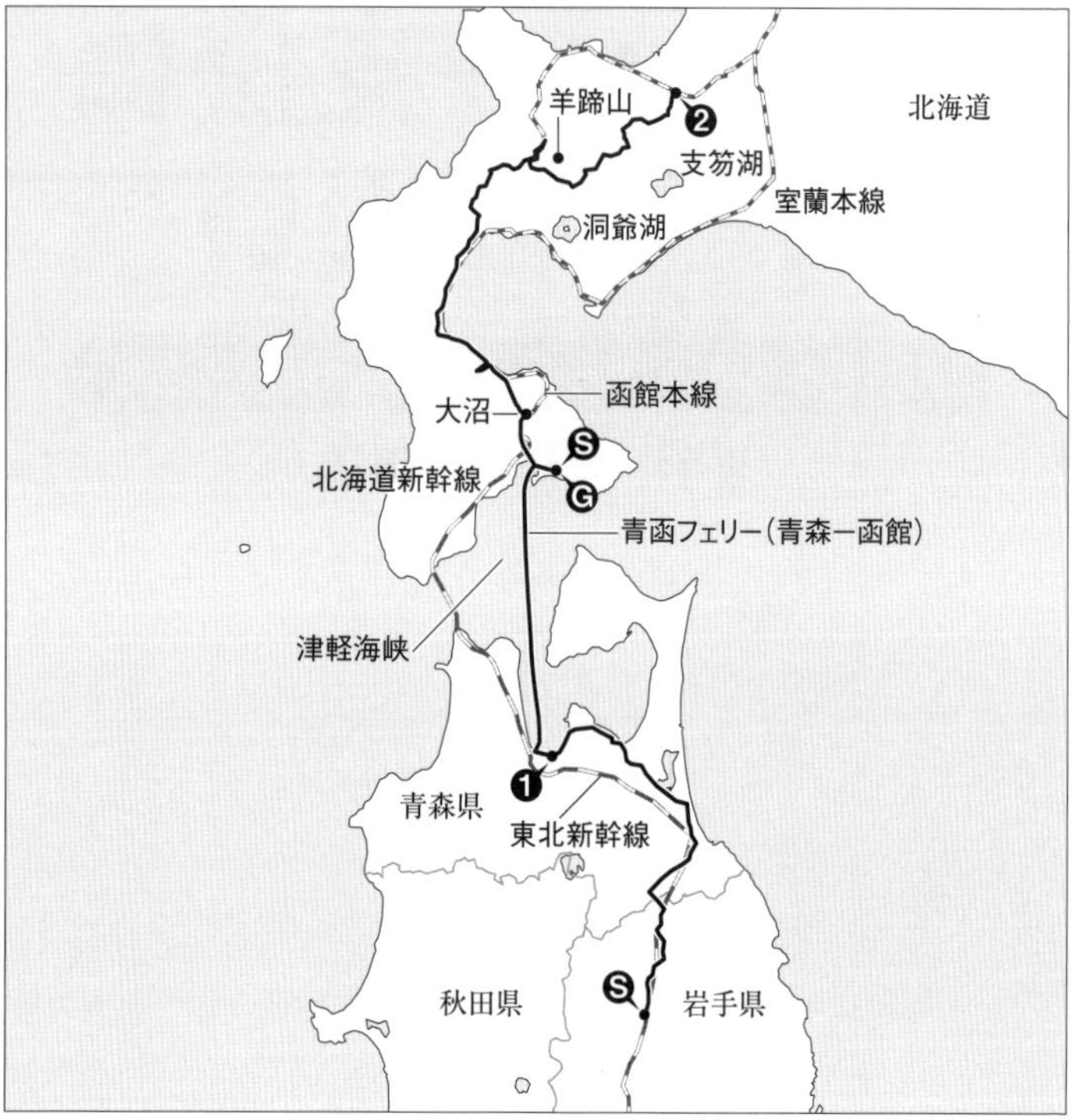

第８弾／Ⓢ（スタート）JR いわて沼宮内駅（岩手県）　❶青森県立中央病院（青森市）　Ⓖ（ゴール）函館空港（北海道）
第９弾／Ⓢ（スタート）函館空港（北海道）　❷北海道がんセンター（札幌市）

6月30日 オープンにして別人になった

今朝はいつにもまして早く目覚めた。午前四時。トレーニングをこなし、朝食をしっかり取る。

午前六時過ぎ、タクシーで東京駅まで。都会の電車で移動すると、サバイバー支援を訴える幟が周囲に迷惑をかけてしまうのだ。運転手さんは女性だった。東京で女性のタクシードライバーは二パーセントぐらいらしい。彼女の所属するタクシー会社では、二百七十人中わずか三人という。道中、ウォークの説明をすると、「自費で？　人のために、そんなことができる人は、そうはいません」と降車時にご寄付をいただいた。備忘録として付けているメモ帳にこう書いた。

〈朝からウキウキ〉

午前七時三十六分発の東北新幹線で、いわて沼宮内《ぬまくない》まで。十時過ぎに到着すると、リレー八戸の小野明子さんが、リレーのシンボルカラーである紫色のポロシャツを着て出迎えてくれた。乳がんのサバイバーであると同時に、遺伝性の多発性嚢胞腎《のうほうじん》も抱えている。この病気は、腎臓にやたらと水が溜まって袋ができてきて、だんだん腎機

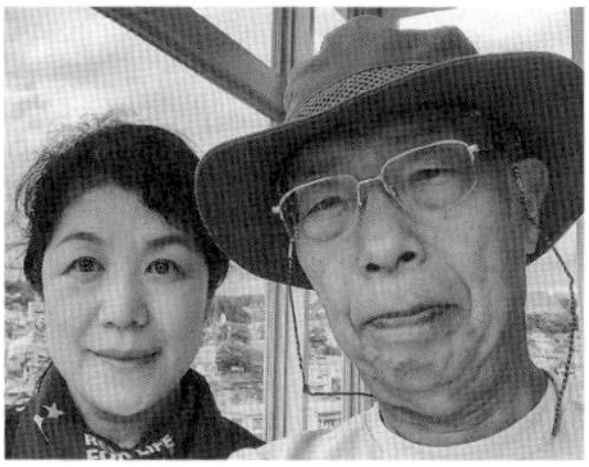

いわて沼宮内駅で会ったリレー八戸の小野明子さんと（6月30日）

能が落ちて、最終的には透析が必要になる。だが、元気そうである。

三十代の息子さんも最近、同じ病気が判明した。ただ、自分も元気で新しい薬も出ていることから、きちんと伝えたら、冷静に受け止めてくれたという。

小野さんとIGRいわて銀河鉄道に乗って、三つ目の小繋《こつなぎ》駅で降りた。入会権《いりあいけん》をめぐる農民と地主の争いで、大正時代から半世紀にわたり裁判が続いた「小繋事件」があった土地である。ホームで、リレー八戸の女性が三人、やはり紫色のポロシャツで、紫色の横断幕を持って迎えてくれた。七十三歳の松本弥生さん、その長女の松浦千春さん、西村真紀子さんである。松本さんは、乳がんと子宮がんのサバイバー。松浦さんともう一人のお嬢さんも乳がんになられたので、遺伝性かもしれない。一家で八回も手術を受けたという。

松本さんが罹患されたのは二十数年前。手術と放射線治療を受けたあと、どう生きていいかわからなかったそうだ。周囲にもがんのことを隠しており、うつ状態を自覚していたが、たまたま新聞の取材を受けて腹を括《くく》ったとのことであった。

そんな松本さんの人生が変わった大きなきっかけは、リレー。二〇一三年から毎年参加していて、いろいろなサバイバーと知り合った。そして、どんどん気持ちを開いていった。リレー八戸の小渡《こわたり》章好《のぶよし》実行委員長の記憶では、最初は表情に深い翳《かげ》りがあったという。

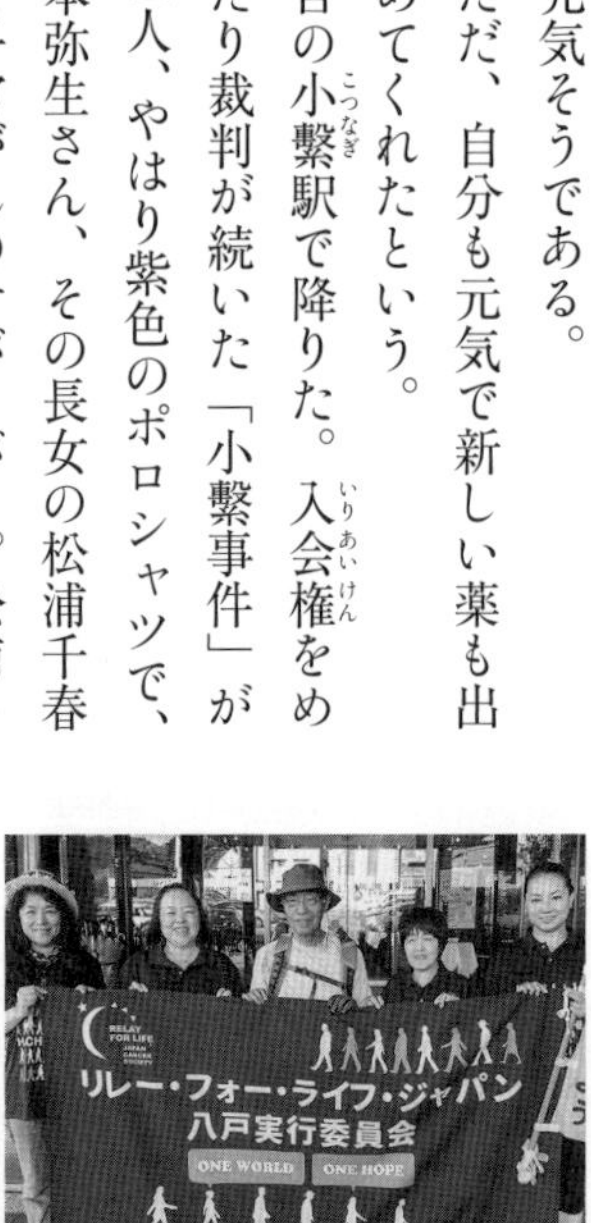

二戸パークホテルに着いた。リレー八戸のメンバーと（6月30日）

それが今では、小渡さんから「聖少女」と呼ばれている。穏やかでにこやかな表情には、その呼び方が似合う。母娘三人で実行委員も務める。松本さんご自身、

「がんをどんどんオープンにして、別人になりました！」

とおっしゃった。

リレーは、ウォークイベントでただ二十四時間歩くだけではない。出会いがあり、サバイバーが安心して自分を出せる場があり、いつの間にか前方に希望を灯している。そんな力や意義を目の当たりにした。

さて、ウォーク。小繋駅から、小野さん、松本さんと三人で歩き、ほかの二人は車で伴走した。八キロほど歩いたところで、小野さんが足にマメができて、ローソンでリタイア。松本さんも「これ以上は先生に迷惑をかけてしまいます」と、次のローソンで中断。それからの十キロは私が一人で歩いた。気温二十八度。湿度一〇〇パーセントと思えるぐらいの蒸し暑さだ。途中で雨も降った。

二戸《にのへ》市の二戸パークホテルに午後五時過ぎに到着した。女性四人が待っていて、五人で乾杯！　もっとも、生ビールは私と小野さんだけだったが。ウォークの意義を事前にお伝えしていた石橋良浩社長が、サービスしてくださった。お遍路の「お接待」を受けている気持ちになる。ウキウキ、である。

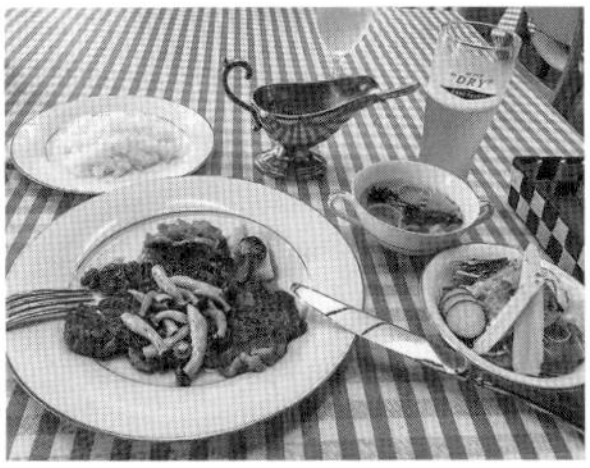

夕食はホテルのステーキ定食（6月30日）

7月1日、2日

売地、売家の看板

一夜明けて、七月を迎えた。

七月一日は、午後三時に八戸市内で、リレー八戸の小渡さんが設定した記者会見と交流会がある。

時間が決まっているので、二戸駅から金田《きんだ》一《いち》温泉駅まで電車の力を借りるつもりだった。駅までの道すがら、馬淵《まべち》川で鮎の友釣りをしている人がちらほらといた。生きている鮎をおとりにして、泳いでいる鮎を捕まえる。夏の風物詩である。

二戸駅に着いたら、なんと電車が二時間以上も来ない。金田一温泉駅まで歩くことにした。およそ八キロ。紫色のラベンダーが夏の陽射しを浴びて生き生きとしている。

ところが、金田一温泉駅に着くと、これまた電車が二時間来ない。ウォークは生き物だから、予定が狂うことは珍しくない。むしろ、私はそれも楽しんでいる。電車はあきらめて、タクシーで青い森鉄道の剣吉《けんよし》駅まで行った。岩手県を走るIGRいわて銀河鉄道は、青森県に入ると青い森鉄道になる。

剣吉から八戸まで歩いた。十数キロ。暑くて湿度も高く、まるで水の中を歩いてい

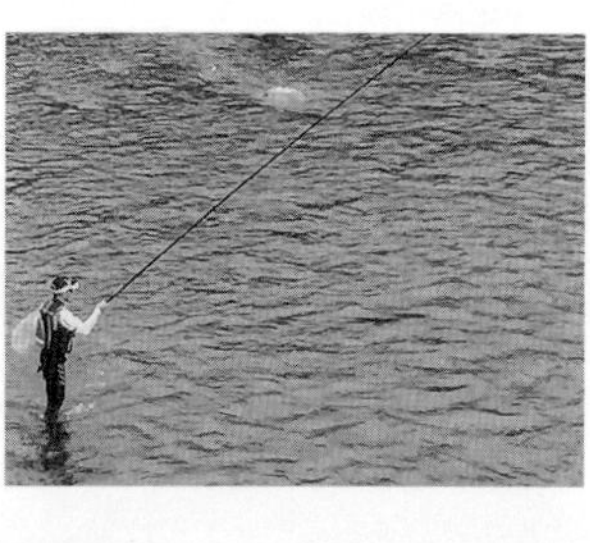

日曜日の朝、鮎の友釣りに興ずる人（7月1日）

るような気持ちになる。しかし、のんびりしてはいられない。汗だくになって足を踏み出していたら、なんと、向かいから、前日もご一緒した西村さんが車で来て、私を発見してくれた。渡りに船とはこのことで、記者会見に間に合った。東奥日報とデイリー東北の記者が来ていて、デイリー東北は「『がん＝死』ではない」という見出しで大きく報じてくれた。

会見後、小渡さんの司会で、リレーのメンバー約十人とミニ交流会となった。あとからメディカルコート八戸西病院の副院長・福田春彦先生も駆けつけてくれた。サバイバーのみなさんは、リレーの活動を通じて、自分が大きく変化したことを笑顔で語った。がんと共生する社会を築く最前線に、サバイバーこそが立てる、と。リレーの可能性に改めて思いを来した。

翌七月二日も朝から気温二十八度。このあたりの梅雨明けは、平年は七月末だが、すでに夏が来たような気候である。八戸駅から青い森鉄道で一駅、陸奥《むつ》市川《いちかわ》という無人駅まで乗り、そこから三沢まで、単独行である。

自然は相変わらず豊かだ。十和田湖から流れ出て太平洋に注ぐ奥《お》入瀬《いらせ》川の川べりで、コヨシキリとウグイス、カッコウの三重奏が聞こえてくる。

〽チャッ、チャッ、キン、キン、ジリジジリジリー

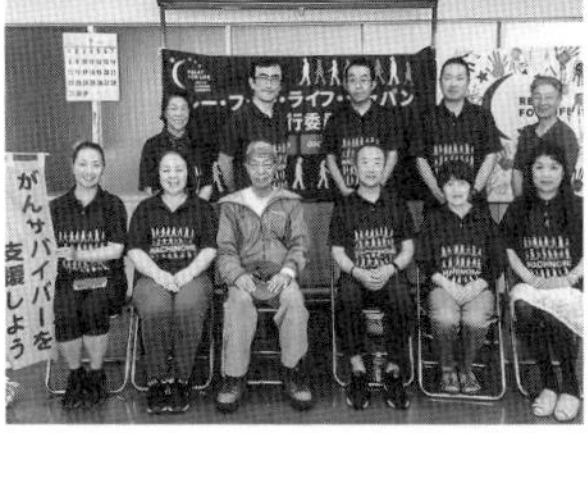

八戸での記者会見のあと、
ミニ交流会に（7月1日）

ジャズのアドリブのようなコヨシキリの鳴き声が、私は大好きだ。

二カ月ほど前、関東で咲き誇っていた栗の花が、ここでは今が、真っ盛り。南北に長い日本列島を思わぬ形で体感する。

田んぼよりも畑が目につく。大根の収穫をしている。見ていると、専用の収穫機の先端部が深く地中に入って、大根を引っ張り出している。大根はベルトコンベアで上昇し、その先、つまり収穫機の後方にある荷台に運ばれる。ここに別の人が乗っていて、大根を並べていた。惜しむらくは、青い葉も自動的に切り落とされてしまうこと。千切りにして、油と醤油でいためればおいしいのに。それにしても、大根の収穫といえば抜くものとばかり思っていたので、驚いた。

沿道で気になるのは、売地や売家の看板である。気づいただけでも八つあった。過疎化が進んでいるのであろう。

思えば、ＩＧＲいわて銀河鉄道、青い森鉄道は、元はＪＲの東北本線。切り離されて第三セクターになれば、厳しい経営環境に置かれることは容易に想像がつく。かといって安易に運賃を上げれば、客離れも招くだろう。北陸新幹線開業に伴う第三セクター化などと同じ構図である。生活が不便になれば、結果的に人口流出に拍車をかけかねない。国土の構造の変化と過疎化は無縁ではないはずだ。

一方で、気の利いた交通標語も見つけた。

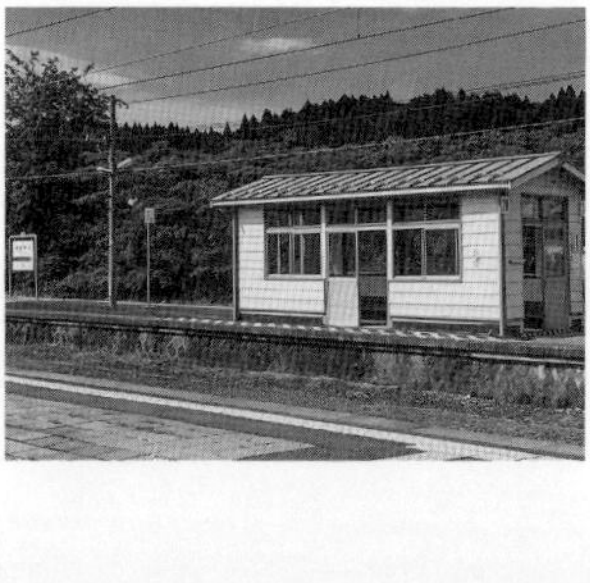

陸奥市川駅は無人駅。今日も暑くなりそう（7月2日）

「速度は落とせ　命は落とすな」

以前長野県で見かけた「80で走って40で死ぬか　40で走って80で死ぬか」という標語（記憶だが）を思い出した。すぐれた警句は忘れないものである。

この日のゴールは三沢。米軍三沢基地のすぐ近くのホテルに投宿した。というよりも、市の中心部まで米軍基地がせり出している、と表現したほうがしっくりくる。

7月3日、4日　ドローンに撮られる

七月三日の朝、ホテルでうれしいことがあった。フロントの男性従業員が、「今日は野辺地《のへじ》までですか？　がんばってください。せめてこれでも」と、冷えた五百ミリリットルのミネラルウォーターを一本、差し出してくれたのだ。前日にフロントの女性職員にウォークの話をしていた。それが引き継がれたのだろう。小さな親切が、私には、とても大きな力となった。またもメモ帳に書いた。

〈ウキウキ〉

自前の水と合わせて一リットル。水をキープしていると、安心して歩ける。

三十分ほどかけて青い森鉄道の三沢駅に着き、三つ先の乙供《おっとも》まで乗る電車を待って

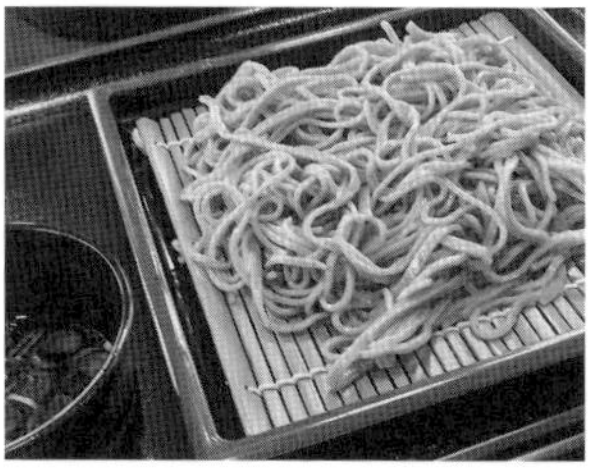

お昼は、とても美味しい蕎麦（7月2日）

いると、インクスの社長の中村明夫さんと、メディアディレクターの市谷雅裕さんが現れた。インクスは、東京にある映像やグラフィックデザインの制作会社。これまでも対がん協会は、禁煙関連のイベントなどでお世話になっている。

中村さんのレンタカーで乙供駅まで行き、撮影が始まった。前日にロケハンを済ませていたので、撮影ポイントは定まっている。たとえば、坂道の上にカメラを設置して、だんだん登ってくるにつれて、最初は帽子だけ見えた私の全身が映るようにする。

そして、ドローンである。昆虫のように二つの目が付いていて、地面から飛び上がる。牧草地で、数百メートル歩く様子を上空から撮影された。中国製で約十三万円というが、実に精巧である。軍事に利用されたら恐ろしい技術だと、巷間《こうかん》指摘されている懸念を否が応でも実感する。むろん、中村さんの思いは別のところにある。

「ウォークに参加したいと思いながらも、体の具合や時間的な都合で一緒に歩けなかった多くの人に、ウォークの様子を伝えたいんです」

ドローンだけではない。私は、帽子にアウトドア用の超小型カメラを付けたり、三六〇度カメラを持ったりした。帽子のカメラは私が見たものと同じ光景を提供する。三六〇度のカメラは、見る人が私のいる場所の風景を体感できる。

技術を生かすのは、人を思う心。

昼食後に青い森鉄道の野辺地駅で中村さんたちと別れて、ホテルまで約十キロの道

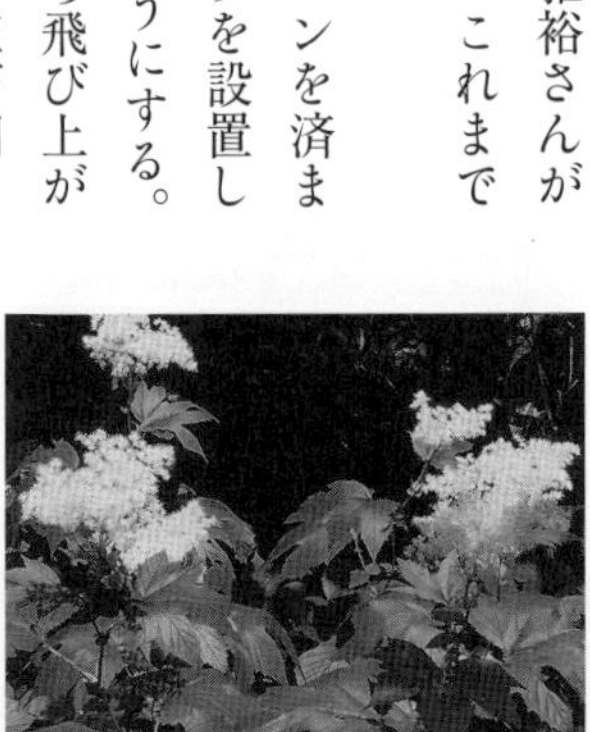

カラマツソウが美しく咲いていた。妻と行った奥日光を思い出す（7月3日）

を歩きはじめた。すると、雷雨が襲ってきた。七つ道具の一つである緑のゴアテックスのジャンパーのフードをかぶる。さらにレインパンツなどで装備し、リュックサックをビニールカバーで覆う。

そのとき、レンタカーを八戸まで戻しに行った中村さんたちが、引き返してくれた。うれしかったが、ちょうど雨が弱くなったので、車には乗らずに帰っていただいた。

七月四日は、青森湾に面した浅虫《あさむし》温泉の旅館、椿館に泊まった。青森生まれの版画家(板画家)の棟方志功が、一九四一(昭和十六)年ごろから毎年夏に家族で逗留していた旅館である。

志功はここで、多くの作品を描いた。旅館のホームページによると、志功は東京の荻窪から毎年家族で来ては、一、二カ月逗留していた。富山県に疎開していた一時期を除き、亡くなる前年の一九七四年まで訪れていた。

館内のあちこちに、直筆画や写真が飾られている。私も棟方志功は好きだ。原初のエネルギーと言うのだろうか、エロスもファンタジーも感じられる。近眼だった志功が、グッと版木に顔を近づけて、木のエネルギーまで彫り出すように彫刻刀を入れる姿が印象的である。椿館には、「ねぶた」の顔も飾られていた。それを見て、棟方志功はねぶたの影響も受けたのだな、と思った。

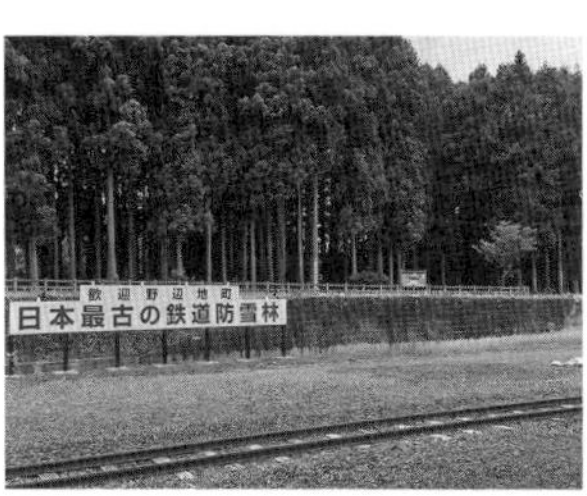

野辺地駅の看板。冬はさぞ雪が大変なのだろう(7月4日)

7月5日、6日

早く子宮頸がんワクチンを

今朝は、テルモ東北支店の方が三人、椿館まで来てくれた。そのうちの二人とウォーク開始である。歩きはじめて十五分ぐらいの路上で、リレー八戸の西村京子さんと合流した。七月一日にも来ていた方だ。闘病中で、私のウォークに勇気を得て、「ぜひ一緒に歩きたい」と希望していたという。

向かい風が強く、やっと風が弱まったかと思ったら、雨が三十分ぐらい激しく降って、けっこう濡れた。それでも、道中でコーヒーを飲んだりソフトクリームを食べたり、お昼に青森名物の煮干しラーメンを味わったりして、午後一時半、約束通りに青森県立中央病院に到着した。

病院管理者の吉田茂昭先生(国立がん研究センター東病院名誉院長)、藤野安弘院長、リレー八戸、リレー青森、対がん協会青森県支部(公益財団法人青森県総合健診センター)の方などが迎えてくれる。交流会では、リレーのメンバーを中心に意見交換をした。

リレー青森の実行委員長、菊地政彦さんは、一九九四年からスペイン料理店を開いている。二〇〇三年に胃がんになった。妻の明美さんも乳がんで治療中だ。

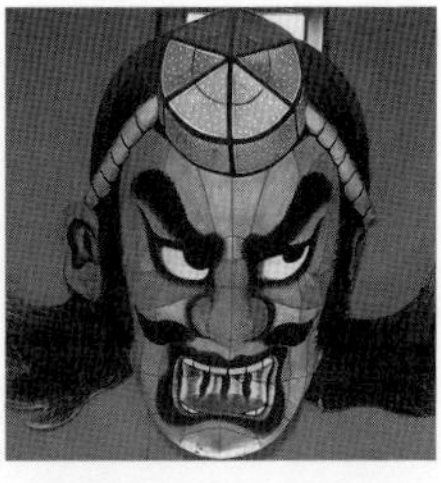

宿に飾ってあった「ねぶた」の顔(7月4日)

菊地さんは、東京とは違う青森県の事情を説明した。喫煙率が高く、食事も味が濃く塩分を取りすぎる。自営業や農業、漁業が多く、人手不足で検診にもなかなか行けない。治療費を払い続けるのが厳しく、治療を断念してしまうケースが珍しくない。中小企業では治療と仕事の両立が難しく、自ら退社してしまう人も多い。病気→経済的な苦境→家庭不和→うつ状態、という流れが生じて、場合によっては自ら命を絶ってしまう。背景には貧しさも垣間見える。菊地さんは言った。

「リレーをもっと広めて、県民のがんに対する意識を高めていきたい。自分だけはならない、という思いを振り払いたい」

メラノーマ（悪性黒色腫）のサバイバーという對馬《つしま》均さんは六十代前半。患者会がないことを訴えた。みなさんが動いて作れることを期待したい。

赤血球、白血球、血小板が減少するＭＤＳ（骨髄異形成症候群）は血液がんの一種で、白血病になる可能性もある。骨髄移植も検討しているというＭＤＳの前田深雪さんには「ＭＤＳの原因がわかり、新しい薬が出てくる可能性があります」と伝えた。むろん、骨髄移植という選択肢もあるが、リスクを伴うため決断が難しい。

子宮頸がんのサバイバーで視覚障害者の棟方庸子さんがこう語った。

「私は早く見つかったからよかったのですが、子宮頸がんの検診を受けやすい状況をつくってほしいと思います」

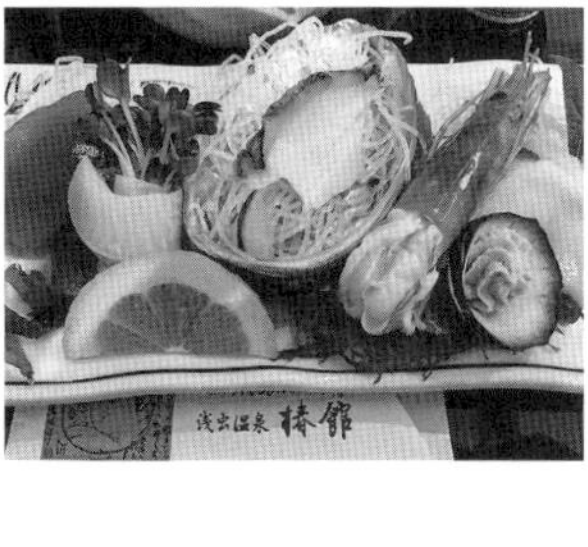

夕食で頂いたお造り。とても良い！（7月4日）

子宮頸がんは、予防と早期発見が可能ながんである。主な原因は、ヒトパピローマウイルス(HPV)というウイルスだ。HPVは生活環境のどこにでもいる。性交渉の経験のある女性の五〇～八〇パーセントは、生涯に一度は感染するといわれる(子宮頸がんが性病という意味ではない)。大部分は自然消滅するが、一部、HPVに持続的に感染した女性に子宮頸がんが発症する可能性がある。

HPVには百種類以上の型がある。そのうち発がん性の強い型に対するHPVワクチンはすでに開発されていて、世界百三十カ国以上で販売されている。日本でも二〇〇九年に承認され、販売が始まった。国が小学六年生から高校一年生に相当する女性の接種に対する公費助成を進めて、接種率が全国で約七〇パーセントに達した。二〇一三年には定期接種化した。

ところが、その二カ月後、厚生労働省は、ワクチン接種の積極的な勧奨を控えた。「歩けない」「めまい」「物覚えが悪くなった」などの副反応が問題になったからである。神経系の高次機能障害が発症したという人もいた。現在、日本の接種率はわずか一パーセント未満。しかし、副反応とされる症状とワクチンとの因果関係は、実ははっきりしない。世界保健機関(WHO)は二〇一四年、二〇一五年の二回にわたり、HPVワクチンに対する安全声明を発表している。日本産婦人科学会も二〇一八年六月、HPVワクチン接種の早期再開を求める声明を出した。

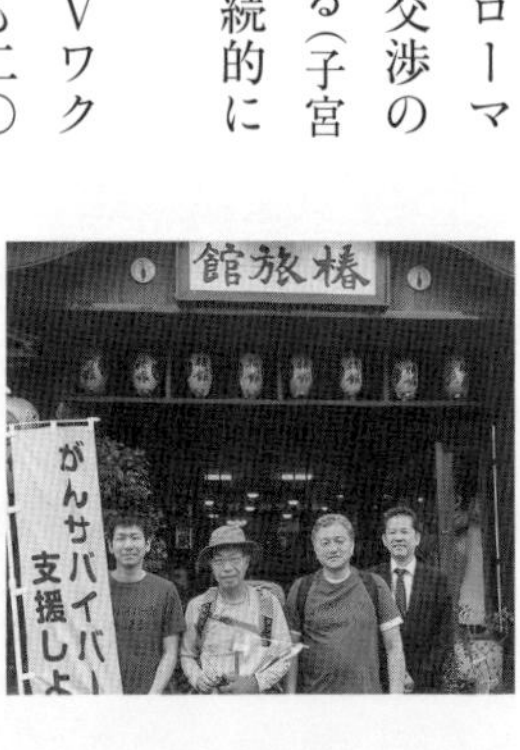

テルモのみなさんと、棟方志功ゆかりの宿を出発(7月5日)

それらを踏まえて、私は言った。

「子宮頸がんで毎年三千人の女性が亡くなっています。このまま行けば、将来、子宮頸がんになる人が確実に増えます。救済はしっかり進めて、それとは別に、一刻も早く、ワクチン接種を推進しなければなりません」

もし将来、子宮頸がんの患者会から、「自分たちが子宮頸がんになったのは国がワクチン接種を勧奨しなかったからだ」と提訴されたら、国はどうするのだろうか？

子宮頸がんは、比較的若い人がなる。小さいお子さんを残してお母さんが旅立つ可能性も高い。子宮頸がんがマザー・キラーと呼ばれる所以《ゆえん》でもある。お母さんたちの命を守るためにも、厚労省は、一刻も早く再開を決断してほしい。

リレーの実行委員であり、青森県立中央病院の乳がんの認定看護師でもある成田富美子さんが、就労の話をした。吉田先生が引き取って、「青森県では経済状況が悪いときには一般の人でも就労が難しく、サバイバーの就労まで議論が行かなかったが、最近は雇用状況が上向いてきて議論できるようになった」などと説明した。たしかに、サバイバーの雇用には、景気という壁も立ちはだかる。

青森ではまた、高齢のがん患者が介護施設に受け入れてもらいにくい、という状況も発生しているという。地域で安心して療養できないわけである。これは他の都道府県でも起こっている可能性がある。「がん＝死」の社会通念が邪魔しているという意

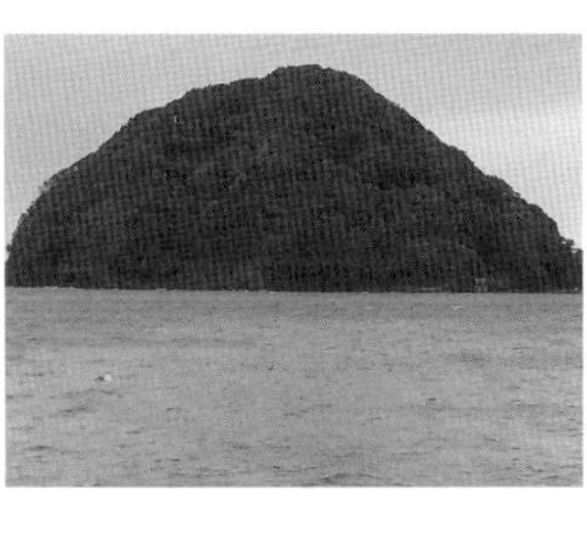

浅虫湾の湯の島がきれいに見えた（7月5日）

味では、就労と根っこは通じている。

遺伝性のがんやそのほかの病気を子どもに伝える難しさも話題に上った。本来なら、症状が出る前に伝えたほうがよいのだろう。いつかは来るかもしれない、と。だが、子どもの気持ちを考えると、難しい。被爆二世などにも通じる話だろう。

翌七月六日、ついに北海道へ渡った。

西日本では大変な豪雨になっている。北日本は、一転して寒い。七月だというのに、ゴアテックスのジャンパーを着込む。「雨ニモマケズ」の一節をまたも思い出した。

サムサノナツハオロオロアルキ

北海道へは、昔ながらの青函《せいかん》連絡船を選んだ。午前八時十分、フェリー「あさかぜ5号」はゆっくりと北へ向かう。だんだんと雲が厚く垂れ込めてくる。甲板に出ると、風は強く、重たい鈍色《にびいろ》に沈んだ海面に白い波が立つ。津軽海峡はまるで冬景色だ。

ちなみに、一九八八年に開通した青函トンネルは鉄道専用で、車で北海道と本州を行き来するには今もフェリーしかない。この日も満車で、ほとんどがトラックであった。徒歩の乗客は私一人のように見受けられた。

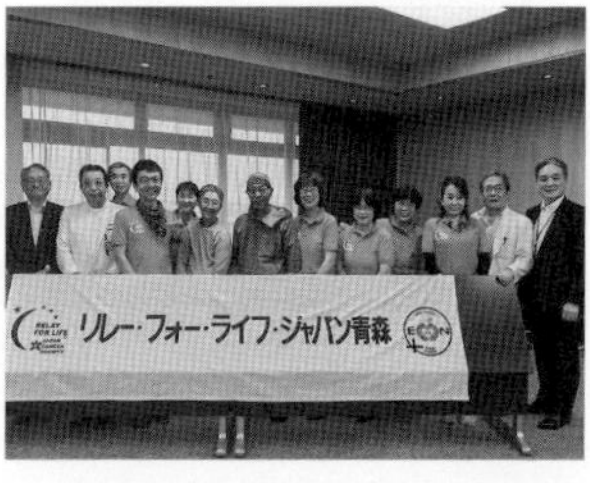

青森県立中央病院での交流会の後、記念撮影（7月5日）

四時間かけて函館に到着した。函館空港までタクシーで移動し、第八弾を終えた。

7月16日～18日
「乗って行きませんか」

七月十六日。今日から第九弾、ゴールの札幌市の北海道がんセンターまでの旅のスタートである。

朝はふだんより早い午前四時に起きて、七時十五分羽田発の全日空で函館空港へ向かった。空港からバスに乗り換えて七飯町《ななえちょう》の大沼公園へ。観光施設には寄らず、函館本線の大沼公園駅まで十分ほど歩いた。

途中で大沼が見えはじめた。静かな水面の向こうに、駒ケ岳が優美な台形のたたずまいを見せる。運がよければ頂上が望めるのだが、雲がかかっている。なかなか絵はがきのような光景には出合えない。

大沼では、かつてカヌーを漕いだことがある。沼に溶け込んだような気分になる。緑に覆われた小さな島が点在していて、本当にきれいだ。ハンノキ、ミズナラ、スイレン、エゾヤマザクラ、ナナカマド、ノリウツギといった植物。オオワシ、クマゲラ、オオルリ、オオハクチョウ、シジュウカラといった鳥。エゾシカ、エゾリス、キタキ

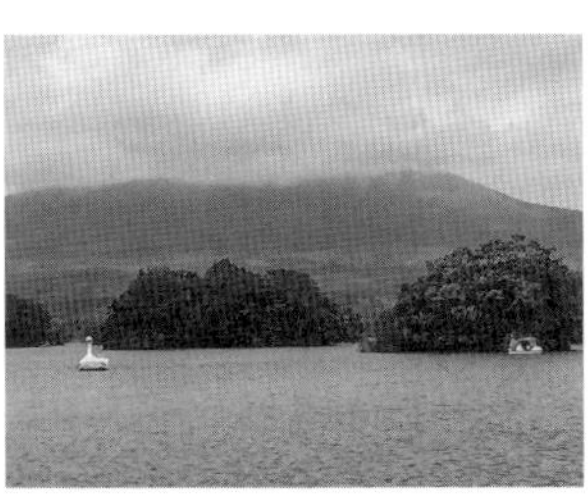

大沼公園から駒ケ岳方向。頂上は雲で見えない（7月16日）

ツネといった動物……。

大沼周辺の自然は豊かだ。樹木は、針葉樹が目立つ。オオイタドリ、ハマナス、白樺など北国の植物相で、北海道に来たなあ、と実感できた。いつの間にか、駒ケ岳の山頂もすっきり晴れた。


翌七月十七日は、大沼公園駅から特急スーパー北斗に乗った。中国人の観光客グループが入れ違いで降りていった。車内アナウンスも、しっかり中国語が流れている。約二十分、いかめしの駅弁で有名な森駅で降りた。ここからは国道5号を内浦湾（噴火湾）沿いに北上してゆく。午前十一時過ぎ、さあウォーク開始、というころから雨が落ちてきた。気温は二十度を超えたぐらいで、比較的涼しめである。

宿泊する森町のカルデラ濁川《にごりかわ》温泉へ向かうため、国道5号を内陸へ折れた。交通量の少ない道を歩いていると、私を追い越した車が止まった。プ～ッとクラクションが鳴る。乗っているのは四十代ぐらいの女性である。

「どこまで行くのですか？　乗っていきませんか」

一人とぼとぼ歩く「かわいそうなおじいちゃん」と映ったのかもしれない。

「歩くのが目標ですから」

とお断りしたが、大変うれしかった。九州から北海道まで、何万台もの車が私を追

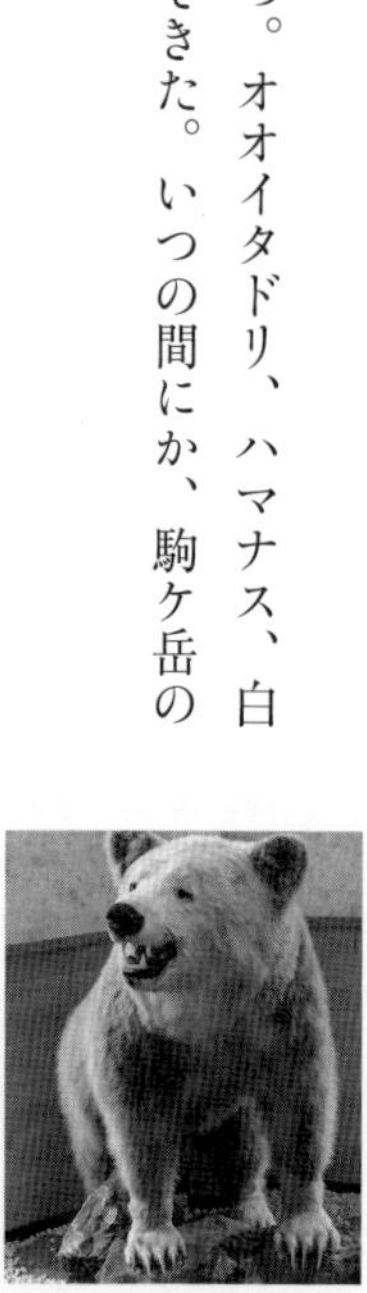
ホテルにあったヒグマのはく製。遭遇は避けたい（7月17日）

い越したが、いきなりこんなふうに声をかけられたのは、初めてのことだ。ドライバーと歩行者の心の交流ができたような気がした。

宿に着くと、はく製のヒグマが出迎えてくれた。一見かわいらしいが、牙はグイッと伸びているし、爪も長くて鋭い。

七月十八日も、雨が落ちそうな曇り空で、ときおり冷たい風が吹いていた。

午前七時四十五分、テルモ札幌支店の井上和津利さんが日産フーガのレンタカーで迎えに来てくれた。ずいぶん高級車を借りたなと思って聞いたら、ほかの車が出払っていたそうだ。私は二〇一七年、山仲間に譲るまで十年以上、日産のシーマに乗っていた。フーガに乗ってみて、乗り心地に相通じるものがあると感じた。日産車には日産車の、トヨタ車にはトヨタ車のＤＮＡが息づいているのであろう。

無人駅の本《ほん》石倉《いしくら》駅まで走ったが、駐車場がない。一つ先のやはり無人駅の石倉駅まで行き、駐車場にフーガを停めた。そこから、八雲《やくも》を目指して二人で歩いた。

内浦湾に沿って進む。右手の海の先にかすかに陸地が見える。室蘭だろう。海岸沿いにノリウツギの白い可憐な花が満開である。水色や白のアジサイ、栗の花もよく咲いている。井上さんによると、北海道では桜の満開がゴールデンウィークごろとのこと。アジサイや栗の花の盛りもまた、本州より一足も二足も遅くやってくる。

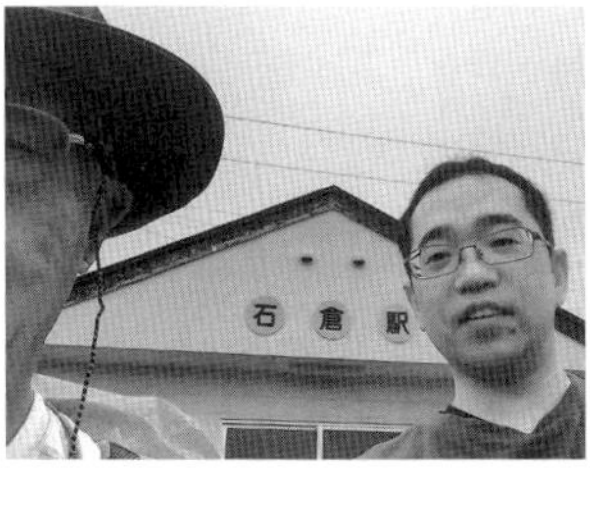

テルモの井上和津利さんと石倉駅から歩く（7月18日）

幟を見た七十代の男性が近づいてきた。喉頭がんで声を失ったという。井上さんが、がんサバイバー・クラブのパンフレットを渡した。

井上さんは広島出身で、札幌滞在は三年。食事がおいしいからか、十キロ太ったという。京都検定も受けている。「おいでやす」と「おこしやす」の違い（前者は一見客、後者は常連客に対して使うらしい）などの蘊蓄《うんちく》を聞きながら楽しく歩いた。

八雲町の蕎麦屋でもり蕎麦を食べて、井上さんと別れた。私と一緒に歩いていた最中にも、何度も携帯電話が鳴っていたから、業務が多忙だったはずだ。それなのにウォークに時間を割いてくれたことに、感謝である。

この日も温泉宿。大きい内湯、ジャグジー風呂、サウナ、露天風呂という定番のつくりだ。温泉宿も均一化が進んでいるのかなあ、と思いながら、体をほぐした。

7月19日、20日
大切なのはホスピタリティー

七月十九日も、内浦湾沿いを進んだ。函館本線の山越《やまこし》駅から二駅、山崎《やまさき》駅まで乗り、そこから歩いた。どちらも無人駅である。気温は二十度ぐらいで、快適だ。

オオイタドリがあちこちで繁茂し、月見草が咲き乱れている。アヤメ、カラマツソ

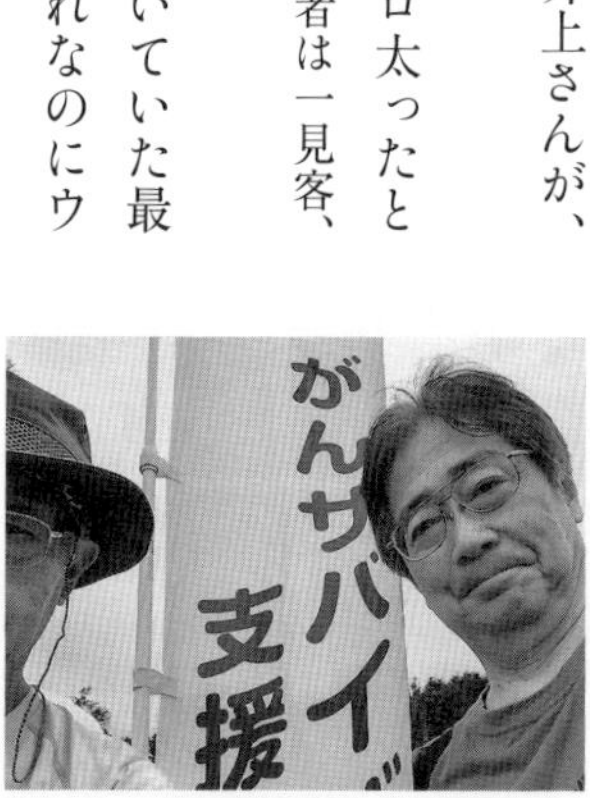

テルモの鈴木隆さんと長万部駅で合流（7月19日）

ウ……北海道の東端近くの霧多布《きりたっぷ》湿原を思わせる風景である。その向こうは海。どこからか、ウグイス、カッコウ、コヨシキリの鳴き声が聞こえてくる。地面ではアリがせわしない。北の大地だなあ、と感慨深い。

「すべて世はこともなし」という気分で歩いていたが、ふと見ると、コムラサキが路上で死んでいた。蝶好きとしては、ハッとさせられる。

長万部《おしゃまんべ》駅で、テルモ札幌支店の鈴木隆さんが、緑のTシャツ、サバイバー支援の幟を持って待っていた。今年六十歳。名古屋で十年、札幌で十年暮らし、その後、単身で全国各地で勤務してきた。北海道が気に入って、定年後も家族で札幌に定住するつもりだ。

国道5号沿いでは、海抜四メートル、五メートルといった標識を何度も見かけた。もし大地震が起きて津波が発生したら、逃げる場所はない。あたりまえだが、いのちには限りがある。しかも、生と死は、舞台が暗転するように表裏一体である。

テレビで、亡くなった演出家の浅利慶太さんについてのニュースが流れていた。私は、浅利さん率いる劇団四季の舞台が好きだった。ダンサーが、ミュージカル「ウエスト・サイド物語」のジョージ・チャキリスのような鮮烈な動きをしている。すごく訓練されているなあ、と思って観ていた。

いつ何があってもいいように、いまこの瞬間を大切に生きよう。そんな決意を新た

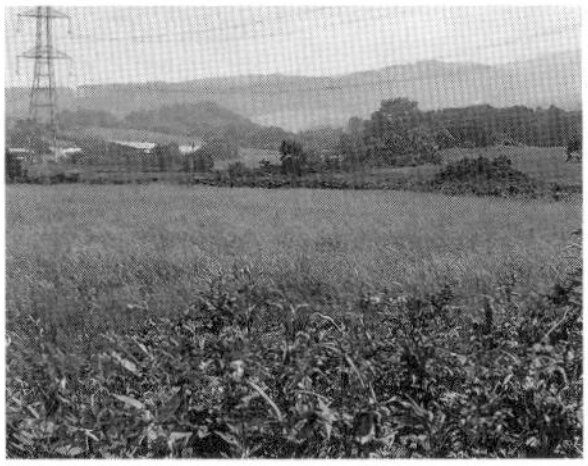

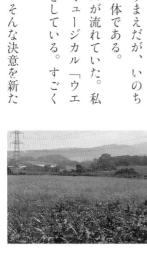

国道5号を北上。牧畜地帯に変わってきた（7月20日）

にした。

二十日の朝は、長万部の街中にある温泉旅館で目覚めた。仲居さんの言葉遣いがとてもきれいな宿であった。

長万部から、函館本線は内陸に舵を取り小樽方面へ向かい、ここから分岐する室蘭本線は苫小牧方面へ向かう。国道も5号は内陸、分岐する37号は室蘭方面へと続く。私は国道5号を取った。風景は一変し、山々の間の牧畜地帯などを進む。オオウバユリが咲いていている。沿道のフキは、太陽の光をたっぷり浴びているのか、実に立派だ。天気は薄曇りでときどき霧が出る。気温は十八度から二十度ほど。

午前十一時ごろ、約十五キロ歩いたところで、国道と別れて、函館本線の黒松内《くろまつない》駅方面への道に入った。

すると、私と同年代の男性が道路脇で休んでいた。聞けば、単独で、自転車で北海道一周旅行をしているとのこと。七十五歳だという。十キロの装備を自転車にくくりつけていている。登山もやっているそうで、私の足元を見て、「いい靴だなあ」と見抜いた。うれしい一言である。ドイツのローバーというブランドのとても履きやすい登山靴である。お互いに写真を撮り合い、エールを交換した。男性は私のリュックサックの背負い方を見て、

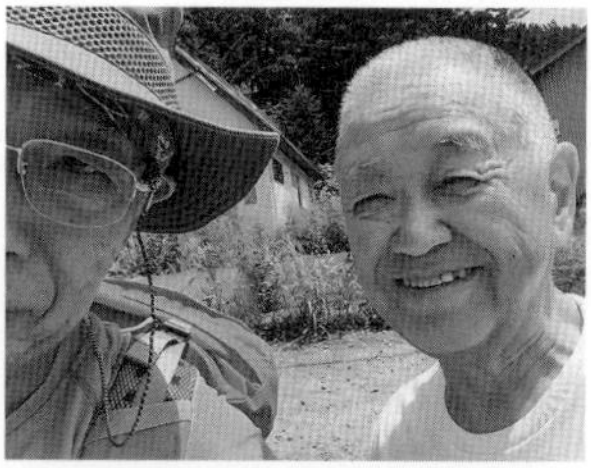
自転車で北海道一周中の男性。75歳。互いに健闘を讃えあった！（7月20日）

「腰のベルトを巻いたほうが楽ですよ」

と助言してくれた。丸顔がさらに丸くなり、人を幸せにするような笑顔を見せた。

黒松内町は、クマゲラの町である。マンホールにもクマゲラがデザインしてある。黒松内駅では、無人駅なのに、どこかで録音したクマゲラが木をつつく音を流していた。それが心地よい。黒松内は同時に、ブナの北限でもある。ブナは新緑も紅葉も美しく、私の好きな樹木である。生物や自然が大好きな者にとっては、北海道は宝箱だ。タヌキが左右を見てから道を横断している場面にも出くわした。

黒松内からは倶知安《くっちゃん》まで、一時間ほど列車に乗った。列車といっても一両だから「列」はない。

ちょっと残念な光景に出くわした。途中のニセコ駅で、三十代後半ぐらいのアメリカ人夫婦が、子ども二人を連れて降りた。お父さんは前に小さな荷物、背中にリュックサックを背負い、さらに重そうなスーツケースを二つ、持っている。日本人の若者二人も降りたので、どうするのかなと見ていたら、先に行ってしまった。お父さんは、苦労しながら荷物を運んでいた。

かつて妻とドイツへ行ったとき、フランクフルトで列車に乗ろうとした私は、二人分のスーツケースをどうやって運ぼうかと思案していた。すると若い男性が、黙ってホームまで運んでくれて、ニコニコ笑って去っていった。

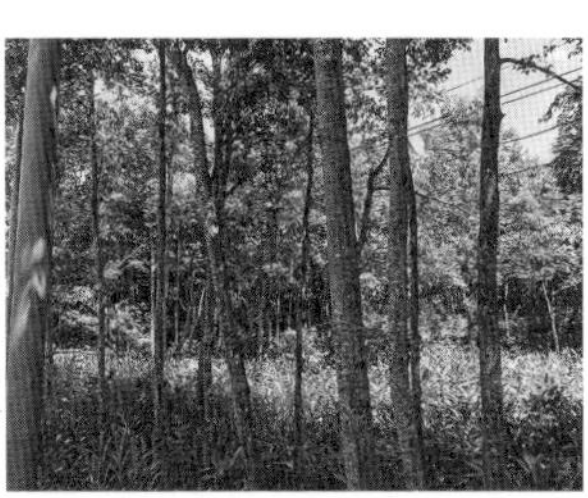
ここ黒松内がブナの北限らしい（7月20日）

言葉が通じるかどうかの問題ではない。大切なのは、ホスピタリティーだ。若者たちがスーツケースを持ってあげれば、日本の印象も上がっただろうに、その逆になってしまったかもしれない。惜しい機会を逃した。

夜はニセコのホテルに泊まった。スキーシーズンには、オーストラリアやニュージーランドなどからの外国人で賑わうという。ホテルのバーのカウンターで一杯、地元ニッカウヰスキーの余市のシングルモルトをロックで。シェリー樽で熟成した逸品だという。琥珀色の液体が臓腑に染みわたった。

7月21日、22日 「もうちょっとですよ」

七月二十一日。朝のトレーニングを済ませ、温泉に入り、朝食を取った。今日から対がん協会本部の職員がゴールまで同行する。リュックサック、ウェア、靴などすべて、ウォーク用にそろえたという。

羊蹄山《ようていざん》の麓を進む。ニセコは人気の観光地であり、ログハウスのような別荘、しゃれたレストランやカフェが点在している。「FOR SALE 売物件」と書かれた看板もいくつか見た。別荘の維持は、難しい。子どもが小さいときには通うが、子ども

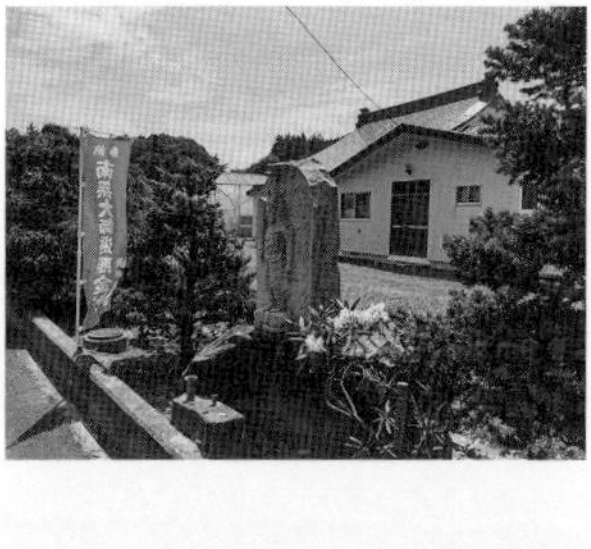

北海道でよく目にするお寺。雪が多いからトタン屋根なのか（7月20日）

も成長すれば、そんなに行きたがらない。掃除、換気などのメンテナンスも欠かせないし、固定資産税もかかる。滞在中は自炊だ。そう考えると、定宿を見つけるほうが合理的にも思える。

道端では、オオイタドリ、フキ、ヒメジョオン、ウルシ、トラノオ、レンゲといった植物たちが自由を謳歌している。ときおり現れる白樺の林がロマンティックな気分に誘う。ハンノキ、柳があると、見えなくても、川や沢が流れている。水音が聞こえる。薄紫色の花を咲かせたジャガイモの畑、麦畑、トウモロコシ畑、菜の花畑、牧場なども現れる。ウグイスをはじめ、野鳥のBGMが奏でられている。そして、起伏のあるほぼ直線の道。いかにも北海道らしい光景が続く。

植物の名前や鳥の鳴き声などがわかると、旅情も深まる。名前を知ることは、ものごとを理解する出発点だ。

空は薄曇り。歩くにはちょうどよいが、なかなか羊蹄山の頂上が見えない。午前九時半ごろ、十分か二十分ぐらい、気まぐれに顔を出してくれた。蝦夷富士《えぞふじ》と呼ばれる通り、富士山に似た、シルエットのきれいな山容が目に柔らかい。手前には蕎麦畑が広がり、白い花が咲いている。私はすかさずスマホで撮影した。その様子を同行者が撮影して、インスタに上げた。

道の駅ニセコビュープラザの屋外のベンチで一休みしたときのことである。突然、

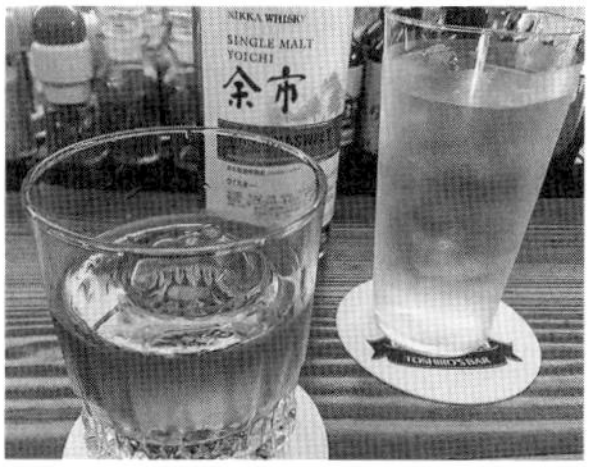

夜は贅沢をして、バーで余市のシングルモルトを（7月20日）

目の前に、カットされた赤肉メロンが差し出された。驚いて顔を上げると、的場美希さんの笑顔が飛び込んできた。

「ありゃまあ、どうしたの?」

少し間の抜けた応対をすると、

「出張を兼ねて北海道に帰っていたんです」

的場さんは、オックスフォード大学出版局の日本支部長として、十一種類の学会誌を英文で出している。その一つ、「Japanese Journal of Clinical Oncology」の編集長を二〇一八年の春先まで私が務めていた関係で、二十年来の仕事相手である。気《き》っ風《ぷ》がいい。飲み友達でもあり、私が先にダウンしてしまうほど酒が強い。

北海道生まれとは知っていたが、こんなところで会うとは? 隣にいる男性は、的場さんのいとこで、小樽在住の松田健次さんだという。どうやら、的場さんが秘書の森田幸子と連絡を取り、ルートを聞いていたようだ。ランチを取るレストランにサプライズで登場する計画だったが、私たちの到着が遅れていたため、車で探したとのことだった。森田が珍しくランチの店を予約していたわけがわかった。

疲れた体にメロンの甘みが染みいる。松田さんがリュックを車に積んでくれて、的場さんも交えた三人で歩いた。私は黄緑、同行の二人は真っ赤なウェアなので、非常に目立つ。

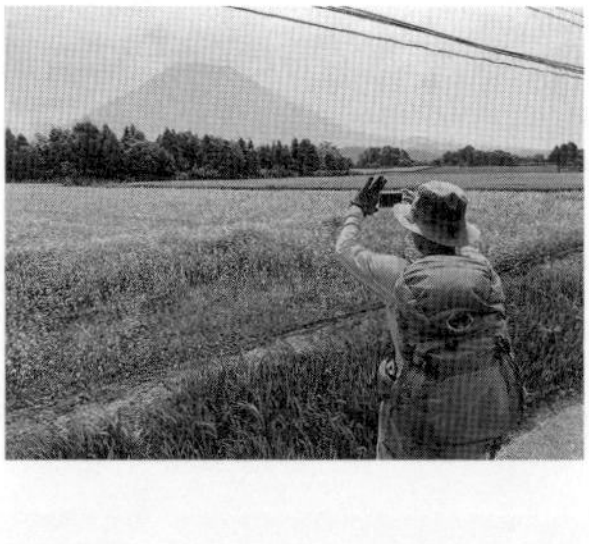

羊蹄山と蕎麦畑。羊蹄山はシルエットが美しい!北海道は蕎麦も名産(7月21日)

松田さんのお母さんは、二〇一八年五月に肺がんとわかった。錠剤の抗がん剤を服用して、がんが小さくなってきた。ご本人も「治る」と前向きな気持ちで、食欲もあるという。こういう姿勢は、がんと共生するうえでは、とても大切である。

道中、歌手の細川たかしの出身地、真狩《まっかり》村で、羊蹄山の湧水を汲めるスポットがあった。のどを潤すと、癖がなく、冷たくて飲みやすい。ひと心地つく。アイガモ農法なのだろう、田んぼの中にアイガモが数羽いた。

今日の宿は、留寿都《るすつ》村のロッジロムルス。緑豊かな敷地で、ポニーやヤギが迎えてくれる。女将の桝谷《ますや》美紀子さんは東京都渋谷区の出身。ご主人の希望で、十五年ほど前に移住したという。

私は、好きな大相撲を観戦し、関脇御嶽海の初優勝を見てから食堂へ。「家庭料理のようなものです」と謙遜されていた夕食は、牛ステーキ、しめさばなどほとんど北海道の食材。野菜は無農薬の自家製である。ニンジン、ブロッコリー、レタス……いかにも健康に育った感じの濃厚な野菜は、これまた自家製の和風ドレッシングとよく合った。

長かったウォークも残り二日となった。

七月二十二日は、国道２３０号で中山峠を越えて、いよいよ札幌市へ入る。中山峠

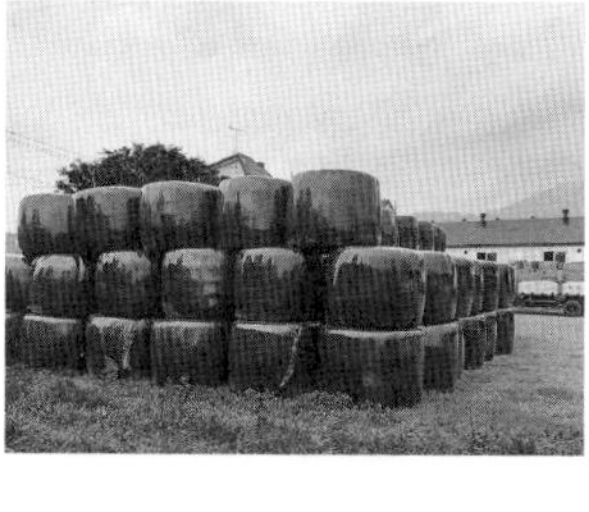

冬に備えて牛が食べる牧草を蓄えている。袋詰めまで機械化！（7月21日）

は、留寿都村の北東隣の喜茂別《きもべつ》町と、札幌市の境にある。標高八百三十五メートル。五月の連休ごろまで雪が残っていることもあれば、九月に初雪が降ることもある。手ごわい相手である。途中まで車で行き、午前八時前、麓から登りはじめた。ＮＨＫの取材班がところどころで撮影している。

気温二十一度ぐらい。例によってオオイタドリ、大きく生長したフキ、カラマツソウ、白樺の林などを楽しみながら進む。小幅な喜茂別川が木々の間を白波を立てながら流れている。だんだん暗くなってきた。向かいから来る車の多くがライトを点けている。この先、標高が上がると、霧が出ているのかもしれない。九時ごろから小雨が降り出して、しばらくして雨具を身につけた。もちろん、スマホは防水パックで完全防備だ。

予感は的中し、やがて霧が出てきた。進むほどに、濃くなってくる。なぜか、桐朋中学時代に習った「露点とは、空気中の水蒸気の分圧を飽和圧とする湿度」といった言葉を思い出した。これまたなぜか、清少納言の『枕草子』が浮かんだ。「春はあけぼの……」は有名だが、「夏は」なんだろう？　同行者に聞くと、首をひねっている。正解は「夜」。そして、秋は「夕暮れ」だ。カラスが巣へ帰る様子を「三つ四つ、二つ三つなど飛び急ぐ」と表現している。単純に数字が上がるわけではなく、リズミカルなところが、非凡である。そんな話もしながら、白線の外側、かろうじて人が一人

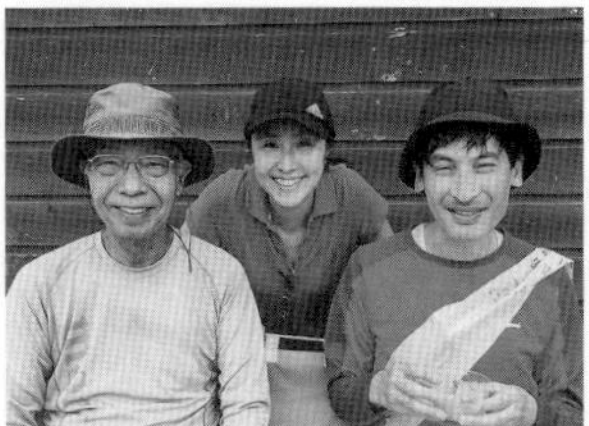

私が関係していた英文誌の編集者の的場美希さん（写真後方）と道の駅で会う（7月21日）

通れる幅の歩道を登った。「札幌から54㎞」「札幌から53㎞」と一キロごとに出る道路標示に励まされる。

そろそろ頂上かなというときだ。すれ違った乗用車が少し先で停まった。何だろうと思って追いかけると、はっきり聞き取れなかったが、励ましてくれたようだ。がんサバイバー支援の幟が目に入ったのだろう。数日前には北海道新聞に私のインタビュー記事も大きく載っている。

ありがたい。力が湧く。なおも登っていると、対向車線で、今度は後ろから来た車が停車した。窓を開けて何か呼びかけている顔をよく見ると、見知った顔である。札幌医科大学の塚本泰司学長だった。私と同じ泌尿器科医で、ずっと懇意にしている。秘書の森田にコースを聞いたのだろう。対岸から、

「もうちょっとですよ！」

という声が飛んできた。なんてことなさそうだが、この一言も励みになった。

奥様とご子息も乗っている。塚本先生は、子どもが小さかったころ、万一に備えて夫婦で同じ飛行機に乗らなかった。海外の学会にも奥様を同伴せず、海外では、私たち夫婦と塚本先生の三人で何かをすることもしばしばあった。

塚本先生は、がん研有明病院の名誉院長で、対がん協会の常務理事をお願いしている山口俊晴先生と旭川西高の同級生。山口先生と一緒に、ご自宅に遊びに行ったこと

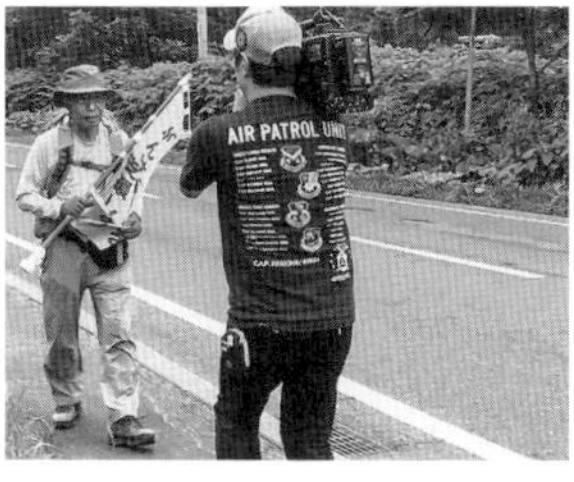

午前8時前、ウォーク開始。東京と札幌から来てくれたNHKクルーの取材（7月22日）

もある。そのとき小学生だった男の子が三十五歳。時の流れは本当に早い。

少し先の「峠の茶屋」で待っていてくれた。コーヒーをごちそうになり、名物のあげじゃがを頬張った。ホッと一息つくと同時に、晴れやかな気分になれた。

7月23日 サバイバー支援にゴールはない

いよいよ最終日の朝を迎えた。むろん、気負いはない。むしろ、ここまで来られてよかった、という安堵のほうが大きい。ウォークを成し遂げられると確信したのはいつだろう、と思い返してみる。

九州で歩きはじめたときから？　とんでもない。福岡市の九州がんセンターに着いたころは、かなり緊張していた。その後、雪が激しく舞う九州の山中を一人歩いていたときは、どうなることかと不安にかられた。『平家物語』で薩摩守忠度《ただのり》が都落ちするときに吐くセリフ「前途程遠し、思ひを雁山《がんざん》の夕べの雲に馳《は》す」の心境であった。

近畿？　気候は暖かくなってきたが、まだまだ「前途程遠し」だった。関東？　このころは尿閉になっており、「前途多難」だと思っていた。

ではいつか。東北、それも、青森県である。正確には、盛岡市の岩手県立中央病院

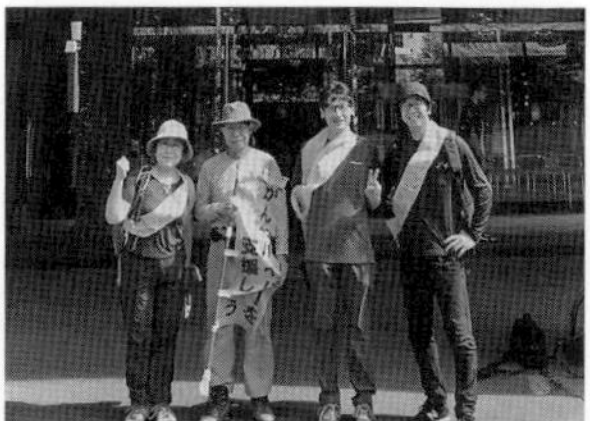

ウォーク開始から96日目、いよいよ最終日。対がん協会の職員たちと（7月23日）

を訪問して、「これはやれそうだな」と手ごたえを摑み、青森市の青森県立中央病院で初めて、「確実にやれる！」と自信が芽生えた。対外的には「歩くのは自信があります」と大見得を切っていたが、そしてたぶん大丈夫だと信じてもいたが、心の奥底では不安も渦巻いていたのだ。

午前九時過ぎ、宿泊した札幌の奥座敷、定山渓温泉のホテルの少し先の地点からウォーク開始である。テルモ札幌支店の五人に加え、東京の対がん協会から事務局長と、たばこ対策の専門家で、国立がん研究センター出身の参事、望月友美子も駆けつけた。ＮＨＫの取材チームも来ている。初めの数百メートルは、サバイバーの三十代後半の男性も歩いた。抗がん剤の副作用で歩きづらいとのことだが、それ以外は大丈夫で、事務系の仕事を探している。

これまでも触れてきたが、がんになった人の三人に一人が職を離れる、という状況は何とかしなければならない。そのためには「がん＝死」のイメージを覆すことが何より求められるが、同時に、「人間の多様性」をあたりまえのものとして受け入れる文化を築き、根付かせることが重要である。

盛んに言われるダイバーシティーは、もとは米国で、いわゆるマイノリティーの人たちの就業機会の拡大を狙って生まれた言葉である。人種や性別をはじめ、宗教、年齢、価値観などまでに広がっている。性の多様性、すなわちＬＧＢＴや障害者も入っ

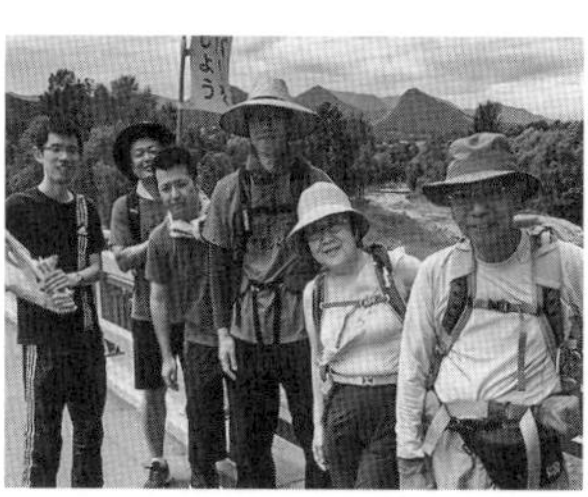

石山大橋にて。札幌市内を流れる豊平川を見下ろす（7月23日）

てくるだろう。そしてそこに、がんサバイバーや認知症の人たちも入るはずだ。

最近は、企業側の意識も高まってきている。ただ一部上場の大企業で実現している仕組みを、日本の企業の九九パーセントを超える中小企業にそのままあてはめることは難しい。企業、ハローワーク、自治体、がんサバイバー、医療関係者らの知恵を出し合い、サバイバーが自分の体力に合わせた仕事を見つけられる環境づくりが喫緊の課題だ。数百メートルとはいえ、一緒に歩いた三十代の男性の就活が成功することを祈りつつ、そんなことを思った。

カエデ、ナナカマドなど緑は多いが、風景はだんだん街っぽくなってきた。なんと、ガソリンスタンドが居抜きでチェーンのラーメン店になっている。

十一時ごろ、「北海道がん患者連絡会」に所属している「乳がん患者会 BEC北海道」の松本洋子さん、「北海道肺がん患者と家族の会」の内山浩美さんである。松本さんがウォークに同行、内山さんは車でフォローしてくれた。

川幅が下流に行くほど広くなるように、ウォークの陣容もだんだんと大きくなる。札幌の街中に入り、青空のもと、豊平《とよひら》川の川べりを気分よく歩いていると、リレーとまこまいの藤田広美さん、下村達也さんが待っていた。苫小牧のリレーで二十四時間活動した翌日だという。そのエネルギーに舌を巻くと同時に、心意気がうれしい。

大通り公園のテレビ塔前では、北海道がん患者連絡会のみなさんから、がんの基礎

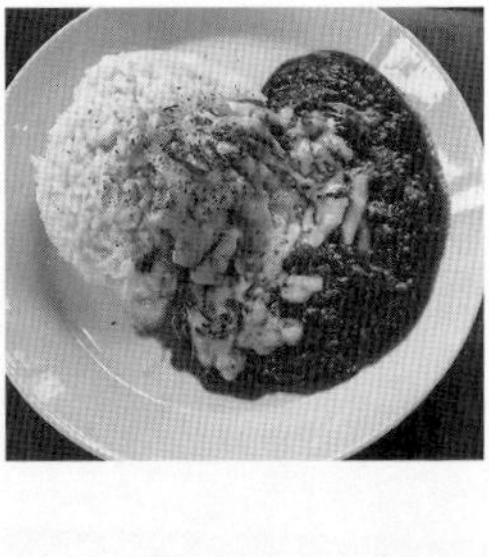

地元のカレー店で。スープカレーの本場札幌らしく、ルーカレーというネーミング（7月23日）

研究や予防で知られる九十代の小林博先生までが、横断幕で出迎えてくれた。

ここでまた膨れ上がり、二十人ぐらいで、北海道がんセンターまで残り二キロの道を歩く。もはや行進という感じだ。豊平川を渡る。午後三時過ぎ、ついに北海道がんセンターが見えてくる。

一歩ずつ足を前に出す。右、左、右、左、右、左。たったこれだけの動作で、福岡から三千五百キロの道のりを踏破できるのだ。実際に歩いた距離でも、二千五百キロぐらいには上るだろう。人間は考える葦である。同時に、考える脚でもある。

時刻通りに到着。対がん協会北海道支部（公益財団法人北海道対がん協会）の方が私の頭に、マラソンの優勝者がかぶる月桂樹の冠をかぶせてくれた。北海道対がん協会は一九二九（昭和四）年の設立。日本対がん協会よりはるかに歴史が長い。

三階の大講堂へ移動すると、拍手で迎えられ、花束を贈呈された。

「全国縦断　がんサバイバー支援ウォーク　ゴールイン　垣添先生お疲れさまでした」

正面奥の舞台の上に掲げられた横長の白いボードにそんな文字が書かれている。シンプルで、過度な装飾もないところが、私のウォークにふさわしい。

交流会が始まった。一緒に歩いてきたメンバーも含めて、約百二十人も集まってくれた。北海道がん患者連絡会、すい臓がんの患者会「パンキャンジャパン」、子育て世代や若い世代のためのがんサロン「ラクシア」などのみなさん、北海道医療大学の

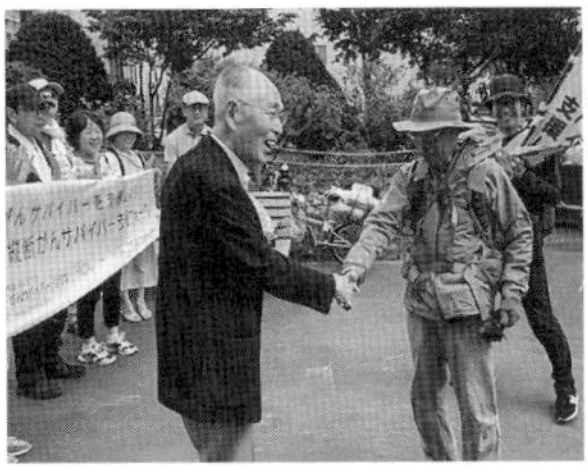

握手しているのは、がんの基礎研究や予防で知られる小林博先生（7月23日）

看護学科の講師の方なども来ている。対がん協会本部の理事長もいる。

最初に、胃がんのサバイバーでもある高橋はるみ・北海道知事から花束をいただいた。続いて、長瀬清・北海道医師会会長兼北海道対がん協会会長、加藤秀則・北海道がんセンター院長らからも花束をいただく。

高橋知事がご挨拶された。

「がんを予防し、がん医療の充実を図り、そしてがんと共生する。これは、道民や国民の強い思いであります。このことを垣添会長は自らのパワーで訴えてこられました」

その後、長瀬会長がこう述べた。

「北海道はがんの罹患率が高く、検診率が低い。喫煙率が高いという状況です。垣添先生がこのように啓発をしていただいたことを感謝します」

どちらも、重要な視点である。私の挨拶となり、

「九州がんセンターからスタートしました。ものすごい寒波で激しい雪の中を歩いていて、北海道からスタートしたかと勘違いしました」

と話したところで、会場がドッと湧く。

私は、これまで訴えてきた三つのポイントを改めて披露した。
①がんになると、多くの方が孤立感や再発の恐怖におびえる。彼らを支えるために、対がん協会にがんサバイバー・クラブを立ち上げた。国民運動に育てたい。

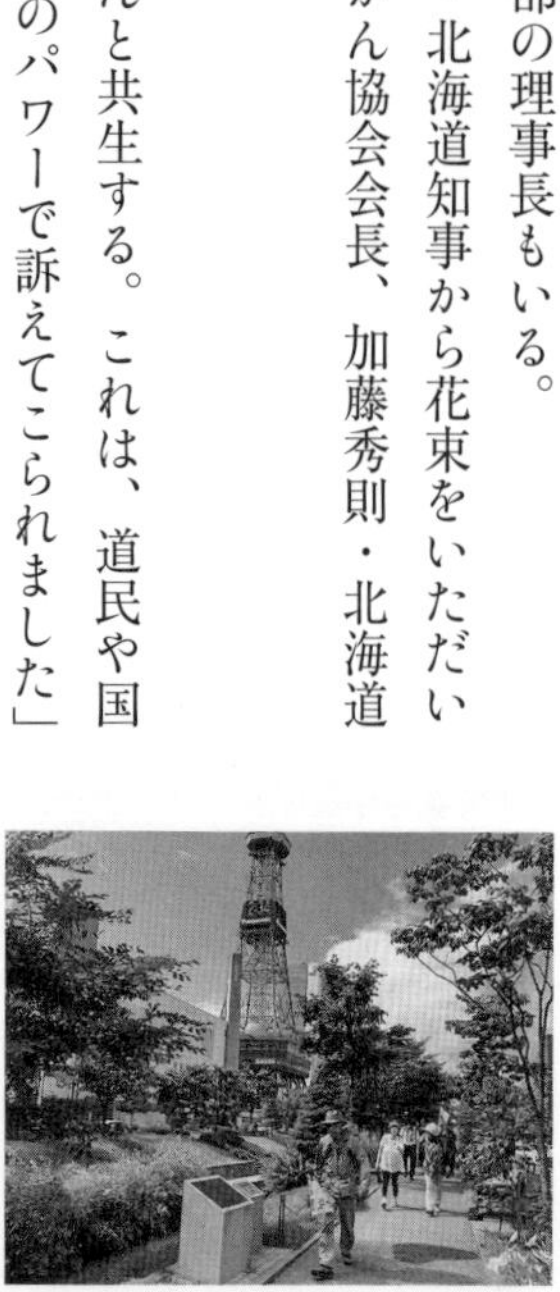
テレビ塔を背に歩く。ゴールまではあと一息(7月23日)

②「がん＝死」ではない。がんのイメージを変えるためにも、がんを隠すのをやめよう。十年先にはがんのイメージが全く変わっていることを心から願っている。

③予防としての禁煙、早期発見の検診が大切だ。

舞台の前に三日月形にイスが並べられ、サバイバーや来賓のみなさんが座った。最初に私がウォークを振り返り、①九州の大雪、②愛媛県から広島県へ渡ったしまなみ海道のきれいな景色、③新潟県でスマホが壊れたときに受けた親切、④関東で尿閉に悩まされたこと、などを話した。

二十キロ近く一緒に歩いた松本洋子さんが、

「淡々とペースが崩れない力強い歩き方で、後ろ姿から垣添先生の強い意志を感じました。同時に、患者としても強い思いを持たなければいけないと学ばせていただきました。先生の強い体力がどこから来るのかもお聞きしたいと思います」

ここぞとばかり、腹筋五百回、腕立て伏せ百五十回など毎朝のトレーニングの話をする。すい臓がんのサバイバーという松本眞由美さんが、こう発言した。

「がんの予防にも運動は大切だとよく聞きます。先生は、ウォークの中でくじけそうになったときは、どうやって気持ちを奮い立たせたのですか？」

「声をかけてくれた人がいると、力になります。また、運動した人のほうが長生きするという論文がたくさんあります。予防でもそうです。意図的に歩きましょう」

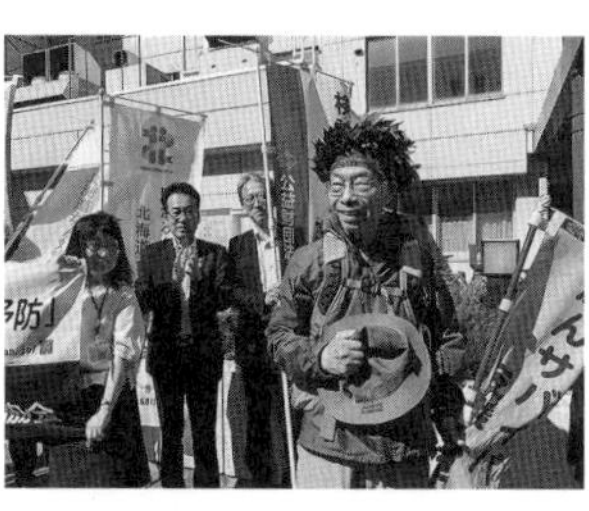

北海道がんセンターにゴール。みなさんに感謝の言葉しかない（7月23日）

大切なことを語り合えた。最後に加藤院長が断言した。

「垣添先生はゴールですが、サバイバー支援活動については新しいスタートだろうと思います」

あたかも、私の気持ちを代弁してくれたかのようである。その通り。サバイバー支援に、終わりはない。

＊　＊

ウォークは終わった。

私は一人になり、ゆっくり回想したかった。円山公園の近く、羊肉のフランス料理店「ラ・サンテ」へ向かった。

料理に合わせて、五種類のワインをグラスで楽しめる。「平目とツブ貝のマリネ」「完熟トマトとウニと北海シマ海老とオマール海老のコンソメジュレ」「エゾアワビとキンキのスープ仕立て」といった魚介料理では、国産の白ワイン二杯と、フランスの白ワイン一杯。メインの二種類のラム料理では、フランスの赤ワイン二杯。

こまやかな気遣いである。私はお皿のソースもパンできれいに拭って食べた。おいしかったからであると同時に、料理に満足していることを調理場に無言で伝えたかったためでもある。ナイフはライヨール。蜂のマークが彫ってあるフランスの逸品である。器もまた、凝っている。そんなところにも、店主の哲学がにじみ出ていた。

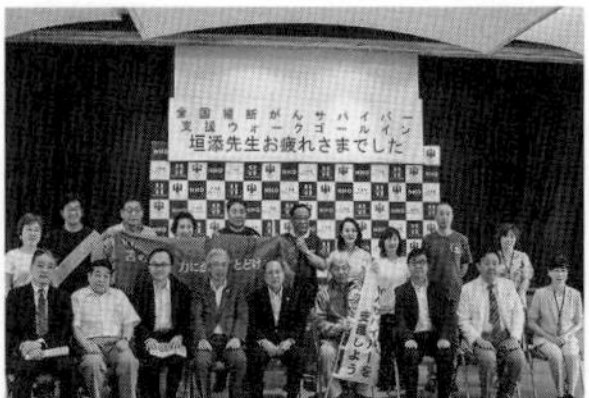

交流会での集合写真。無事に終わってホッとした（7月23日）

一人の晩餐。ウォークを回想するつもりだったのに、脳裏をよぎるのは、道中のあれこれ以上に妻のことであった。これまでも触れたように、妻は二〇〇七年の大みそかに肺がんで自宅で亡くなった。見送ったのは私一人であった。私はその後、立ち直るまで酒浸りのような生活を送った。そんなとき、「妻の写真を持ち歩くといい」というアドバイスを受けて、その通りにすると、少し気持ちが落ち着いた。

以来、ずっと写真を持ち歩いている。ウォークの間も、ウエストポーチの中の手帳に入れていた。そして、日々、宿に着くと、「今日も無事に終わったよ」などと話しかけていた。

妻が旅立って十年半。ずっと見守ってもらえている気がする。大雪、筋肉痛、スマートフォンの故障、尿閉、体重減、猛暑……七十七歳の無謀な挑戦に立ちはだかったさまざまなピンチを乗り越えられたのは、妻が守ってくれたからだと信じている。

リレー・フォー・ライフの会場では、誰も座らないテーブルとイスを用意し、テーブルの上にワイングラスやお皿、花などを置く。ここに来られなかった人のための席なのだ。

私の座るテーブルにも白いクロスがかかり、お皿が並んでいる。対面には、誰も座っていない。一番いてほしいけれども、来られなかった人が……。

ワイングラスの向こうに、妻の微笑んだ表情が、たしかに立ち上がってきた。

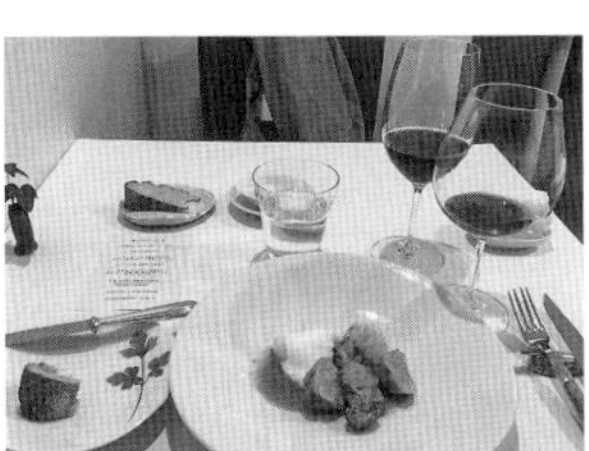

ウォークを終えて、ある感慨にふける（7月23日）

あとがき

パスカルの名言をもじれば、人間は考える脚でもある。私もいろいろ考えた。

国道の歩道の未整備（白線の外側が二十センチぐらいしかないところも！）に、日本の未熟さを思った。沿道の風景はどこも均一で、固有の文化が失われてゆく危機感を覚えた。セレモニーホールや老人施設の多さは、多死社会、超高齢社会の現実を突き付ける。耕作放棄地の拡大は農業の、無人駅やローカル線の衰退は地方の、将来を案じさせる。ホテルに泊まれば、バリアフリーの浸透具合が気になった。いずれも、社会的弱者への優しさがどこまで行き届いているか、の指標でもある。期せずして、日本の「今」を見つめる旅にもなった。

歩くことはまた、①追憶、②自然との一体感、③肉体と精神の統一、を私にもたらした。回想の翼は自由に広がり、妻のこと、幼少期からの思い出、患者さんの記憶などを呼び覚ました。季節の植物や生き物たちと触れ合ううちに、いつの間にか、自然と一体化していることを感じた。さらに、歩くことに体が慣れると、精神と肉体が統一されていった。

今回のウォークの意義は、海外でも認められた。ウォーク途中の二〇一八年七月には、「サバイバー支援は世界的な課題だから」とフランス・リヨンの国際予防調査研究所に招かれて、十月には米国のトップ級の医療機関、メイヨー・クリニックで講演した。

日本にサバイバー支援が定着すれば、人々が手を取り合って支え合う社会が生まれ、がんに対するイメージも変わるだろう。私は、そんな日が来ることを目指して努力を続ける。

病院、患者会、テルモなど企業、リレー・フォー・ライフ・ジャパン、日本対がん協会の各支部、泊まった宿、通りすがりの方々、多額のご寄付をいただいた米国在住の三輪啓子さん、後藤尚雄理事長、岡本宏之事務局長、綿密な旅程を立ててくれた秘書の森田幸子さんら協会本部のスタッフ……。本文では紙幅の関係もあり、失礼ながらお名前を挙げきれなかったが、写真の提供も含めて支えていただいたみなさんに、心よりお礼を申し上げる。年齢や肩書は原則、私の訪問時のものとさせていただいた。私をカキゾエ黄門と名付けてくれた桐朋中学時代からの友人の嵐山光三郎君、朝日新聞出版の海田文さん、イラストレーターの金井真紀さん、対がん協会の中村智志さんなど本づくりに携わった全ての方にも感謝したい。

どんなに小さくても、希望があれば人は生きられる。上手に水を飲めた、でもいい。コップの水が半分残っているときに、「もう半分しかない」ではなく、「まだ半分あるか」と思う。フランクルの『夜と霧』でも、生還のカギは、最後まで希望を失わないことであった。希望とともに。全ての人に通じる言葉で、本書をしめくくりたい。

垣添忠生

二〇一九年一月十八日

垣添忠生（かきぞえ・ただお）
一九四一年、大阪府生まれ。一九六七年、東京大学医学部卒業。都立豊島病院、東大医学部泌尿器科助手などを経て、一九七五年から国立がんセンター病院に勤務。泌尿器科医として膀胱がんや前立腺がんなどの治療に携わる。二〇〇二〜〇七年国立がんセンター（現・国立がん研究センター）総長、二〇〇七年から名誉総長。現在は、日本対がん協会会長、財団法人がん研究振興財団理事を務める。著書に、『妻を看取る日』『悲しみの中にいる、あなたへの処方箋』（ともに新潮社）、『巡礼日記』（中央公論新社）ほか多数。

「Dr.カキゾエ黄門《こうもん》」漫遊記《まんゆうき》　がんと向《む》き合《あ》って50年《ねん》

二〇一九年二月二十八日　第一刷発行
二〇二一年八月二十日　第二刷発行

著　者　垣添忠生
発行者　三宮博信
発行所　朝日新聞出版
〒一〇四-八〇一一　東京都中央区築地五-三-二
電話　〇三-五五四一-八八三二（編集）
〇三-五五四〇-七七九三（販売）

印刷製本　株式会社　加藤文明社

Published in Japan by Asahi Shimbun Publications Inc.
ISBN978-4-02-251592-6
定価はカバーに表示してあります